カール・ヘラップ

アルツハイマー病研究、失敗の構造

梶山あゆみ訳

みすず書房

HOW *NOT* TO STUDY A DISEASE

The Story of Alzheimer's

by

Karl Herrup

First published by The MIT Press, 2021

Japanese translation rights arranged with
The MIT Press through
The English Agency (Japan) Ltd., Tokyo

ドロシーとその娘さんをはじめ、
アルツハイマー病に触れて人生が変わった大勢の人たちすべてへ。
あなたがたがいるからこそ私は日々仕事へ向かう。

また、さまざまなことを学ばせてもらった恩師たちと、
いろいろなことを教えてくれた学生たちにも本書を捧げる。

訳語について

・英語の「dementia」に相当する訳語として、二〇〇四年の厚生労働省による名称変更より前の出来事としてこの単語が登場する場合は原則として「痴呆」を用い、それ以後の出来事に付随する場合は原則として「認知症」を使用している。

・本書は現在「アルツハイマー型認知症」と呼ばれる疾患の研究について記述しており、この疾患名が頻出語となるため「アルツハイマー病」と略記する。また、「若年性」「家族性」などの断りがとくにない場合は、孤発性アルツハイマー型認知症を指す。

日本語版に寄せて

日本語を母語とする読者にも自分の書いたものを届けられるのは非常に大きな喜びである。私はつねに国際的な視点から科学をとらえてきたので、日本語版の刊行をことのほか嬉しく思っている。アルツハイマー病研究者としての三〇年間はおもに母国アメリカで活動してきたが、これまでほかにふたつの国を生活と研究の拠点にしたことがある。まだ駆け出しの研究者だった頃にはヨーロッパで一年間を過ごし、もっと最近にはアジアで素晴らしい七年間を送った。こうした実体験は私の視野を広げてくれたと同時に、アルツハイマー病が国境などお構いなしであることを痛感させてもくれた。事実、この病気はアメリカと同じように日本でも蔓延している。本書で主張の根拠としたデータはほとんどがアメリカでまとめられたものである。一番間近で観察できる生態系が私にとってはそこであるために、本書を執筆するうえではそうせざるを得なかった。しかし、自分自身の海外での経験から確実にいえるのは、アメリカのデータから引き出した結論であっても、そのほぼすべては多少の差異はあれあらゆる国に当てはまるということである。

私は光栄にも長年にわたり、さまざまな国からの同僚たちに恵まれて一緒に仕事をしてきた。私たちの研究室やクリニックからは新しい方向性が生まれつつあり、そのいくつかが治療法や療法に重要な進展をもたらしていくことを私はまったく疑っていない。そう思えるのは、同僚たちがいかに優秀で才能豊かかを知っているからでもある。しかしながら、この本が最初に刊行されて以来、その明るい希望が少しずつしぼんでいくのを感じている。アルツハイマー病の概念モデルはいまもほとんど変化しておらず、従来と異なる斬新なアプローチを試みようとする研究者の意欲を削いでいる。私が本書で何度も何度も指摘している過ちが、相も変わらず繰り返されている。悲しいかな、大言壮語や巧妙なマーケティングで覆い隠されていても、これが世界的な失敗であることは透けて見えている。

私の落胆に追い討ちをかけるように、最近になって二種類の「画期的な新薬」が発表された。抗アミロイドβ抗体であるアデュカヌマブとレカネマブである。アメリカ食品医薬品局（ＦＤＡ）は、アルツハイマー病の初期段階に投与する薬としてこの両方を迅速承認した。おもな根拠としたのは、たったひとつのバイオマーカー、つまりアミロイドβのプラーク（いわゆる老人斑）を変化させる能力をもつという点である。ＦＤＡはこのような裁定に踏み切ったものの、じつはそのバイオマーカーの妥当性には重大な疑義が突きつけられており、世界中の研究者から激しい批判の声が上がっていた。アデュカヌマブの場合はほかならぬＦＤＡの諮問委員会が、承認申請を却下すべしとほぼ満場一致で勧告したほどだ。

どちらの薬についても、批判の焦点になったのは次の三つの懸念である。ひとつ目は、いずれを用いた場合にも治療効果はごくわずかで、日常生活では患者本人にも家族にも実感されない可能性が高いことである。レカネマブについては、この薬を服用したグループのほうがプラセボグループより症状の進行が二七パーセント抑制されたと、大げさな宣伝が大々的になされてきた。計算そのものは間違っていないにしても、これはデータを示す方法としては著しく誤解を招くやり方であり、科学よりマーケティングの色合いが濃い。治験ではレカネマブのグループもプラセボのグループも、認知症の重症度尺度（〇～一八点で表す）で評価したときに悪化していた。具体的には、前者は一・二一点分、後者は一・六六点分の悪化であり、つまりどちらも症状が悪くなったことに変わりはない。ただ、レカネマブグループの悪化の度合いが〇・四五点分小さかったために、それが「改善」とされた（前出の「二七パーセント」は、一・六六に対して〇・四五がどれだけの比率かを示したもの）。私の考え方でいけばこれは、統計的には有意な進行抑制であっても（プラセボの一・六六点分に比して一・二一点分の進行）、生物学的にはほとんど実質のない差であることを示すデータといえる（〇〜一八点の尺度で見てわずか〇・四五点分）。ふたつ目の懸念は、治療のリスクが適切に対処されていないこと。とりわけ問題なのが、治療を受けている人の三分の一近くに画像検査で脳の腫れや出血が見つかることである。三つ目は、治療のコストが高いために、医療制度に巨額の負担となってのしかかるおそれがあるのに加え、市民のあいだの医療格差がますます広がることである。

この本の著者はアルツハイマー病研究の現状にずいぶん批判的なんだなと、読者の心にそんな印象が芽生えてきたとしたら、それは正しい。どうしてここまで厳しい見解をもつに至ったのかを理解するために、ぜひ本書を読み、そして楽しんでほしい。私は文章にユーモアを織り交ぜたし、いろいろありながらもおおむね前向きな姿勢を崩さずに本書を綴った。このふたつの特徴は日本語版でも伝わることと思う。ここまでの数段落からも察せられるように、批判が必要な箇所では私は批判の手をいっさいゆるめていない。その一方で、称讃が当然と思われる場面では同僚への拍手をいささかも躊躇していない。

アルツハイマー病への取り組み方を一度リセットして仕切り直すべきだと、私はこれまで訴えてきた。その声が北米の研究者仲間を越えたところにまで届くことをずっと願ってきた。日本語版の刊行によって、この願いが叶おうとしている。

二〇二三年七月　ペンシルヴェニア州ピッツバーグにて

カール・ヘラップ

目次

プロローグ

この本を執筆するのは簡単ではない。その難しさの一端は、じつは私が二方面の読者に向けて本書を書いているところにある。第一のグループは、いま現在、アルツハイマー病の分野で仕事をしている少数の専門家たち。つまりは私の同志であり、医師、科学者、患者支援団体のメンバー、記者などがそれにあたる。彼らにとって本書の内容に目新しいものは多くないだろうが、初めての情報にも間違いなく触れるはずだし、耳の痛い話も出てくるかと思う。このグループを念頭に置いているときには、ほかの箇所より少し詳しく科学的な説明を加えている。

とはいえ、仕事仲間が私の考えをどう受け止めるかは確かに気になりはするものの、私が本書を一番に届けたい相手は科学者ではない。何らかのかたちでアルツハイマー病の影響を受けてきたさまざまな職業の人たちだ。たとえば患者の家族や友人、あるいはまったくの第三者。こちらのグループのほうが数が多く、私はそうした人たちとこれまで何度も話をしてきた。本書は彼らのためにある。だから、頭が真っ白になるような細かすぎる説明は（本当は大好きなのだが）できるだけ少なくするように努めた。あなたがこの第二のグループの読者なら、そうした細部にかかずらったり、わからなくて途方に暮れたりする必要はない。本書で取り上げるトピックは私にとってどれも非常に面白いものであり、そのひとつひとつが楽しくてためになると読者も思ってくれたら嬉しい。だが、本書で一番伝えたいことは科学そのものではなく、人間だ。この病気の治療薬を見つけようとして、人間がどんな良い決断や誤った判断を下してきたかがこの本のテーマである。もちろん、教授としての私は楽しむだけでなく学んでほしいと願ってはいるが、すらすらと読めずにもどかしさを感じるようなら飛ばして先に進んでもらって構わない。遠慮はいらない。本書が目指すのは私の住む世界――つまりアルツハイマー病研究の世界――をめぐる刺激的な旅へと読者をいざない、治療薬の発見に向けた苦闘の道のりの中でいま私たちがどこにいるのかを理解してもらうことである。

I

初めに何があったのか

In The Beginning

第1章　患者と家族、市民にとってのアルツハイマー病の歴史

アルツハイマー病。

五〇歳を過ぎている人は、この八文字を口にするだけできっと背筋に冷たい不安が走るだろう。恐れるのも無理はない。この病気は肉体には手を触れず、精神を奪う。私たちの人となりをつくる特別な部分を破壊し、それによって人格を損なう。人間のかかるさまざまな病気を眺め渡してみても、これほど信じがたいまでに進行が遅く、徹底して容赦がなく、しかも怖いほどにありふれているものはほかに類を見ない。

この怖れを乗り越えたければ、つまりアルツハイマー病を克服したければ、敵の正体を理解したうえで攻撃の戦略を立て、その効果をできるだけ高められるようにしなければならない。本書で私が目指すのは、まさにそうした戦略会議へ読者を案内して立ち会ってもらうことである。その途中では少し生物学的なことを学ぶとともに、治療法の発見に向けて研究者たちがどのように苦闘を重ねてきたかを詳しく見ていく。本書のタイトルからも察せられるように、その道のりで私たちは大きな過ちを犯して手痛い代償を払ってきた。悲しいかなそれがこの本の中心的なテーマとなる。本書ではその過ちを明るみに出すことにかなりの紙幅を割くものの、批判に終始するだけでは十分とはいえない。だから最後の数章ではこの病気の正体

について新たな見方を提示し、その新しいモデルを用いればこの病気を正しく診断することも、実のある研究を進めることも、さらには治療することも夢ではないのを示していく。とはいえ最初の章である本章では、一見すると苦もなく答えの出そうな問題に取り組んでみたい。アルツハイマー病とは何か、である。

ドロシーの物語

まずはドロシーの物語から始めよう。これは潑溂《はつらつ》とした人となりが肉体のすみかから文字通り滑り出ていった物語であり、同じような話はほかにもごまんとある。ドロシーの七〇代の娘がこの話を聞かせてくれた。耳を傾けるうち、おなじみのあの激しい感情に胸を揺さぶられた。この強い思いにつき動かされるからこそ、私は――そしてきっとほかの研究者たちも――この恐ろしい病気の治療薬を見つけることにエネルギーと情熱を傾けている。また、アルツハイマー病患者に接したときに周囲の人がどれだけの恐怖心と向き合わねばならないかにも、ドロシーの話は改めて気づかせてくれた。「私にもこんなことが起きるかもしれない？　そうなったら、家族も私もどうしたらいい？」

アルツハイマー病をどういうものだと考えているかとドロシーの娘に尋ねたとき、脳の病気だと思っているとの答えが返ってきた。とはいえ、実際には「心痛とストレス」のみなもととして見ることがほとんどだったと語る。自分の母親が「そこにいるときもあればいないときもある」のを見守るつらさ。母親が暮らしていくのに必要な条件がどんどん変化していき、そのつど対処しなければならないストレス。この二重の負担がのしかかり、自身の気力も体力も、忍耐力も絶えず削られていったのだと娘は胸の内を明かす。

ドロシーは九六歳で生涯を終えた。ニュージャージー州に生まれたが、人生のほとんどをペンシルヴェニア州で過ごした。身長は一五〇センチほどしかなかったが、友人や家族のあいだではとてつもなく大きな存在だった。かなり早くに夫に先立たれたが、再婚することはなかった。いつも生き生きと動き回り、人生を存分に楽しんでいた。アルツハイマー病の予防になるはずのことには何でも熱を入れていたのだと、研究者である私をほとんど咎《とが》めるような口調で娘は語る。クロスワードパズルを見逃すことはまずなく、どこにでも歩いて出かけたし、よく運動をしてたびたび旅行を楽しみ、友人たちとも盛んに交流していた。政治活動や市民としての務めにも積極的に取り組んだ。笑うのが好きで、どんなときでも気の利いたジョークを喜んだ。「母の周りには自然と人が集まってきました」と娘は振り返る。

状況が変わり始めたのはドロシーがかなり高齢になってからである。どこか変だと周囲が漠然と思うようになり、年相応の鈍さでは片づけきれなくなったのは何がきっかけだったのか。娘によれば、初めて実際に不穏な気配を感じたのはドロシーが八〇代後半のこと。ドロシーの運転で出かけると前より道に迷うようになったので心配だと、ある日ドロシーの友人が漏らしたときである。それからドロシーは二～三度ごく軽い事故を起こした。たいした事故じゃないから大丈夫だとその友人は言いつつも、不安を募らせているようだった。娘も気になりはしたが、単に年のせいだろうと受け止めていた。

だからといって、そのまま手をこまぬいているわけにもいかない気がした。そこで妹とふたりで母親を説得し、運転をやめることと、自宅を出て介護付き住宅に入ることを納得させた。すでに友人が何人かそこで暮らしていたので、説得にひどく手こずることはなかった。このときは誰かに見守ってもらいさえすれば問題ないという気持ちでいたが、いまにして思うと、住み慣れた家から介護付き住宅に移らせると決めたことは、母がどこかおかしいと妹も自分も認めた瞬間だったのだと娘は語る。次のターニングポイントが訪れたのは一足の靴が発端だった。近々ドロシーの九〇歳の誕生日パーティーが開かれるというとき、そこに履いていく靴をどうやらドロシーは新調したらしかった。ところが「パーティーには新しい靴で来るんでしょう?」と娘が水を向けると、ドロシーは「ううん、取っておくつもり」と答える。「あら、その年でいったいいつのために取っておくつもり?」と娘は返してふたりとも大笑いした。娘はこう振り返る。「実際にはちゃんと履いてきたんですよ。私の家の玄関に通じる道を満面の笑みで、靴が嬉しくてたまらない様子で歩いてくる写真があります」

数週間後、娘は母親に会いに行った。少し軽口をたたき合ったあとで、ドロシーはふと考え込むような顔を見せた。「あのね、あの靴、返品しようと思うんだけど」。娘はとまどう。「え、だってお母さん、そんなわけにいかないでしょ、一度履いちゃったんだから」。ドロシーは「履いてなんかいないよ」と返した。そのときからもう何年もたつというのに、このちょっとした出来事を物語る段になると娘は涙ぐむ。「そのときはっきりわかったんです、何か大変なことが起きているって。心の中で思いました。『自分の靴のことを忘れるような女性《ひと》じゃない。これはおかしい』って」

介護付き住宅では自立した暮らしを送れる環境にあり、以後もドロシーは一年半のあいだ人の手をいっさい煩わすことなく生活を続けた。それなりに安定しているかに見えていたある日、ドロシーはこの新しい住まいが大好きだと語ってからこう続けた。「しかもね、お金が一セントもかからないんだよ」。私にここまで話すと娘は少し言葉を切って、母は簿記の仕事をしていて自分の支払いはずっと自分でしてきたし、細かく家計簿もつけていたのだと教えてくれた。考えられないような変貌ぶりである。娘が施設の事務所に出向いてみると、案の定、ドロシーは先月の利用料を払っていなかった。娘は妹と相談し、ふたりで支払いを肩代わりすることにする。

以後はみるみる状態が悪くなっていった。ドロシーは自分の個室にトイレがもうひとつ付いていることを忘れ、それから電話機の使い方が思い出せなくなった。目覚まし付きラジオについても同様である。同じ話を繰り返すことがますます増えてもいった。もちろん年のせいといえる面もあったにせよ、何もかもがひどくなる一方である。ただの老化現象だとは受け流せないことがあまりに度重なっていった。ドロシーを医者に連れていくようになったのはこのときからだったと娘は振り返る。老年医はいくつか検査をし、その意味を説明しようとした。娘は打ち明ける。「それが、ずいぶんいろいろなことが記憶から飛んでしまっていて。はっきりいって、母がアルツハイマー病と決まったのがいつだったのかも覚えていないんです。もしかしたら何か別の認知症だと言われたのか……それともアルツハイマー病だったのか」。医師と相談して症状を和らげるような処置を講じたのかと私は尋ねた。「少しのあいだだけ薬を服用していた気がします。たぶんアリセプト。でも母は薬を飲むのが昔から好きではなかったし、たいして効果があるようにも見えなかったし……それに副作用が……だから妹と話して、これじゃかえって体が弱ってしまうからもうやめようって」

ほどなくしてドロシーの病状はさらに進み、もっと全面的な介助が必要な段階へ移行した。それでもしばらくはどうにか大過なく暮らしていたが、施設側が深夜の徘徊を恐れてドロシーを別棟に移動させた。これがドロシーをパニックに陥れる。そんな必要はなかったし、どう考えても馬鹿げた判断だったと娘は私に訴える。母親とは何度も一緒に旅行に行ったことがあって、寝ているときの様子もよく知っていた。「母は眠るのが大好きだったんです。一度寝ついたら目を覚ましませんでした」。でも施設側はそんな旅行話には興味がなく、外から鍵をかけられる部屋に移させてくれといって譲らない。娘はこれを拒み、何日か仕事を休んで、ドロシーを引き受けてくれそうな施設を探した。頭の働きが衰えていっても母に惨めな思いを味わわせないような場所を。「あの施設は母のことなんか何とも思っていないのがはっきりしました。人間として見るのではなく、厄介の種をどうにかしたかっただけだったんです」。さんざん施設探しをした頃に当の介護付き住宅から電話があり、個室のドアに夜間の警報装置を取りつけさせてくれるならもう一度引き受けてもいいといってきた。娘は同意し、ドロシーはその施設でさらに一年を過ごす。「その間《かん》にあの間抜けな警報装置が何度鳴ったと思います？　ゼロですよ！　母のことは私がよくわかっています。アルツハイマー病だろうが何だろうが、寝るのが大好きだったんです」

次に衰えたのは足で、ドロシーは転びやすくなっていった。外に歩きに出ては道に迷うようにもなったため、姉妹は人を雇って散歩につき添わせることにした。しかし、何かの手を打ってもしだいにそれが長続きしなくなり、トラブルは数と激しさを増すばかりである。ついに腹を決める時が来たと娘は悟った。さらに長く仕事を休みながらアルツハイマー病患者専用の施設を探し、ドロシーが徘徊しても問題のなさそうな庭付きの一軒を見つけた。

そのあとで不自由になったのは言語だった。言葉を思い出したり使ったりする能力はゆっくりながら確実に低下していった。新しい施設に移ってからはそれに拍車がかかったと娘は語る。当初は入居者の中でも「能力の高い」部類だったのに、たちまち坂を転がり落ちていった。もしかしたらそのせいもあるのか、スタッフはドロシーにあまり手をかけなくなり、それが状態を余計に悪化させる一方に思えた。運動能力が衰えたせいで車椅子を使わざるを得なくもなった。

「でも食事の仕方を忘れることはありませんでしたね。それに何よりありがたかったのは、いつだって私を覚えていてくれたことです。言葉がほとんどしゃべれなくなっても、私が入っていくとかならずニッと笑って、両腕を上げて『イェーイ』って」。娘はそう振り返る。この頃のドロシーは単純なことに喜びを見出していた。画集を開いて娘と一緒に絵を眺めることもあれば、フランク・シナトラの曲を聴いたり、ときどき一緒に歌ったり。できることは限られていたものの、スタッフからは好意を抱かれているようだった。介護担当者に憎まれ口を利くことがたまにあっても、本気で敵意をむき出しにするようなことは誰に対しても一度としてなかった。

この施設に入って二年近くが過ぎたある日、娘は旅行に出かける前にドロシーに会いに行った。そのとき「母はいつもと違っていました」と娘は振り返る。「母は母なんですが、どこか変だったんです」。その一週間後にドロシーは九六歳で息を引き取った。衰え始めてからほぼ八年の月日が過ぎていた。

アルツハイマー病患者とじかに接したことのある人なら、ドロシーの話には聞き覚えのある部分が多いだろうし、実際、いかにもこの病気らしいといえる面がいくつも確認できる。それでいて、アルツハイマー病にしては意外に思える部分も少なくない。この話が事例として「完璧ではない」ことには大きな意味がある。なんならここでは私が架空の患者をこしらえてもよかった。いろいろな事例を継ぎはぎすれば、教科書どおりの段階を踏んで典型的な経過をたどり、よくある特徴に漏れなく当てはまる人物をつくりあげることもできた。だが、そうしなかったのにはわけがある。ひとつには、人によって違うという点こそがこの病気に一貫して認められる特徴だからだ。この恐ろしい病気を研究するにあたっては、こういう多様性に目を向けることが重要だと私は考えるようになった。その理由については第12章で詳しく説明したい。

認知症とアルツハイマー病を定義する

厳密に当てはまるにせよそうでないにせよ、アルツハイマー病とは何かを考えるうえで必要な要素はすべてドロシーの物語に含まれているといっていい。したがって、こうした「自然な病気の経過」を徹底的に掘り下げながら、この病気の原因や、なぜそれが時間をかけていやおうなく進展していくのかをできる限り学ばなくてはいけない。研究を進める際には、世界中にいるドロシーのことをつねに念頭に置く必要がある。そうはいっても、物語だけをベースにして薬剤を設計するわけにはいかず、治療薬を見出すにはそれ以上のことを知らなくては話にならない。まずなすべきはこの病気を定義することである。

わけなくできそうに聞こえるものの、あいにくそうはいかない。私は本書を執筆するための準備段階で大勢の専門家から話を聞いた。その際にはかならず同じ質問でインタビューの口火を切った。「アルツハイマー病とは何かをご自身の言葉で説明してください」。この質問なら手っ取り早く会話を促せるし、ややこしい話に入る前に緊張をほぐしてもらうにはちょうどいいと踏んでのことである。だがそれは私の思い違いだった。インタビューをいくつも終えた時点でノートを見返してみたとき、同じ定義を語る人がひとりとしていないことに気づいた。一般の読者にとっては妙な話かもしれないが、この事実こそがアルツハイマー病研究の直面する問題の核心に触れるものである。つまり、自分たちが相手にしている疾患の定義について、じつは私たちの見解は一致していない。何をもってアルツハイマー病とするかは医師によっても研究者によってもまちまちで、それぞれが自分なりの視点をもっている。重なり合う部分も大きいとはいえ、たったひとつの定まった定義もないままにみながこの分野で仕事をしているのは事実であり、そのことはインタビューへの回答からも明らかだ。どこに重きを置くかで定義の違いが生まれている面もある。臨床症状を基準にする人もいれば、病気の進展の仕方に着目する人もいる。脳内の異常な堆積物を重視する人もいれば、遺伝子や家族歴に目を向ける人もいる。病気の特徴をふたつ以上あげる人がほとんどだったものの、それらにどういう優先順位を割り振るかはひとりひとり違っていた。当然ながら疑問が浮かぶ。明確な定義が存在しないのだとしたら、こうした専門家たちは自分の診察した相手が本当にアルツハイマー病なのかどうかをどうして知り得るだろう？　これはじつに重要な問いなので、本書の残りの部分を通してこの疑問への答えを模索していく。

というより、私は本書全体を通してひとつのことを訴えていこうと思う。それは、広く認められた一個の定義をもたないことこそが、この研究分野の存在意義にかかわる深刻な問題だという点である。研究の進歩を阻むさまざまな障壁をこれから取り上げていくが、定義の不在はその最たるものだ。とりあえずいまは出発点として次のような暫定的な定義を提案させてほしい。すぐに気づくとおりこの定義は長いし、症状のみに基づいている。のちの章では脳そのものがどう変化するかを見ていくものの、家族や友人としての私たちにとって本当に大事なのは、愛する者に実際に何が起きているかではないだろうか。

アルツハイマー病は高齢期疾患の一種であり、正常な脳機能を何年もかけて不可逆的に破壊する進行性の病である。病状が進むあいだ、患者は自らに著しい変化が生じていることをおおむね自覚していない。新しい記憶が形成できなくなることがきっかけとなって、何か問題が起きていることが初めて察せられるケースが少なくない。その後、患者は複雑な作業を遂行する能力を失っていく。病状の進行につれて言語技能と推論能力が衰え、判断力も落ちていく。抑鬱や無関心といった人格変化が始まり、予期せぬ感情の爆発や、攻撃性や興奮も伴う。正しい方角を見つけてそこへ向かう能力が低下するため、途方に暮れて徘徊することにつながる。こうした変化のそれぞれについて、機能不全の度合いは時とともに重篤さを増していく。このように患者の知的能力は悪化の一途をたどるものの、病気が進展していっても身体面では健康がほぼ保たれる。ただし最終段階に至ると患者は寝たきりになり、排泄を制御できず、言葉を発しなくなり、反応を示さなくなる。

この暫定的な定義にはアルツハイマー病の重要な症状——記憶、言語、推論、および空間定位の喪失——を盛り込むように努めた。また、病気の影響ではなく病気の一部として現れる行動障害——攻撃性、抑鬱、興奮——も含めた。さらにはまだ本書では触れていないものの、この病気の奇妙な特徴のひとつも忍び込ませてある。それは、この病気の患者本人が自分の状態をなぜか自覚していない点である。

かつて私を指導してくれたデイヴィッド・ゲルドマカーは、よく新規の患者についてのこんな話をしてくれた。年配の夫婦が神経学的な定期検査を受けにきたとする。妻のほうが体のどこかに痺《しび》れを感じているのかもしれないし、たびたび頭痛に見舞われているのかもしれない。理由は何であれ、デイヴィッドはかならずこう訊くようにしていた。「ほかには何かありませんか?」仮に妻がこれに対して、「それがね、先生、最近は物忘れがひどくなっているんですよ。アルツハイマー病になるんじゃないかって心配なんです」と答えたとしたら、検査一式を手配しはするものの、問題はアルツハイマー病ではなく年齢によるものだとまず確信できる。ところがもしもそのあと夫妻が診察室を出るときに夫がデイヴィッドを脇に引っ張って、「先生、じつはね、家内のことがちょっと気になっているんですよ。最近どうも物忘れがひどいみたいで」と告げたとする。そうしたらデイヴィッドは夫にも同じ検査の予約を入れ、今度も結果についてはかなりの自信をもてる——夫のほうがアルツハイマー病だと。幸いにも頭の働きがまだ衰えていない私たちからすれば、自分の思考が大きく変化しているのにどうして気づかないのかと不思議でならない。だが、この自覚の欠如（「疾病失認」と呼ばれる）は注目すべき特徴のひとつであり、だから先ほどの暫定的な定義の中にも登場する資格を得た。

これで仮の定義はできたが、アルツハイマー病研究の歴史を探っていく前にもうひとつの用語についても意味を注意深く考えておきたい。「認知症（dementia）」である。dementia とはじつによくできた言葉であり、語源であるラテン語の意味がほとんどすべてを物語っている。最初の「de」の部分は「離れる」を表し、次の「mentia」は「心」を意味する。患者に起きることをなんと端的に、しかも余すところなくとらえているだろうか。患者は文字どおり心を離れてしまうのである。

アルツハイマー病と認知症はどう違うのかと訊かれることがよくある。答えは単純で、アルツハイマー病とは認知症の一種だ。パーキンソン病やハンチントン病もかなり進むと認知症を併発する場合があるし、血管性認知症、HIV関連認知症、レビー小体病、前頭側頭型認知症、進行性核上性麻痺もそれぞれ認知症の一形態と認識されている。押さえておいてほしいのは、認知症とは非常に大きなくくりであって、加齢に伴うさまざまな知的能力の喪失がそこに含まれるということである。要は「心臓病」や「がん」と同じく状態を表す言葉であり、具体的な病名ではない。いまあげた疾患のひとつひとつについて有効な治療法を設計したければ、大ぐくりな定義以上のものが必要になってくる。

このようにアルツハイマー病は認知症の一形態にすぎないが、最もありふれたタイプの認知症でもある。次章以降ではアルツハイマー病がどのようにして発見されたかを学んでいくとともに、その定義が少なくとも三回にわたって意図的に広げられ、認知症という大きなカテゴリーの中身を可能な限り取り込めるものへと変化させられてきたことも見ていく。私たちは「アルツハイマー病」という分類名を目にしたら、それが実際にどの程度の正確さで認知症を診断しているのかをとっさに考えるようでなくてはいけない。「*BRCA1*遺伝子の変異に伴う乳がん」というレベルの正確さなのか。それとも単に「乳がん」といっているだけなのか。ことによるともっと曖昧なのか。

認知症が現れるのはほとんどが高齢者に限られていて、これを「老人性認知症」という。高齢かそうでないかをどこで区切るかといえば、厳密とはいえないものの六五歳以上という目安が用いられている。とはいえ、それより若くても認知症に襲われるケースはたまにあり、その場合は「若年性認知症」と呼ばれる。わざわざ「若年性」と名づけているところにポイントがあって、通常の老人性認知症が老化の過程では少しも珍しくないことの裏返しともいえる。若年性認知症という名称はもっと早い時期に、つまり普通なら認知症を見かけないような年齢で発症するケースを指している。若年性認知症については、そのきわめて特殊な症例を次章で学んでいく。

世界の中のアルツハイマー病

アルツハイマー病がいかに忌々しい病気かをドロシーの物語は改めて容赦なく突きつける。この病気は患者に悪しき影響を及ぼし、家族や介護者に途方もない負担を強いる。ドロシーの物語が伝えているのはひとりの人間の状況だ。公衆衛生上の問題として理解するには、その状況を一〇〇倍や一〇〇〇倍するだけでは足りず、何百万倍、何千万倍にもしなくてはならない。患者数の多さにはただならぬ不安を覚えざるを得ず、それがこの病気の恐ろしい現実である。デイサービスや居住型介護施設の利用者の三〜四割、またいわゆる老人ホームの入居者の五割近くをこの病気の患者が占める。二〇一九年にはアメリカだけで五八〇万人がアルツハイマー病に罹患しており、世界全体ではおそらく五〇〇〇万人に達したと見られている[1]。死因としても、アメリカでは心臓病、がん、事故などに次いで六位につけている（表1-1参照）。私たちが八五の声を聞く頃には、およそ三人にひとりがアルツハイマー病の影響下にある。

表1－1　アメリカにおける主要な死因（2017年）[(2)]

原因	死者数
心臓病	647,457人
がん	599,108人
不慮の事故	169,936人
慢性下気道疾患	160,201人
脳卒中	146,383人
アルツハイマー病	121,404人
糖尿病	83,564人
インフルエンザおよび肺炎	55,672人
腎炎など	50,633人
故意の自傷（自殺）	47,173人

だが、表を眺めた限りではひとつ腑に落ちない点がある。アルツハイマー病がそれほどはびこっているのなら、なぜがんで亡くなる人の数が毎年その五倍にもなり、心臓病で命を落とす人はさらに多いのか。本当によくある病なら、もっと大勢がこの病気の犠牲になっていてよさそうなものではないか。辻褄が合わないように思えるものの、その答えからはこの病気についての重要な事実が早くも透けて見えてくる。

ひとつには、アルツハイマー病の進行がゆっくりであり、最初の診断から死亡までに平均一〇年を要するからである。症例にはひとつとして同じものがないので、これはあくまで平均の話であることを頭に置いてほしい。現にドロシーの場合は八年であり、平均よりも急速に進行した。それに対してがんは比較的短期間で進む。治療しなければ、発見後一年以内に命が奪われてもおかしくはない。つまり、いま現在の私たちが目にしているがんの大多数は現れてからまだ日が浅いのに対し、いまあるアルツハイマー病のほとんどは一〇年ないしそれ以上を私たちとともに過ごしてきた。

このため、ありふれているとはいっても拷問のように進行が遅いことから、年間死者数はほかの病気ほど多くならない。

もうひとつは、「ありふれた」といいはしても、その本当の意味は「高齢者のあいだでありふれた」ということだからである。八〇代に入れば患者は大勢いるにしても、六五歳より下ではきわめて少ない（五パーセント未満）。がんの場合はこれとは正反対である。確かに発生数は年齢とともに増加するが、八〇歳に達したらがんになる見込みは小さい。それどころか、がんを発症するリスクは五〇歳をピークに減少していき、がんによる死亡リスクも同じ傾向をたどる（図1-1参照）。六五歳未満の年齢層ではアルツハイマー病は稀なので、人口全体で見た場合の患者数と死亡率もともにがんを下回る。このことはアルツハイマー病の生物学的な基盤を理解するうえでも大きな意味をもつ。つまり、発症に際しては老化が大きな役割を担っているということだ。だとすれば、発症のリスクを下げるためにどうしたらいいかはおのずと知れている。年をとらなければいい。この点にはこの先も繰り返し戻ってくることになる。

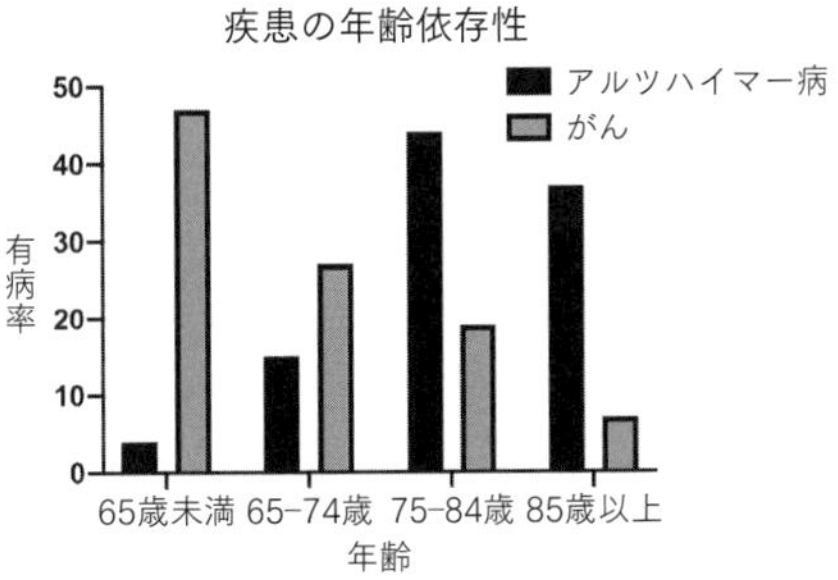

図1－1　がん（灰色）もアルツハイマー病（黒）も年齢とともに有病率が変化する．がんは人生の比較的早い時期に現れて，その後は減っていく．アルツハイマー病は65歳未満では稀だが，それを境に着実に増えていく．
出典：がんのデータは https://gis.cdc.gov/Cancer/USCS/DataViz.html より．アルツハイマー病のデータは http://www.bocsci.com/tag/alzheimer-s-disease-389.html より．

認知症が経済に与える影響

アルツハイマー病はゆっくりと進んで慢性的な経過をたどることが多いため、じつに高くつく疾患であり、尋常ではないほどに医療資源を圧迫している。認知症のケアに対する費用は世界全体で年間約一兆米ドルと推定され、アメリカでは二〇一九年にそれがおよそ二九〇〇億ドルに達したと見られている(3)。正確な数字を割り出すのは難しいとはいえ、しばしこの額の大きさを噛み締めてほしい。たとえばがんの場合、アメリカでがん患者全体のケアに振り向けられる医療費は二〇二〇年で二二〇〇億ドルほどと見込まれている(4)。一方、アルツハイマー病の場合は年間死者数ががんの五分の一程度でありながら、費用はその一〇倍あまりにのぼる。これもまた矛盾しているかに思えるが、進行の遅い慢性疾患であることが鍵を握っている。ひとりの患者に対する一日当たりの医療費であればがんのほうが高額にせよ、治療期間はわりあい短い。アルツハイマー病では日額は圧倒的に低いものの、病気が進行していくあいだはそれ掛ける三六五日を一〇年、一五年、場合によっては二〇年と続けなくてはいけない。結局は巨額の負担となって社会にのしかかる。

額の大きさもさることながら、その負担を耐えなければならないのが患者本人だけではない点も忘れてはいけない。保健政策の専門家がこの状況を分析して気づいたのは、アルツハイマー病が長引く性質をもつために、直接的な医療費（一次ないし二次医療機関でかかる費用）を計算に含めるだけでは十分でなく、家族などの介護の担い手による無給のケア労働のコストも考慮する必要があるということだった。地域の介護専門家や介護施設の従業員といった、支援システムのための資源についても同様である。患者の配偶者や子どもなどが介護によってこうむる間接的なコストときたら、それはもう想像を絶するものがある。こうした人たちこそがアルツハイマー病の物語の語り手であり、それは彼らが日々その物語を生きているからにほかならない。通院につき添うことで収入を失い、フルタイムの仕事からパートタイムに変わらなければならないせいでキャリア構築の機会を逃し、そして何よりつらいのは、この病に冒された家族と向き合うストレスのせいで介護する人の健康が損なわれることである。学者はこうした間接的コストについても金額で評価しようと試みている。

読者は驚いているかもしれない。「二九〇〇億ドルとはとんでもない額だ。そんな大金を誰が払うのか」と。答えは意外でも何でもないが、覚えておいて損はない。合計二九〇〇億ドルのうち、推定でほぼ三分の二をメディケアとメディケイドが負担している（どちらもアメリカの公的医療保険制度であり、メディケアは六五歳以上の高齢者と身体障害者などが対象、メディケイドは低所得者層が対象）。患者ひとり当たりの平均コストという視点で眺めると、こうした直接的な医療費負担はまた別の様相を見せる。たとえばアルツハイマー病などの認知症患者がメディケアに加入している場合、その人のために連邦政府が支出する金額は平均して年間ほぼ二万五〇〇〇ドルである。認知症のない患者の場合、その額は三分の一に減って約七五〇〇ドルにすぎない。メディケイドではさらに極端で、認知症患者への給付金はそうでない患者の二〇倍を超える。目を疑うような数字だが、特筆すべきはこれだけではない。二九〇〇億ドルのうちの二割あまりが自己負担なのである。具体的には、患者とその家族の財布から六三〇億ドルが出ていっている。それだけの大金があったら家族にはどれだけのことができただろう。民間の医療保険ではいかんせん費用のごく一部しかカバーしてもらえない。要するに、アルツハイマー病の家族を介護する費用の九割はあなたか政府のどちらかが支払っている。

アルツハイマー病にかかるのは誰か、その「誰」からは「なぜ」がわかるのか

アルツハイマー病は非常に大きなコストをもたらすうえに、私たちの誰にとっても他人事ではない。これが肺がんなら、「自分は一度もタバコを吸ったことがないのにどうして他人の愚かな判断のために金を

取られなきゃいけないんだ」と文句を言っている人たちの理屈もわからないではない。だがその理屈はアルツハイマー病には通らない。どういう人がこの病気にかかるのかと問われれば、ほとんど誰でも、というのが答えだからである。少なくとも年をとる以上はひとり残らずかなりのリスクに直面する。とはいうものの、じつは集団によっていくつか違いが存在するのも事実だ。地球上のどこにいる誰であれ、その違いによって完全に発病から守られるわけではないが、ひとつひとつの違いを見ていくと、この病気の根底にある生物学的な仕組みを暴く手がかりとなりそうなものが浮かび上がる。

理由はまだ完全には明らかになっていないものの、女性は男性より二倍近くアルツハイマー病にかかりやすい。四五歳の時点で女性がこの病気を発症する生涯リスクは約二〇パーセントなのに対し、同じ年齢の男性では約一〇パーセントである。六五歳の時点では男女ともに生涯リスクが若干高くなるとはいえ、女性というだけでリスクが二倍になる状況に変わりはない(5)。かなり大きく思える性差ではあるが、女性のほうが長生きするからと考えればひとつの説明にはなる。過去数十年のあいだに世界中で平均寿命が延びてきており、ほぼすべての国で男性より女性のほうが長く生きる。アメリカを例にとると、二〇一六年に生まれた女性の平均寿命（八一・一年）は、同じ年に生まれた男性より三年ほど長い（七八・一年）(6)。

たかが三年など高齢者にとってはたいしたことがないように感じるかもしれないが、ことアルツハイマー病に関しては話が別だ。年齢がいかに重要なリスク因子かを思い出してほしい。若いうちは罹患するリスクがきわめて小さくても、六五歳に届いたら残りの人生では五〜六年ごとにリスクが二倍になっていく。このことは数々の研究から示されていて、先ほどあげた数字ともじつにうまく噛み合う。つまり、女性のほうが三年長く生きて、発症リスクが五年ごとに二倍になるのなら、女性のリスクのほうが男性のリスクのおよそ二倍の数字になっていても不思議はない。繰り返しになるが、やはり年齢が物をいう。

しかし、平均寿命の長さだけでは女性のリスクの上昇を説明しきれない。のちの章で詳しく見ていくように、*APOE*遺伝子の特定の変種を有していると発症リスクが高まることがわかっているのだが、ある大規模研究から奇妙な事実が明らかになった。その変種をもっていると、女性の場合はそうでない女性よりリスクが二倍になっていたのに対し、男性の場合はリスクが多少しか上昇していなかったのである。(7)だから性差は間違いなく存在するものの、その理由ははっきりしていないのが実情である。

地域差についてはどうかというと、これも性差の場合と状況は変わらない。世界全体を見渡すと、違いよりも類似性のほうが際立つ。図1‐2の地図はアルツハイマー病をはじめとする認知症による死亡率を表しており、確かに国によって四倍近い差が認められはする。(8)特定の地域同士の比較に限れば開きがもっと大きいケースもある。しかし、これもやはり平均寿命の違いでかなり説明がつく。図1‐3の地図は平均寿命を示したもので、ふたつの地図がかなり似ているのがわかるだろう。もちろん一致していない部分はあって、サハラ以南の地域などはそのひとつではあるものの、やはり性差と同じで主として年齢が原因と解釈できる。

生活習慣はどうだろうか。これに関しては興味深い手がかりがいくつもあるのだが、確かな答えはほとんどない。先に進む前にひと言いっておくと、アルミニウム（鍋類や缶など）に曝露することはリスク因子ではないし、携帯電話も違うので安心してほしい。誤りであることがおおむね確定してこれらの仮説が消えたあと、疫学者たちはさまざまな研究のデータを精査することに膨大な時間を費やしてきた。その過程でいくつか有意な相関関係が見つかっている。

ふたつのことが十分に何度も一緒に発生するとき（より正確には、その数的な関連性が統計的に確かめられる場合）には、そのふたつには相関関係がある（あるいは「相関がある」）といえる。その際、一方がもう一方の原因になっているときもある

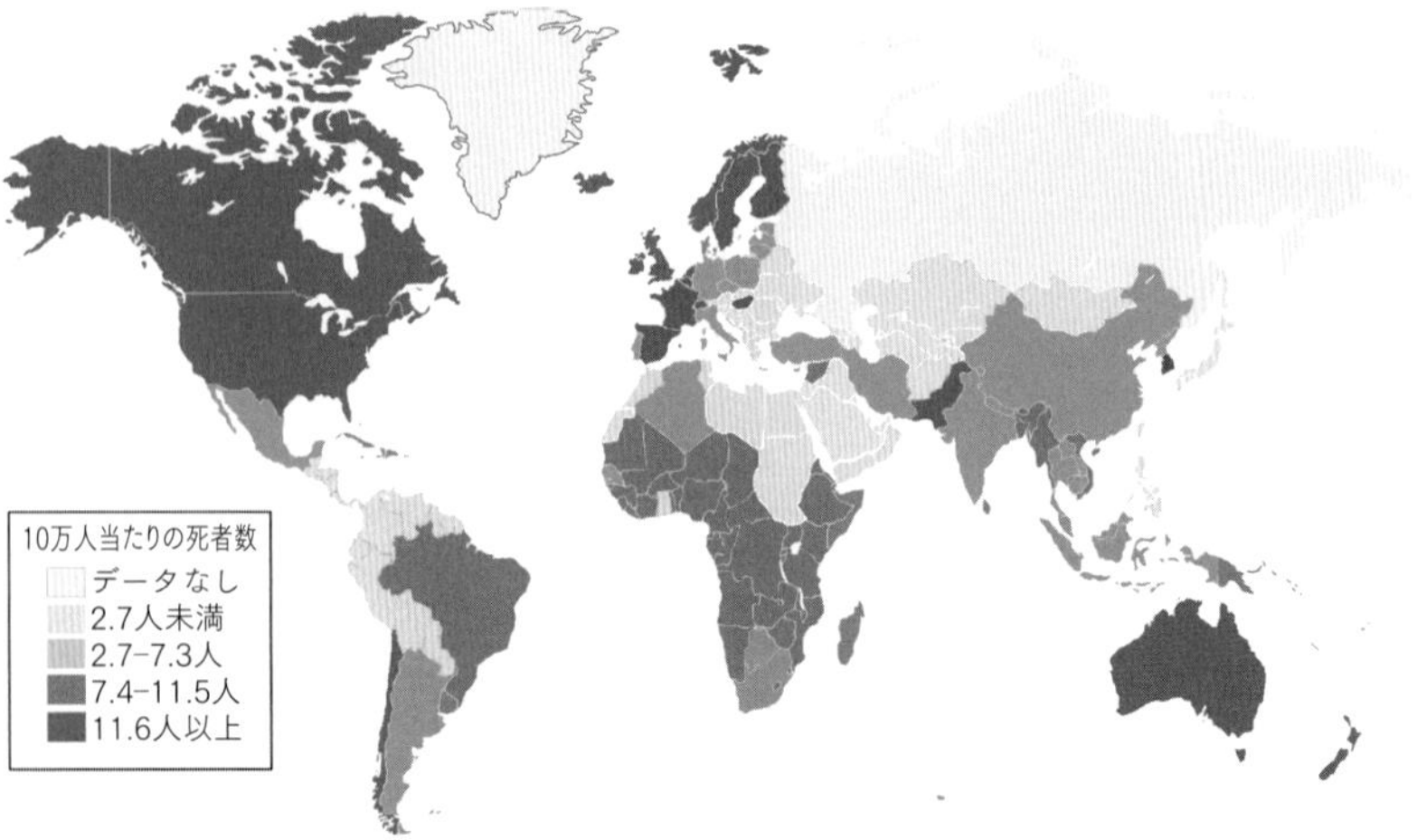

図1－2　アルツハイマー病またはその他の認知症による死者数（10万人当たり）の地域差（世界保健機関による2011年の分析からのデータを使用）
出典：M. Yegambaram, B. Manivannan, T. G. Beach, and R. U. Halden, "Role of Environmental Contaminants in the Etiology of Alzheimer's Disease: A Review," *Current Alzheimer Research* 12 (2015): 116–146.

が、「ときもある」であって「つねに」ではない。たとえば喫煙をする人は肺がんになりやすいので、喫煙と肺がんとのあいだには相関があると断定できる。ところが、この相関は以前から知られていたにもかかわらず、喫煙が肺がんを引き起こしているとアメリカ公衆衛生局医務長官が断言するまでには長い年月を要した。喫煙が公衆衛生を脅かす存在であることはいまでこそ周知の事実ではあるものの、当時としてそういう慎重な姿勢をとったのはまったく間違っていない。というのも、考えてみればタバコを吸う人は居間に灰皿を置いていることも多いので、肺がんは灰皿とも相関をもつことになる。だからといって、灰皿が肺がんの原因だなどとは誰であれ（ましてや医務長官が）発表したりはしないし、タバコではなく灰皿を家から撤去すれば肺がん予防に効果があると推奨することもない。

ある種の薬にはアルツハイマー病のリスク低

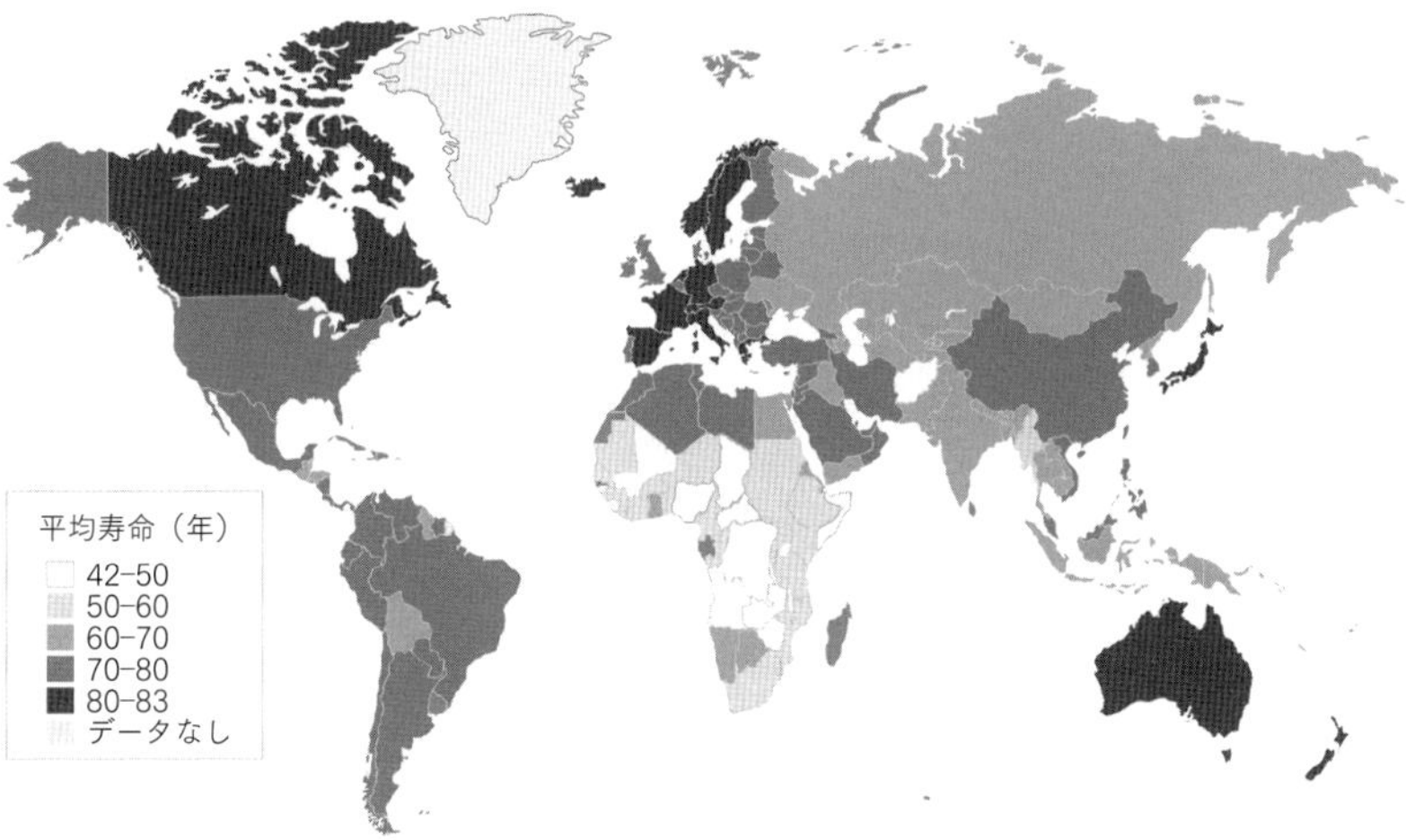

図1－3　全世界の平均寿命（世界保健機関による2011年の分析からのデータを使用）
出典：http://gamapserver.who.int/mapLibrary/Files/Maps/Global_LifeExpectancy_2008.png

減と相関がある。最も強力な相関と考えられているのが非ステロイド性抗炎症薬（ＮＳＡＩＤｓ）の長期服用だ。高用量のＮＳＡＩＤｓを長期（二年以上）にわたって使用することと、アルツハイマー病のリスクが大幅に低下することとのあいだには研究によって相関が確認されている。これは非常に興味をそそる関係といえる。なぜならのちの章でも取り上げるように、脳がアルツハイマー病にむしばまれていると、進行の遅い慢性的な炎症の見られることが大きな特徴のひとつだからである。この知見を治療法につなげるには次のステップが非常に重要だったのだが、あいにくそれは失敗に終わった。患者の集団を対象に、その一部にＮＳＡＩＤｓを、一部には砂糖でできたプラセボ（偽薬）をそれぞれランダムに選んで与えても、ＮＳＡＩＤｓがリスク低減の原因だという証明はできなかった。

　コレステロール値を下げるためにスタチン系の薬剤を服用している場合も、やはりアルツハイマー病のリスクが減少するようである。これについても因果関係を証明しようと、ランダムに選んだアルツハイマー病患者を対象に数々の研究が試みられてきたが、スタチンを飲んでいるグループのほうがプラセボ群より状態が改善することを示せたものはひとつもなかった。いまのところはＮＳＡＩＤｓもスタチンも、病気の進行を阻止したり遅らせたりするとの立証はなされていない。抗酸化剤、ビタミンＥ、イチョウ、クルクミン、緑茶などの物質についても証明は失敗に帰している。しかし、のちの章で理由を詳しく見ていくようにこれらとの相関関係はいまなお関心を集めており、今後も間違いなく研究対象となっていくだろう。ただし現時点で魔法の薬と呼べるものではない。

　学歴の高いこととアルツハイマー病リスクの低下とのあいだにも相関が認められていて、大学に行かなかった人は大学教育を受けた人よりアルツハイマー病を発症しやすい。だが、仮に両者に因果関係があるとして、その矢印はどちらを向いているのだろうか。この問題に取り組んだものとして最も有名なのが、いわゆる「修道女研究《ナン・スタディ》」である。[9] これはほかに類を見ない長期研究プロジェクトであり、アメリカ中西部の修道院に暮らす修道女を対象にしたものである。修道女の同意のもと、研究者は彼女たちの人生のあらゆる側面を調べ、加齢ののちにアルツハイマー病を発症するかどうか、するとしたらいつかを追跡調査した。このプロジェクトには注目すべき点がいくつもあり、なかでも重要なのは被験者全員が人生の大部分を同じ修道院で過ごしていたことである。このおかげで、修道女たちの置かれた日々の環境はさまざまな面でまったく同一だった（食事、運動、睡眠習慣など）。ひとつの研究では過去にさかのぼり、彼女たちが若いときに修道女の誓いを立てるために提出した小論文を精査したところ、とりわけ驚きを呼ぶ事実が明らかになった。小論文の「意味密度（表明された命題の数を単語の数で割った値）」（言語学者が分析したもの）が、五十数年後の発症リスクと負の相関を示したのである。複雑な言語表現がなされているほど、アルツハイマー病を発症するリスクは低かった。似たような研究はスコットランドでも実施されている。[10] 一九四〇年代に行われた全国規模の知能検査に目をつけ、受検者のその後を追跡したところ、知能検査のスコアが高かった人ほどこの病気の発症リスクが低かった。

このように教育とアルツハイマー病の低リスクには相関があるものの、わかっているのはそこまでである。もしかしたらアルツハイマー病を発症しやすい脳と、学校教育に興味を示しにくいことの間に関連があるのかもしれない。そう考えると、いくら相関を示していても、「教育がアルツハイマー病を防いでいるのか、それともアルツハイマー病が教育を妨げているのか」という疑問には答えが出ない。ＮＳＡＩＤｓの場合のように「半分に教育、もう半分にプラセボ」というわけにはいかないので、そういう長期研究で発症率の差を調べる試みも（当然ながら）実施されたことはない。

どういう食生活を選ぶかということにも、リスクの多少の上昇ないし低下との相関が確認されている。なかでも詳しい研究の対象になっているのが「地中海食」で、これは野菜・果物・穀物を多く、魚と乳製品はほどほどに、肉・砂糖・飽和脂肪酸はごく少量しか摂らないというものである。なぜこの食事法がいいのかは生物学的には明らかになっていないものの、おそらく複数の要因が絡み合っている可能性が高い。つながりとしてひとつ考えられるのは、地中海食を実践している人がアルツハイマー病だけでなく糖尿病にかかるリスクも低い点だ。糖尿病の人はそうでない人より一・五倍アルツハイマー病を発症しやすいことから考えて[11]、地中海食とアルツハイマー病の低リスクとの相関には血糖値コントロールがひと役買っているのは間違いない。食生活全般と、とりわけ糖尿病は、アルツハイマー病との相関が繰り返し指摘されているが、教育の場合と同様に生物学的な見地からは解明されていないのが現状である。

臨床の場では、血糖値がつねに高いことが糖尿病と診断する決め手になり、その糖とはおもにブドウ糖として知られる単糖である。しかし、アルツハイマー病と関連しているのはブドウ糖そのものではなく、血中のインスリン濃度のようである。[12] 血糖値が（たっぷりの食事をとったあとなどに）上昇すると、体は血中へのインスリン放出量を増やす。インスリンはホルモンと呼ばれる生体信号の一種であり、細胞に対して糖の取り込みを促す働きをもつ。体内には数十兆個もの細胞が存在するので、それが一斉に糖の取り込みを開始すれば血糖値が下がり、体内は正常な状態に戻る。糖尿病の厄介なところは、血糖値の高い状態が続くせいで体が絶えずインスリンを送り出していることだ。これは屋外の駐車場で車の警報音が鳴りっぱなしになっているのと同じである。人は初めのうちこそ注意を払うものの、やがて何でもないのだと高をくくるようになる。耳障りであることに変わりはなくても、ほとんど意識を向けなくなる。高インスリン状態が長引きすぎている場合も細胞は同じ反応を示す。つまりインスリンの信号を無視するようになって、インスリンへの抵抗性を得てしまう。私自身の研究室ではこの問題を研究している最中であり、インスリン抵抗性がどういう道筋で認知症やアルツハイマー病につながっていくのかが少し明確になりつつある。とはいえ、この方面に関してもやはり適切な比較試験が実施されたことはない。たとえば被験者の集団をランダムにふたつに分けて、片方のグループの血糖値（またはインスリン濃度）のみを低下させたら、そのグループはプラセボ群よりアルツハイマー病を発症しにくくなるだろうか。現時点でいえるのは相関関係のみで、因果関係をはっきり証明するものはない。

環境要因に関する研究を最後にもうひとつだけ取り上げておきたい。複数の環境要因を同時にコントロールしたらどういう効果が出るかにフィンランドの研究者が興味を抱き、比較的規模の大きい（参加者一二〇〇人）長期研究（二年間）を実施した。[13] これは「認知機能低下および認知障害を予防するためのフィンランド高齢者介入研究（略してＦＩＮＧＥＲ）」と呼ばれ、完全に総合的なかたちで生活習慣の改善効果を調べたものである。参加者は栄養や運動や社会活動のあり方を変え、脳トレーニングに励んだ。代謝機能と心血管機能のリスク因子に関しては積極的な改善が図られた。結果は期待を抱かせるものだった。実験群の心的処理の速度、注意力、および高次思考力（実行機能と呼ばれる）に、わずか二年で著しい変化が認められたのである。記憶力も多少の改善を見た。この研究に関してはまだ作業が残っており、その多くが現在進行中である。たとえば環境を変えて同じ研究を繰り返したり、参加者の多様性を高めたり、さまざまな変数を切り離して個別に吟味したり（血圧を大幅に下げるだけで十分かもしれないとするデータも存在する(14)）しなくてはいけない。また、今回は認知症が確認されていない人を対象にしたので、臨床症状の現れている人にも同じ処置で結果を出せるかどうかを見極める必要もあるだろう。さらには、これらの要因が年齢や病気とどう作用し合って認知症の出現を遅らせているのか、その根底にある生物学的な仕組みについても理解を深めることが求められる。

◪まとめ

本章ではドロシーの物語を通して、アルツハイマー病と呼ばれるものが脳の機能をゆっくりと容赦なく奪っていくのを目の当たりにした。その過程で、次章以降も繰り返し登場する問題と初めて遭遇した。それは、この病気の症状はどういうもので、誰がそれにかかっていて誰がかかっていないのか、そういう厳密な定義が期待するほど明確には定まっていないことである。振り返ってみると、ドロシーの娘も、そしてどうやら主治医も、ドロシーが本当にアルツハイマー病なのかについて一〇〇パーセントの確信をもっていなかった。つまり私たちの解明しようとしている疾患はその境界線が曖昧だということである。そのため、この病気について学ぶことがいっそう難しくなっているだけでなく、これから見ていくようにいっそうもどかしいものにもなっている。本章では大きなくくりとなる認知症という用語を学び、アルツハイマー病が一番ありふれているもののけっして唯一の認知症ではないことを理解した。また、アルツハイマー病やほかの認知症の発症においては年齢が重要な鍵を握っていることも認識し始めた。本章の最後の部分では、アルツハイマー病がなぜ発生するのかの手がかりを求めて外からの影響（環境要因）に目を向けた。私たちの暮らしや生活習慣の中にはアルツハイマー病との相関が認められる特徴がある。しかし、現時点で実際にこの病気の予防になることが示されているのは大幅に血圧を下げることだけだ。

人類をむしばむこの病気を研究するうえで、あなたならここまでの知識をベースに次の一手をどう打つだろうか。あなたが財団を運営していて、自由に使える資金が何百万ドル、いや何十億ドルと手元にあり、アルツハイマー病を克服することがその財団の目標だとしたらそのお金をどう使うだろう。ドロシーのような人たちの人生をより良いものにするために、どれくらいの金額をつぎ込む？　ＦＩＮＧＥＲのように、運動などの単純な介入療法でそもそも発病しないことを目指す研究にはどれだけ割り当てるだろうか。薬剤によるアプローチにはどの程度重点を置きたい？　知るべきことはまだたくさんありはするが、たとえいまの段階でもこうした疑問を念頭に置いておく意味はある。これから私たちはアルツハイマー病の歴史について学び、それが人間の疾患を研究するやり方としては絵に描いたような間違いであることを見ていく。だが、いまのような疑問を適切に投げかけていけば、もっと望ましいかたちで前に進むための手立てが明らかになるかもしれない。

第2章　医師にとってのアルツハイマー病の歴史

新しい疾患が発見されたときには、慣例として発見者の名前が病名に付される。パーキンソンもハンチントンも、そしてアルツハイマーもそうで、ひとつの不調を医師として初めて記述したためにその病気が自らの名を永遠に冠することになった。当の患者はといえば、実際にその病気にかかったにもかかわらず、しかも研究対象となって自分のことが発表されたにもかかわらず、その名はほとんど忘れ去られて科学文献の奥深くに埋もれている。発見も発見者ももちろん大事ではあるが、医師の名前から命名するのは、苦しんだ本人を軽んじる結果につながっているように思える。また、そのせいでおよそ科学者らしからぬさまざまなふるまいが助長され、解明を進めることよりも自身の名のついた病気の重要性を高めることだけに腐心するようにもなりかねない。おまけに自分自身の名前とは無関係でも、その手の非科学的な売り込み活動を展開する場合のあることがアルツハイマー病の歴史からはわかる。何を隠そう、アルツハイマー病という名前をつくったのはアルツハイマー本人ではなかった。

典型的な症例が確認されたのはアウグステというドイツの女性である。アウグステは精神の状態が悪化したために、農業を営む夫によってフランクフルトの精神科病院へ連れてこられた。物忘れがひどく、攻撃的になり、ほとんど何から何まで夫が世話をしなくてはならず、しかもそれがもはや手に余るところまできていた。伝統に従い、科学文献ではつい最近になるまでこの女性のことをアウグステ・Dとのみ呼んできた。Dは苗字のイニシャルであり、家族の匿名性を確保するためにつまびらかにされてこなかった。アウグステ・Dがフランクフルトの病院で診察を受けたのは一九〇一年のこと。そのとき担当したのが、解剖学者転じて精神科医となった三〇代の若き医師、アロイス・アルツハイマーである。この患者の主治医となる前のアルツハイマーは脳の解剖学的構造に興味を抱き、脳の組織や細胞構造を研究していた。その一環として、顕微鏡で脳細胞を調べる新しい手法がじつに有効であることを学んでいた。エミール・ジオリ医師の指導のもとに精神医学の臨床経験を積むうえでも、こうしたきわめて構造寄りの視点で脳機能をとらえる姿勢をもち込んでいた。

アルツハイマーはアウグステ・Dとの最初のやり取りを克明に記録している。以下は入院直後の一九〇一年一一月二六日に記されたものである。(1)

女性はとまどった様子でベッドに腰かけている。

「お名前は？」

「アウグステ」

「苗字は？」

「アウグステ」

「ご主人のお名前は？」

「アウグステ、だと思います」

「ご主人ですよ?」

「ああ、主人ですか」（質問を理解していなかったように見える。）

「ご結婚されていますか?」

「、、、、アウグステと」

「D夫人では?」

「ええ、そう、アウグステ・D」

「ここへ来てどれくらいになりますか?」（思い出そうとしている様子である。）

「三週間」（入院したのは前日の一一月二五日である。）

「これは何ですか?」（鉛筆を見せる。）

「ペン」


ハンドバッグ、鍵、日記、葉巻についてはこのあと正しく名をあげることができた。昼食はカリフラワーと豚肉であったが、何を食べているのかと私が尋ねるとホウレンソウという言葉が返ってきた。肉を噛んでいるときに同じ質問をするとジャガイモと答え、それからホースラディッシュと言った。何かの物体を見せても、しばらくするとそれが何だったかを思い出せなくなった。

これは明らかに認知症の進行した人の姿である。アウグステ・Dの示していたいろいろな症状についても、アルツハイマー病に関する私たちの暫定的な定義と一致する部分が多い。たとえば感情を爆発させる、短期記憶が形成できない、言葉がうまく操れない、などである。しかし当時は、やや進行の早い早期発症型の痴呆とされただけだった。アウグステ・Dは知的能力をいっさい取り戻すことのないままその後も何年か命を保ち、一九〇六年四月に同じフランクフルトの病院で亡くなった。しかしその時点でアルツハイマーはすでにそこを離れて久しかった(2)。

アルツハイマーは精神科医の仕事を楽しんでいたし、患者たちの問題を理解しようと懸命に努力してもいたが、出世したいという思いも抱いていた。だから著名な精神科医のエミール・クレペリンからハイデルベルク大学病院のグループに入るよう誘いを受けたときには、招きに応じて一九〇二年にフランクフルトを去った。その後クレペリンはミュンヘンでの名誉ある仕事を打診され、グループのメンバーも何人か引き連れてミュンヘンの大学病院に移った。その中にはアルツハイマーもいた。アルツハイマーは解剖学的構造への興味を絶やさないようにと、新たな拠点で近代的な組織病理学研究室の立ち上げを請け負った。だが管理や診療の業務が忙しくなり、気づけば学術研究に費やす時間はどんどん少なくなっていった。一九〇六年四月、かつて指導を受けたジオリ医師から連絡があり、アウグステ・Dが亡くなったことを知る。ありがたいことにジオリは遺体を解剖する手筈を事前に整えていて、アルツハイマーが調べられるようにと脳組織を送ってきてくれた。そしてこれ以後に起きる一連の出来事が認知症の歴史の道筋を変えた。

アルツハイマーはこの組織を調べるにあたって、クレペリングループの同僚フランツ・ニッスルが用いていた高度な銀染色法を使うことにした。この最新の手法に従って組織片を処理し、顕微鏡でアウグステ・Dの脳組織を覗いたところ、すぐにそれが正常な脳組織とは違っていることに気づいた。とくにふたつの点に目が留まった。

そのひとつをアルツハイマーは次のように表現している。「大脳皮質全体に……粟粒《ぞくりゅう》状の病巣がいくつも見られ、その原因は奇妙な物質が皮質内に堆積していることにある」。この「奇妙な物質」はアミロイドというねばねばした凝集タンパク質であることがいまではわかっている。「堆積物」はのちに「アミロイドプラーク」（いわゆる老人斑）として知られるようになった。二番目の特徴についてはこう記している。「神経原線維が異常な変化を遂げている。……かつてそこに神経細胞が位置していたことを示すものは原線維のもつれだけである」。この異常な神経原線維の正体は、実際にはタウと呼ばれる別のタンパク質が凝集したものだ。現在ではこの凝集を「もつれ」ないし「神経原線維変化」と呼ぶ。

こうして、いまは「プラークともつれ」として知られる異常な堆積物が痴呆の特定の一形態と固く結びつけられ、それがのちにアルツハイマー病と呼ばれるようになる。アルツハイマーは自らの発見を事細かに記録し、それをクレペリンや同僚に見せた。アウグステ・Dの尋常ならざるふるまいはプラークともつれで説明できるとアルツハイマーは確信していた。クレペリンはこの考えを気に入ったらしく、その年の秋に開かれるドイツ人精神科医の会合の場で説明してみてはどうかと勧めた。アルツハイマーはそれに応じて秋にテュービンゲンに赴き、自らの発見を披露した。伝えられるところによると出席者たちの反応は鈍かったものの、アルツハイマーはミュンヘンの仕事に戻るのを待たずに発見を早々に論文にまとめて発表した。アウグステ・Dの痴呆の原因は自分の解釈どおりだとその後も確信をもち続け、のちには別の症例（ヨーゼフ・F）も記述している。この患者も進行の速い痴呆を患っていて、同じようにアミロイドプラークが確認できたものの、神経原線維変化は認められなかった。

話はここで終わっていてもおかしくはなかった。ふたつの症例研究はとうの昔に忘れ去られて、医療記録の保管庫でほこりをかぶっていたかもしれなかった。ところが、アルツハイマーの上司であるクレペリンの考えは違った。精神疾患は脳の物理的な構造の変化に起因しているとやはり信じていたからである。それまで知られていなかったプラークともつれがアウグステ・Dの脳から見つかったことは、その信念とじつにうまく嚙み合うものだった。当時のクレペリンはその名をとどろかせていて、広く使用されている

『精神医学総論』（西丸四方／遠藤みどり訳、みすず書房）という教科書の著者であることがその名声を後押ししていた。このおかげでアルツハイマーとは比べ物にならないほど影響力ある地位につき、自らの主義主張をはるかに大勢の聴衆に届けられる立場にあった。

クレペリンはその教科書を定期的に見直して最新の知見を盛り込んでいた（本を売らんかなの思いもあったかもしれない）。幸か不幸かアルツハイマーが自らの症例報告を発表したのは、ちょうどクレペリンが第八版の準備をしている最中だった。脳に関する自らの哲学を裏づける証拠を増やそうと、クレペリンは改訂版にアウグステ・Dの症例を含めることにする。単なる一個の症例研究を立派な教科書に載せるなんて、さすがにきまりが悪かったのではないだろうか。クレペリンはアウグステ・Dの症例を病気の地位に格上げすることで、その不都合を巧みに解決してみせた。そのためには病気に適切な名前をつける必要がある。そこで、器の大きな人間だったからか、根拠薄弱な新しい何かに自分の名前をつけたくなかったからかは知らないが、その病気に若手チームメンバーの名を付した。アルツハイマー病である。こうして新しい病気は一九一〇年版の『精神医学総論』に掲載された。

いまにして思うと、この大胆というか無謀といってもいいほどの一手は痴呆研究に法外な影響を及ぼした。科学者が大胆である分には、私はたいてい好感をもっている。鮮やかな主張を展開し、あとは情報と知性に基づく議論を通してその仮説が練り上げられたり反駁《はんばく》されたりするに任せればいい。結果がどちらに転んでも科学は前進する。一方、無謀はあまり望ましいとはいえない。学術雑誌の記事や会議の発表の中に何かの文章が登場するのと、その同じ文章が教科書に掲載されるのとでは重みが圧倒的に違う。教科書に取り上げられたら、その存在は不変のものであるかのような雰囲気を帯びる。すでに確立された分野だから、おいそれとは疑義を差し挟めないという暗黙の圧力をひしひしと感じさせる。アウグステ・Dの状態を新しい病気として教科書に載せることはほぼ無謀に近い行為だった。薄弱きわまる根拠しかないのに、自らがアルツハイマー病と呼ぶものを語ることに「解決済み事件」のスタンプを押そうとしていたのだから。第1章で私はアルツハイマー病の定義が過去に三度拡張されてきたと述べたが、この出来事がその第一回目である。

ここで少し時間を戻して、アルツハイマーがアウグステ・Dの脳で見つけたものをもう一度振り返ってみたい。プラークともつれというふたつの異常な特徴が一緒に現れており、それとかなり特殊な痴呆の一形態との相関が疑われた。痴呆を発症している患者の脳にプラークともつれが認められたとすれば、ひとつ考えられるのはアルツハイマーとクレペリンが好んだ説明である。つまり、プラークともつれが痴呆を引き起こした。脳の機能はおもにその構造で決まるというのがふたりの哲学なので、この説明はそれとじつにうまくなじむ。だからこそアルツハイマーはこの第一の説明を擁護したし、クレペリンもあれほど熱心に広めようとしたのだろう。とはいえ、いまはまだ第2章であるにもかかわらず、読者は早くも第二の可能性を思いついているはずである。ことによるとアウグステ・Dに起きていた特殊な痴呆によって脳に変化が生じ、それがプラークともつれにつながったのではないか。要はプラークが病気の原因なのではなく、病気がプラークの原因だったということである。ただのくだらない頭の体操だと思われてはいけないのでひと言いい添えておくと、アルツハイマーが会議で発表してからの数年間はまさにそういう反応こそが科学界の大勢《たいせい》を占めていた。

それだけではない。これまでに見てきた事実に基づけば、可能性はあとふたつ導き出せる。ひとつは、実態は単純な二体問題――プラーク／もつれと痴呆――より複雑だというものである。まだ見ぬ第三の要因が痴呆のおもな原因かもしれず、その第三の要因が痴呆とプラーク／もつれの両方を引き起こしているとの見方も成り立つ。だとすればこれは三体問題となり、プラーク/もつれと痴呆が一緒に生じやすいからといって両者が直接的な関係や意味ある関係をもつとはいえなくなる。

これは図で示したほうがわかりやすいかもしれない（図2・1参照）。「P／T」と記された四角はプラーク（plaque）ともつれ（tangle）を、アメーバのような形の「D」は痴呆（dementia）を、「X」と書かれた星形は第三の未知の要因をそれぞれ表す。相関関係にあるものは点線で四角く囲んであり、矢印は因果関係を示す。アルツハイマーの提唱したモデルでは、矢印はプラーク／もつれから痴呆へと向かっている。そのあとに提示した代替モデルの場合は矢印の向きだけが逆転していて、痴呆がプラーク／もつれの原因になっている。そしていま登場した最新の三体モデルでは、プラーク／もつれと痴呆に相関が存在することに変わりはないものの（点線の四角）、両者のあいだの矢印は消えている。そして、そのふたつとは完全に独立した未知の要因Xがプラーク／もつれと痴呆の両方を引き起こしている。

先ほども触れたように可能性はもうひとつある。まったく新しい視点ではあるがいわんとすることはじつに単純で、要はそもそも相関などなかったかもしれないということである。プラーク／もつれが痴呆患者の脳内に見つかったのは確かだが、それはあくまでたまたま一緒に起きただけだ、と。それを図で表すために、因果関係の矢印だけでなく相関の点線も取り払ってみた。そもそもどうしてそんな可能性が成り立つかといえば、アルツハイマーが一九〇六年に発表したアウグステ・Dに関する報告書は「症例研究」と呼ばれるものだったからだ。これは医学研究の一手法として、目を引く新しい臨床事例に医師が遭遇した際によく行われるものであり、貴重な情報を与えてくれるのは事実である。それまでにひとつも報告例のない新しい病態が発見されることもあるだろうし（五〇歳の人が第三の脚を生やす）、物議を醸すような相関が確認される場合もある（芽キャベツを食べるたびに幻覚が現れる）。ほかに何が起きたとしてもおかしく

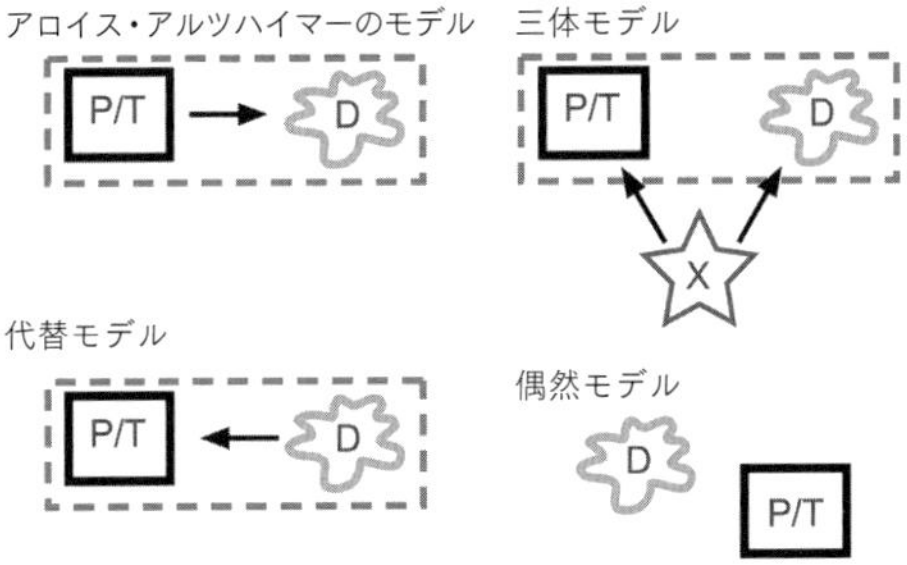

図2－1　相関関係，因果関係，および偶然の組み合わせを表したモデル．P/T＝プラーク／もつれ，D＝痴呆，X＝第三の未知の要因．点線で囲った部分は相関関係を，矢印は因果関係をそれぞれ示す．

はない。医学雑誌にはこの手の報告のために特別なセクションが設けられていることが多いが、どの報告も「一度限りのもの」とはっきり認識されている。どれだけ興味深く、注目に値するにせよ、臨床の場で診断や治療に役立てるには新しい所見を厳密に追跡調査する必要があり、そのことは誰もが理解している。好奇を脱して科学へ移行するにはまだたくさんのことを調べなくてはならない。厳密な追跡調査をするうえでは重要なポイントがふたつある。再現性と比較対照だ。

よくいわれることだが、優れた研究の決め手になるのは再現性であり、この場合にもそれは間違いなく当てはまる。プラークと痴呆のようなふたつの事象に強い相関があるのを証明したければ、そのふたつが起きているのがひとりやふたりではないことを確かめなくてはいけない。まったくの偶然からふたつが同時に発生する可能性もなくはないからである。たとえばあなたがスーパーにリンゴを買いに行ったとき、青いリンゴのグラニースミスと赤いリンゴのマッキントッシュ（いずれもリンゴの品種名）が陳列されていたとする。赤リンゴを一個手に取ると、虫が食っていた。あなたはその一個のリンゴをもとに少し考えて、虫のせいでリンゴが赤くなったのだとひらめいたとしよう。そうでないことを私たちは知っているとはいえ、拠り所にできるものが虫食いの赤リンゴ一個しかないとしたら、それがいろいろ考えられる説明のひとつであるのは否定できない。同時に、その考えの正しさを検証したければ、二個以上のリンゴを調べればいいことにも難なく気づくだろう。スーパーにいた客から馬鹿者呼ばわりされた場合にはとりわけこのステップが重要になってくる。一〇個を確認して八〜九個が虫食いだったら相関が疑われるので、たとえ批判されてもそのことを盾にしてまっとうな推測だと押し通せる。この一〇回の確認こそが再現性であり、研究が優れているかどうかの決め手となるものだ。一〇回の観察結果を踏まえれば、一回の場合より確実な根拠をもとに赤リンゴと虫のあいだに有意な相関がありそうだと判断できる。では、虫は青リンゴも赤くするという結論にも飛びつくだろうか。いまはリンゴの喩《たと》え話をわざと滑稽に聞こえるようにしているものの、そう感じるのはリンゴの皮の色と虫とに何の関係もないことがわかっているからである。だがここまでの情報だけに基づくのなら、そう推測したとしても筋は通っているし、けっして無茶ではない。

リンゴの喩え話は比較対照という概念を理解する役にも立つ。あなたは一〇個の赤リンゴを調べたうえで、虫食いとリンゴの赤には相関ではなく因果関係がありそうだと判断し、虫は青リンゴを赤く変えるという仮説を立てたとしよう。仮にこれが真実なら、青いリンゴには虫が食っていないことになる。これが比較対照だ。確かめるにはスーパーに戻り、リンゴ売り場に行って青リンゴ一〇個を手に取ればいい。仮説が正しければ、赤くないリンゴはいっさい虫に食われていないはずである。すると、一〇個の青リンゴのうち三つに虫食いがあった。赤リンゴだけに目を向けていたら、リンゴと虫の状況の全貌を把握できなかったことをあなたはすぐに悟る。それでもまだ虫がリンゴを赤くしているという説にしがみつくだろうか？　絶対にしないとはいいきれないが、おそらくそうはするまい。この第二の観察——一〇個の青リンゴを確認すること——を実行したおかげで自分の考えを「比較対照」でき、赤リンゴと虫の相関関係を別の視点から説明できるかもしれないと思えるようになった。これが比較対照の利点である。

スーパーのリンゴにこれほど虫がついていたら、たぶん読者は不審に思うに違いない。この話をこしらえた張本人として種明かしをしよう。じつは店では経費を切り詰めるため、果樹園に落ちているリンゴをただで拾わせてもらっていた。もぎたてのリンゴも多少は仕入れたものの、赤リンゴのほとんどと青リンゴの三分の一ほどは「落ちリンゴ」である。つまりはやや古いリンゴということであり、すでに熟して地面に転がっていたために虫が中に入りやすかった。赤にしろ何にしろ、虫のせいでリンゴの色が変わることはない。虫食いはリンゴの古さ（と店のコスト削減）が原因である。

喩え話としては少し不自然だったかもしれないが、これがプラークと痴呆の問題にどう読み替えられるかはきっとわかってもらえたと思う。アウグステ・Dの症例研究は、一個の赤リンゴを手に取って虫を見つけるのと同じことである。多分に無理もないこととはいえ、アルツハイマーはさらに九人のアウグステ・Dで観察結果を再現することができず、比較対照も行わなかった。アルツハイマーにとっての比較対照とは何だっただろうか。この場合、青リンゴに相当するのは痴呆のない健常者である。アルツハイマーが過去にアウグステ・D以外の脳を調べていたのは間違いないものの、何らかの精神疾患を抱えた検体がほとんどだった。本当の意味で公正に比較対照を実施するには、健康状態に何の問題もない人の脳を相手にする必要があった。この男のために弁護しておくと、死亡時に健康だった人に剖検がなされることはまずない。だから、アルツハイマーが解剖したことのあったほかの脳（つまりアウグステ・Dに対する比較対照群）についても、痴呆以外の何らかの脳の疾患で亡くなった患者のものであったと考えられる。とはいえ、アウグステ・Dの脳内の堆積物が普通は見られないものだったという言い分は信じていい。また、アウグステ・Dが痴呆を発症した年齢は、非常に若い部類に入ることがいまではわかっている（フランクフルトの病院に診察に訪れたのは五一歳のとき）。脳内のプラークの数が加齢とともに増えるのだとしたら、アルツハイマーはそのせいでほかの検体でプラークを見たことがなかったのかもしれない。いまでは年齢とともにプラークが自然に蓄積していくことが明らかになっているので、アルツハイマーが調べたほかの脳はおそらく比較的若い人のものであり、したがってアミロイドが溜まっている可能性が低かったと推測してもたぶん差し支えないだろう。

ここまでアルツハイマーとアウグステ・Dの話を詳しく語ってきたのは、なぜアルツハイマー病研究が停滞しているのか、そしてなぜ有効な治療法がなかなか開発されないのかの答えがこの物語に詰まっているからである。アルツハイマーの観察したことは重要な症例研究であったとはいえ、それを疾患のレベルに引き上げた背景には科学以外の思惑があった。クレペリンとアルツハイマーの与《くみ》していた考え方に照らせば、脳機能の鍵を握るのは脳構造である。だから、その構造が異常な堆積物で汚されたのなら機能も異常になるはずである。痴呆を患う人間の脳にプラークともつれが見つかるのはこの考えとうまく整合するわけだから、それを仮説として提唱すること自体に無理があったとはいえない。しかしこうした発端だったせいで、続く数世代の医師や科学者たちには図らずも先入観が植えつけられてしまった。プラークと痴呆に相関関係があるという推測をクレペリンとアルツハイマーが因果関係として提示したことが、つまりプラークが痴呆の原因だという見方が、結果的にどうしても振り払いがたいものとなった。だが、彼らのデータを改めて眺めれば、「虫がリンゴの皮を赤くしている」というのと同じくらい根拠の薄弱な仮説だといえる。

この章の締めくくりとして、アルツハイマーの生涯と研究成果を詳述したハンス・ヒッピウスとガブリエレ・ノインデルファーの論文(3)から素晴らしい文章を引用したい。

しかしながら……この疾患――異常な組織構造上の徴候（プラークおよび神経原線維のもつれ）を備えた若年性痴呆――は非常に稀だったため、アロイス・アルツハイマーの名は五〇年あまりにわたってほぼ忘れられていた。状況が著しく変化したのは過去数十年のことである。

この文章には重要な箇所がふたつある。ひとつは、クレペリンとアルツハイマーの記述したものがじつは痴呆の限定的な一種類だったこと。つまり「異常な組織構造上の徴候を備えた若年性痴呆」である。これはまったく理にかなった分類であり、先ほどの喩え話でいけば「虫の食った一個の赤リンゴ」に相当する。これをアルツハイマーのリンゴと呼ぼう。もうひとつ注目すべきは、それがきわめて珍しい形態の若年性痴呆だったという点だ。つまり最初に「アルツハイマー病」という概念が生み出されたときには、「粟粒状」の堆積物の見られる早期発症型の痴呆が念頭に置かれていた。そういう症例はなくはないが、稀である。

最後の文章もやはり注目に値する。それは実際に状況が「著しく変化した」からである。というより、この先の章で明らかになっていくように、今世紀最大の「そんな表現ではとうてい足りない言葉」を決める選手権があったら、この文章は間違いなく優勝候補のひとつだろう。アルツハイマー病のように人間に深甚な影響を及ぼす疾患を、そんなやり方で研究していて本当にいいのだろうか。当初は無名の病気だったものが、現在のように並外れた名声と悪名を享受するに至った背景には、いったいどんな力が働いたのだろう。

第3章　科学者にとってのアルツハイマー病の歴史

アルツハイマー病のような状態を研究するうえで科学者の役割は医師とは異なる。いや、もっと正確にいうなら、人間の疾患に関する研究において科学と医学ではなすべき仕事が違う。物忘れや行動変容のせいで人が病院を受診するとき、いろいろな検査の結果を待つくらいの時間は厭わないにせよ、その我慢には限度がある。心配だからすぐに答えが欲しい。「仮に」にも「それから」にも「しかし」「たぶん」にも用はない。医学にとってこれは大変な難題である。私の友人で医師のジェフがかつて漏らしたように、医師は「ときに誤っても、けっして疑いを抱くな」を信条に生きるしかない。手持ちの情報をもとに最善の決断をいますぐに下し、先へと進む。

それに対して、曖昧さと不確かさを糧《かて》にして生きるのが科学者である。というのも、そうしたあやふやな領域においてこそ胸躍る新しい発見がなされるからだ。これは科学の領分であり、医学の置かれた状況とはまるで正反対である。想像にかたくないだろうが、生物医学の分野にいる者たちにとってこの違いは対立の火種ともなる。両者の姿勢にどれだけ隔たりがあるかを理解するため、物忘れと行動変容を抱えた人が間違って科学者のオフィスに迷い込んだと考えてみてほしい（なにせ私たちもみんな白衣を着ているので)。症状の説明を聞いたあとで、科学者はこんな反応を見せるのではないだろうか。「なんと。それは面白い不具合をおもちですね。研究するのに二〇年ください、そしたら連絡しますから」。患者は一瞬で部屋を出ていくに違いない。

医学と科学の対立についてはこの先本書でも折に触れて取り上げていく。対比を極端に際立たせると次のような図式になる。

医学「アルツハイマー病の患者は何千万といて、世間は治療薬を待っている。いますぐに何か手を打つ必要があるから、現時点でわかっていることをもとに最善の推測をし、ヒト臨床試験を早く始めよう」

科学「アルツハイマー病の生物学的基盤についてはごくわずかな概略しか理解できていない。基礎的な科学データをもっとたくさん集めなければ、賢いやり方で試してみることすらままならない。ヒト臨床試験は時期尚早だ」

これはそれぞれの分野の本質に根差した対立なので、この先も消えることはない。ここまで極端にどちらかに寄っている者は少ないとはいえ、私たち専門家は時と場合に応じてどちらかの極に振れることはある。どちらの立場にも一理あることを実際には誰もが理解している。

この対立を頭に置いたうえで、ここまで本書が市民や医師の目線からアルツハイマー病を説明してきたことを思い起こしてほしい。今度は臨床症状を記すだけにとどまらず、病気の生物学的基盤がどこまで明らかになっているのかを探っていく番だ。それをするにあたっては、私がこの道を歩みだしたばかりの頃に学んだひとつのルールに従おうと思う。それは、新しい発見の経緯を物語る際には、起きた順番に話をするとまず間違いなくうまくいかないということである。発見のプロセスはどうひいき目に見てもめちゃくちゃとしかいいようがない。パズルのピースを見つけたからといって、それが見つかった通りの順番ではまり合っていくことはほとんどない。パズルが完成して、浮かび上がった絵柄の説明をするときに、どのピースをどういうふうに置いていったかを順番に語ろうとしたら混乱を招くだけである。なるべく筋の通った説明にしたいのなら避けるのが得策だろう。だから本書でもピースがどのように集まっていったかを時系列に沿って解説するのではなく、アルツハイマー病研究の全体像をできる限り理路整然と提示していきたい。

早発型vs.遅発型アルツハイマー病

第1章で学んだとおり、アルツハイマー病は六五歳以降に発症するケースがほとんどである。それより前に症状が現れるのは珍しく、実際にそれが起きた場合には特殊な形態のアルツハイマー病とみなされる。そうした早発型は急速に進行しやすいうえに、特筆すべきは同じ症状が患者の家系に見られる点だ。このため、早発型アルツハイマー病は家族性アルツハイマー病とも呼ばれる。なぜ遺伝するのかはあとで取り上げるとして、とりあえずいまは遺伝性のアルツハイマー病が稀であるとだけいっておこう。

アルツハイマー病の圧倒的大多数は六五歳以上の高齢者を襲う。この遅発型は孤発性アルツハイマー病とも呼ばれる。ついでにいうと、病気を説明するのに「孤発性」という言葉が使われるとき、それは医者の隠語で「原因の見当がつかない」という意味である。なんとも残念なことだ。全体の九九パーセントが孤発性なのだから。これだけ数が多く、公衆衛生上の問題としてははるかに重大でありながら、あとで見ていく理由により研究の大半は早発の家族性アルツハイマー病に集中してきた。「アルツハイマー病に変わりはないのだから、どちらを研究してもいいのでは?」と読者が思ったとしても無理はない。では、そこのところを考えてみよう。

孤発性アルツハイマー病の遺伝学

生物学系の科学に遺伝学が与えた影響の大きさはどれだけ強調しても足りない。いまとなっては大昔ともいうべき時代（つまり一九八〇年代半ばより前）には、オスとメスを掛け合わせて親の形質が子にどう受け継がれるかを調べるのが一般的な遺伝学だった。これは時間と手間のかかるプロセスであり、そうやすやすとは人間に応用できなかった。ところが、分子生物学の飛躍的進展の成果を遺伝学研究に採り入れたことで状況は一変した。制限酵素断片長多型や一塩基多型（略称はSNPで「スニップ」と発音する）といった耳慣れない技法を使い、ゲノムワイド関連解析を駆使することで、私たちは遅くて面倒なやり方を脱して迅速で強力な方法を手にし、それを使って何かの（たとえばアルツハイマー病のような）病態の原因遺伝子を調べられるようになった。こうした変化によって生物学はまったく違った様相を帯びるようになったのだが、なにもいまここでえんえんと遺伝子解析技術のABCを手ほどきしようというのではない。その代わりに、アルツハイマー病の生物学的な仕組みを解明するという目標があったら、どうして遺伝子を研究したくなるのかを押さえておこう。

遺伝暗号は生体を組み立てるための青写真のようなものだ。青写真はすべて単純な分子の文字で記されており、その文字が忠実に複写されて体内のあらゆる細胞の中のDNAに収まっている。化学物質によるこの指示一式を読み解けば、生物に必要なものを生み出すことができる。細胞がインスリンを生産したがっている？　だったら、そのための指示は細胞核内のＤＮＡに暗号化されている。一個の脳細胞が重要な脳タンパク質を製造したがっている？　お安い御用。これも核内のＤＮＡに指示が書かれている。しかも指示一式はどの細胞においてもほぼ同一である。すべての細胞が同じ指示一式をもとに活動しているからこそ、この青写真の見事さがなおのこと際立つ。仮にいい加減な仕事をして、重要な脳タンパク質（ＩＢＰと略しておこう）が肝臓内でつくられたり、重要な肝臓タンパク質が脳内で生成されたりしたら、即座に危険とまではいかないにせよ無駄になると母なる自然は考えた。だからそれを防ぐために、ＤＮＡの青写真の多くには「何を」つくるかのみならず、「いつ・どこで」つくるかという情報も同梱されている。

ＤＮＡの青写真は魔法のごとくどこからともなく現れるわけではない。これは私たちが両親から受け継ぐものであり、母親と父親からそれぞれ一セットずつが与えられる。それが遺伝の仕組みであり、母親と父親からの指示セットが合体して私たち独自の青写真ができあがる。このＤＮＡの青写真全体をゲノムといい、各ページが一個の遺伝子に相当する。

なるほど素晴らしい。だが、それがアルツハイマー病とどうかかわるのだろうか。たとえばＩＢＰの遺伝子をよこすのを母親が忘れたとする。普通は父親からの青写真に同じコピーが入っているので、それに頼ればたいした問題にはならない。だが父親も忘れたとしたらどうか。すると、体内のあらゆる細胞に同じゲノムが収まっていることに変わりはなくても、今度はどの細胞のゲノムにもＩＢＰの遺伝子がいっさい含まれていないことになる。つまり、その重要な脳タンパク質のつくり方を体中のどの細胞も知らない。

こうなると問題が起きるかもしれないし、起きないかもしれない。この種の遺伝子トラブルが生じても、どうすればそれなしでうまく働けるかを体はたいていうまく見つけ出す。だが体内に限らず人生でもそうだが、次善の策は本物には絶対にかなわない。足りないタンパク質がアルツハイマー病を防ぐ仕組みにかかわっていたら、とりわけ困ったことになる。若いうちはアルツハイマー病のリスクがゼロに近いのでＩＢＰなしでもどうにかなるかもしれないが、年齢を重ねるにつれてＩＢＰをもたないことが発症リスクを高めるかもしれない。

私たちにとってはなんとも不幸な事態だが、科学者にとってこれは非常に有益な情報でもある。そのことを逆手にとって、同じ関連が大勢の人について確認できるかどうかを調べてみればいい。もしかしたらＩＢＰのページが青写真から抜けている人のほうがアルツハイマー病にかかりやすいことを見出せるかもしれない。その相関を十分な回数だけ再現できたら、この病気と闘うための重要な手がかりをつかんだことになる。この単純な例でいうと、何らかの方法で高齢者のＩＢＰを補って量を増やしてやるという手がひとつ考えられる。そうすれば、遺伝子のコピーはきちんとあるのにそれが十分に使われていない場合にも、アルツハイマー病への予防効果を高めてやれるかもしれない。何らかの病気の研究をするうえで遺伝子に注目するのは、背後にこういう考え方があるからだ。遺伝子の欠損や損傷が病気の発症と相関関係にあるかどうかを確認したうえで、その遺伝子を使えるように修復したり、なしで済ませるための次善の策を探したりする。

もちろん、生物学上の発見を遺伝学がどれだけ助けてきたかは、こんな単純な説明ではとうてい語り尽くせない。ただ、あとひとつだけ重要な点を指摘しておいて損はないだろう。いまの例では、ＩＢＰの遺伝子をもっていないからといって全員がアルツハイマー病にかかるわけではないことに注目してほしい。仮にそうなら、それを疾患の「原因遺伝子」という。そうではなく、この例のように病気を発症しやすいだけなら、その種の遺伝子は「リスク遺伝子」と呼ばれる。直接的にアルツハイマー病を引き起こすわけではないものの、発症リスクを高める。

家族性アルツハイマー病の場合は三つの原因遺伝子が知られていて、これらについてはのちの章で詳しく説明していく。それにひきかえ、孤発性アルツハイマー病では原因遺伝子がひとつも確認されていない。懸命に探してきたが、親から受け継いだ遺伝子の中にアルツハイマー病を引き起こすものは見つかっていないのである。これはおそらく重要なことを告げているのだが、それが何かは憶測の域を出ない。その一方で、通常以上に発症リスクを高める遺伝子を探すべくゲノム全体をくまなく調べた結果、これまでに二九のリスク遺伝子が特定されている。そんなにあるなら、治療法を見出す目標に向けて大きく前進できそうな気がするので、その宝の山ともいうべき新しい情報を眺めてみることにしよう。ではシートベルトをしっかり締めて。以下はアルファベット順に並べてある。*ABCA7*、*ACE2*、*ADAM10*、*ADAMTS1*、*APOE*、*BIN1*、*CASS4*、*CD2AP*、*CELF1*、*CLU*、*CR1*、*DSG2*、*EPHA1*、*FERMT2*、*HLA-DRB1*、*HLA-DRB5*、*INPP5D*、*IQCK*、*MAPT*、*MEF2C*、*MS4A6A-MS4A4E*、*NME8*、*PICALM*、*PLD3*、*PTK2B*、*SLC24H4-RIN3*、*SORL1*、*TREM2*、*ZCWPW1*。

解明の糸口というより、アルファベットスープ（ローマ字形のパスタを入れたスープ）にしか見えないとしても無理はない。だがもう少し辛抱してつき合ってほしい。このリストをひと口大に切り分けてみれば、実際に手がかりがひそんでいることがわかる。

何らかの疾患と相関関係にある遺伝子を探すとき、頻繁に用いられる手法が一塩基多型（ＳＮＰ）のような特殊な遺伝子マーカーを目印にすることである。細かいことはさておいてＳＮＰマーカーの何がありがたいかというと、ゲノム全体に何百万と存在しているうえにその位置が正確に特定されていることにある。それぞれのＳＮＰは、ふた通りある「顔」のどちらかひとつをもつ。片方の「顔」のＳＮＰだけが疾患と相関関係にある場合は、そのことが手がかりとなって、ゲノムのその箇所に疾患リスクを変える特徴が存在するとわかる。そうしたらそのＳＮＰの一番近くに位置する遺伝子をすぐさま探しにかかり、その遺伝子を変化させたらアルツハイマー病を発症するかどうかを調べる。はっきりした答えが得られることもあるが、たいていはそうではない。先ほどのアルファベットスープについてもやはり答えは明確ではないものの、ヒントはたくさんあるので徹底した研究が続けられている。

ひとつ大きな手がかりとなるのは、問題となるＳＮＰがゲノムのどこに位置しているかだ。アルツハイマー病とできるだけ高い相関をもつ場所をゲノムの中で探してみると、何かをつくる「方法」ではなく、その「時期」と「場所」を指示する領域でならず者ＳＮＰが見つかりやすい[1]。これは注目すべき情報である。なぜなら、生物学的な何か（先ほどのＩＢＰのようなもの）をどうやって組み立てるかにアルツハイマー病の問題があるのではなく、それをいつ、どこで、どれくらい生み出すかの問題だと考えられるからである。専門的な言い方をすると、問題は遺伝子構造ではなく遺伝子調節にある。

このふたつの違いは大きい。というのも、高度な遺伝子操作が用いられる現代にあっても、全部の細胞について、いや大半の細胞についてであっても、ＤＮＡの暗号を修正するのは依然として不可能に近いからである。しかし、遺伝子調節に影響を与えることならできる。できるどころか、それを自分で実行するやり方を私たちはすでに知っている。第1章のインスリンの話を覚えているだろうか。血糖値が上昇すると、細胞はインスリンの生産量を多くする。じつはこれも遺伝子調節の一例である。健康な人がインスリンの量を増加させたいなら血糖値を上げさえすればよく、血糖値を上げたいなら食事をたっぷりとればいい。おめでとう！　そのスナックバーを食べることで、あなたはたったいま自分のインスリン遺伝子の調節に成功した。ここでは構図を非常に単純化させているが、基本的なポイントは間違っていない。いわゆる環境変化を利用すれば、遺伝子がいつ、どこで、どれくらい働くかを調整する方法は往々にして見つかるものである。地中海食に高い効果があったことを思い出してほしい。食べる量を増やしたり減らしたり、あるいは食べ方を変えたりすることは現に違いを生む（食べ方を変えることの中に薬剤の摂取も含めればなおのことそういえる）。だとしたら、アルファベットスープの二九の遺伝子を適切に調節できるようになれば、アルツハイマー病を予防したり、少なくとも進行を遅らせたりする目標に向けて本格的な一歩を印せることになる。遺伝子の手がかりを正しく読み取れば、環境に手を加えることで遺伝子発現のパターンを操作するのも不可能ではない。まだ情報が不足しているのは否めないものの、期待のもてる考え方ではある。

遺伝子に助けてもらえる側面はそこだけではない。体内のシステムはすべてが相互につながり合っている。脳が機能をやめたら心臓にはたいしたことができないし、心臓が止まったら脳もさして役には立たない。遺伝子もこれとまったく同じである。ほかと切り離されて単独で働く遺伝子など存在せず、いずれも遺伝子ネットワークの中で活動している。インスリンの遺伝子をまた例にとると、そのスイッチが入るのは血糖値が上昇したときである。しかし、血中の状態を一個の遺伝子がどのようにして知るのだろうか。それは、別の遺伝子群によってセンサーが、またさらに別の遺伝子群によってリレースイッチがつくられているからだ。結局、血糖値の上昇に呼応してインスリンの遺伝子をオンにする単純な作業を行うだけでも、さまざまな分子からなる小さからぬ規模のサークルが必要になる。近年の分子生物学では、こうした複数の分子ネットワークがどのように連動しているかを明らかにし、細胞によるいろいろな種類の広範な活動とそれらを対応させる研究を進めてきた。たとえば、インスリンのシグナルを伝達するネットワークも存在するかもしれない。アルツハイマー病のように複雑な疾患の原因を突き止めようとする場合、これはじつに大きな力になる。いくつかの遺伝子があって、それらが疾患の発症リスクをたとえわずかでも変えているのだとしたら、すでに特定済みのネットワークからそれらすべてが由来しているのかを調べることができる。じつはアルツハイマー病ではまさしくその通りの展開になっている。そこで、先ほどのアルファベットスープの皿をもう一度新鮮な目で眺め、何らかのネットワークのパターンが見出せないかどうかを探ってみよう。そのうえで、すでに知られているアルツハイマー病の生物学的な特徴に目を向けて、その両者が符合するかを確かめてみたい。

脳の炎症がアルツハイマー病の原因である可能性

既知の遺伝子ネットワークの中で、アルツハイマー病と有意に強力な相関をもつのは炎症プロセスをつかさどるネットワークである。孤発性アルツハイマー病のリスク遺伝子としてあげた二九個のうち、一群の遺伝子が免疫系関連の遺伝子ネットワークに属している。アルツハイマー病のプロセスにおいては、炎症が重要な特徴のひとつであることがそこからはうかがえる。通常の状況であれば炎症は私たちのためになっている。皮膚に切り傷ができてそこが細菌などに感染した場合、多種多様な免疫細胞がこぞってその場所に集結し、協力して感染源を取り除く。免疫細胞が働いているあいだは傷の箇所が赤く腫れ、触れると少し熱を帯びている。これはすべて炎症反応の一環であって、体が皮膚から感染源を除去するのを助けている。

ところが、何もないのに免疫系が躍起になって働くことがあり、そうなると問題が生じる。感染など起きていなくても、さもそうであるかのように免疫細胞がふるまってしまう。たとえば関節リウマチはまさしくそういう状況にある。免疫細胞が厄介な勘違いをして自他の区別を忘れ、私たちの関節のことを大量の細菌やウイルスの侵入と判断し、炎症反応を加速させてそれを取り除こうとする。この誤審のおかげで私たちの免疫系は私たち自身を攻撃する羽目になる。関節リウマチを診る医師はこの点を認識し、患者に抗炎症薬の服用を勧めることが多い。この種の薬で一番強力なのはステロイド類なのだが、重篤な副作用が生じかねないうえに長期服用が必要になることから、ステロイドが使用されることは少ない。その代わりによく処方されるのが非ステロイド性抗炎症薬（ＮＳＡＩＤｓ）である。ここにはアスピリンやイブプロフェン、あるいはナプロキセンといったなじみのある薬が含まれる。そのいずれもが抗炎症作用をもつ。

免疫系の遺伝子ネットワークが関与しているというデータがあれば、それはアルツハイマー病の原因についての手がかりになるだろうか。もちろんである。その点とうまく呼応するかのように、患者の脳では低レベルの炎症の持続していることが複数の研究で確認されている。(2) これに関しては以前からかなりしっかりとした証拠が得られていたために、遺伝子の面からも免疫系の関与を示すデータが得られたことは炎症原因説をよりいっそう強固なものにした。

アロイス・アルツハイマーの顕微鏡研究のあと、これをさらに発展させるために痴呆患者の脳を死後に調べる研究がしだいに増えていった。その過程で研究者の目に留まったのは、ミクログリアという特殊な脳細胞が悪さを働いて、脳が炎症反応のような状態を呈していることである。(3) 炎症のあることがわかっている別の脳を見てきた経験から、脳の炎症がどういうものかを研究者は知っていた。脳内のミクログリアの働きは血中のマクロファージに似ている（皮膚が感染した際に赤く腫れて熱を帯びるのはこのマクロファージなどの免疫細胞のせいである）。赤く腫れて熱をもつのは皮膚の感染を止めたいときにはありがたいものの、脳にとっては嬉しくない。炎症に伴っていろいろな有害物質が周囲にまき散らされることを思えばなおさらである。免疫細胞はサイトカインという一群のタンパク質を使って、病原体の侵入をほかの免疫細胞に伝えたり、病原体を死滅させるのに役立てたりしている。アルツハイマー病の脳にとっては、この有害物質のカクテルのほうが大きな問題であることがいまでは明らかになっている。[4]これだけでも十分厄介なのに、ミクログリアには活動の止めどきがわかっていないらしく、そのことが困った状況をエスカレートさせる。皮膚の場合、免疫系は細菌の侵入に打ち勝ったら活動を停止する。赤みは消えて腫れも引き、患部の熱も収まる。ところが、アルツハイマー病の場合には征服すべき本物の敵がいるわけではない。細菌が大挙して入り込んできたからやっつけなくては、という状況ではないのである。このため、免疫反応をストップせよとのシグナルがミクログリアに届くことはなく、だから実際に暴走がストップしない。

この脳細胞の炎症のデータは、アルツハイマー病の進展において免疫系の暴走が重要な特徴のひとつであることを早い段階から指し示していた。したがって、遺伝子に関する情報が手に入ったとき、すでに得られていたデータセットとそれらは見事に符合した。おまけに、さらに別の第三のデータセットが同じ方向を指し示していることも判明した。いろいろな生活習慣との関連（相関関係）を調べた研究から、孤発性アルツハイマー病を引き起こす重要容疑者のひとつが悪しき免疫反応だとの見方が浮上したのである。とりわけ注目を集めたのが、抗炎症薬を摂取している人を対象にした研究だった。[5]いうまでもないが、炎症がアルツハイマー病の引き金になっているのなら、炎症を減らす薬を飲むことで病気自体も減らせるかもしれないという期待が背後にあった。

読者ならそういう研究をどうやって実施するだろうか。大勢の人を集めてランダムにふたつのグループに分けたうえで、片方のグループには通常用量のＮＳＡＩＤｓを服用させ、もう一方にはプラセボ（偽薬）を与えてこちらを対照群とすればいい。すでにアルツハイマー病の徴候の現れている人を対象にして、その進行を食い止められるかどうかを確かめたいなら、その研究は治療試験と呼ばれる。進行中の疾患に対する治療法を試験するのがこれにあたる。だがやり方はもうひとつあって、誰ひとり認知症の気配を示さないうちにもっと大勢の人に参加してもらう手がある。これもやはり片方のグループはNSAIDsを受け取り、もう片方は対照群だ。自然な成り行きでアルツハイマー病を発症する人が現れるまで待つ必要があるので、先ほどのやり方よりはかなり時間がかかるのは確かだが、最終的にNSAIDsのグループのほうが認知症が少ないかどうかを確認するのが研究の狙いとなる。この種の試験は予防試験と呼ばれ、そもそも病気が始まらないようにすることが目標である。

こういった研究にはじつはもうひとつやり方がある。ずるをするのだ。誰かのデータを見つけてきて分析し直せばいい。いや、本当のことをいうとこれはずるではない。疫学と呼ばれる研究分野ではひたすらそういう作業をしている。炎症の問題に関して疫学研究を実施するには完了済みの研究を探し、アルツハイマー病とはまったく関係のない理由で抗炎症薬を摂取した人が対象になったものを見つけ出す。その被験者の中からどれくらいの割合で認知症が現れたかを測定できれば（もともとの研究データからわかる場合もあれば、同じ被験者への追跡調査をして突き止める場合もある）、データを再度分析して抗炎症薬グループのほうが認知症のリスクが低いかどうかを確かめることができる。

すでに読者は具体的な研究のやり方を考え始めているかもしれない。というのは、少し前の段落で説明したように、関節リウマチの患者は高用量の抗炎症薬を処方されることが多いからである。案にたがわず、関節リウマチの臨床試験に参加した被験者を疫学研究で分析したところ、非常に高用量のNSAIDsを長期服用した人たちのあいだではアルツハイマー病を発症するリスクが著しく低かった。その後に実施された同様の研究においてもそのほとんどで同じ結果が再現され、高用量のNSAIDsはアルツハイマー病のリスクを約五〇パーセント低減させていた[6]。これらの再現研究からは、リスクを低下させているのが関節リウマチ自体ではなくNSAIDsであることも示された。それだけではない。実施済みのさまざまな研究を比較したところ、NSAIDsの種類によって効果に違いのあることもわかった。たとえばアスピリンにはほとんどリスク低減効果がないようだった。一方、イブプロフェン（商標名アドビル）（日本での商標名はブルフェン）とナプロキセン（商標名アリーブ）（日本での商標名はナイキサン）にはプラスの効果が確かめられている。アセトアミノフェン（商標名タイレノールなどの薬の有効成分）（日本での商標名はカロナール）は正式にはNSAIDsではないもののためしに調べたところ、こちらも効果は低いことが確認された。

いまのうちにふたつの点を指摘しておきたい。一点目は何より大事なことなのだが、慌てて本を置いて薬局に車で向かい、イブプロフェンを買いだめして飲み始めるような真似をしてはいけない。ほかのNSAIDsについてもすべて同じである。多量に服用したら副作用として腎臓や肝臓や腸に深刻な不具合が起きるおそれがあり、何らかの利益が得られるにしてもそのリスクに見合うものではない。もう一点は、疫学研究からは朗報がもたらされているようでありながら、そこには悪い知らせもついてくることである。強力な治療法につながる可能性に駆り立てられて、NSAIDsと認知症の関係を調べる臨床試験がこれまで何度か実施されてきた。これらは治療試験であり、すでに認知症の症状が現れている被験者を対象にしている。いずれの試験でも、どの種類のNSAIDsが用いられた場合でも（ステロイド性抗炎症薬を使った試験一件を含む）、服用グループに臨床上有意な効果が現れることはなかった[7]。この結果を伝えなければならないのは私としても心が痛い。アルツハイマー病には是が非でも治療法が必要だし、抗炎症薬によるアプローチは三方面からの別個のデータ（顕微鏡データ、遺伝子データ、疫学データ）に裏打ちされてとてつもなく期待がもてそうに思える。臨床試験はどう考えてもうまくいくはずだったのに、そうはならなかった。私たちはスタートを切りはしたが、残念ながら差し当たって振り出しに戻ったようである。

不十分な脂質管理がアルツハイマー病の原因である可能性

先ほどの二九のリスク遺伝子を見直してみると、アルツハイマー病の原因についてもうひとつ手がかりが浮かび上がる。ネットワーク分析の結果、一群の遺伝子が何らかのかたちで脂質の管理にかかわっていたのである。(8) そんなふうにいわれると、食事の際にチーズバーガーとケールの割合をどうするかという話が始まるのかと不安になるかもしれないが、心配はご無用。日々の食事の中で脂肪分をどう管理するかを話題にするつもりはない。これから探っていくのは、私たちの細胞が分子レベルの食事において脂質をどう処理しているかである。

最初に大事な点を指摘しておくと、遺伝子ネットワークどうしには重複した部分がある。そのため、免疫系ネットワークに属する遺伝子のいくつかは脂質管理ネットワークにも顔を出す。孤立した遺伝子など存在しないように、孤立したネットワークもまた存在しない。複数の遺伝子が協力してネットワークを形成し、複数のネットワークが協力して何らかの仕事を実行する。ネットワーク間の活動を連携させるうえでは、仕事は違えど似たような機能があれば、同じ手駒にそれを担当させるのがひとつの賢いやり方である。

脂肪分と油脂（合わせて脂質と呼ばれる）は細胞にとってじつに厄介な存在である。なぜかというと、私たちの体はほとんど（体重の約七割）が水であり、それは細胞についても変わらないからである。水溶性の物質は細胞内を自由に動き回れるのに対し、脂肪や油脂分はそうはいかずにただそこにとどまる。さて細胞はどうすればいいか。まずひとつには水が油を嫌う性質を利用し、脂質で容器をつくって水や水溶液を中に入れている。そもそも、いってみれば細胞全体が一個の大きな水風船のようなものであり、風船の皮にあたるのが脂質の細胞膜である。その細胞の中にはいろいろな種類の小さな風船（正式には小胞という）が浮かんでいる。これらは細胞にとってタッパーウェアかメイソンジャー（食品貯蔵用の広口密閉ガラス瓶）の役目を果たし、細胞内を勝手に漂っていたら危険だったり乱雑になったりするものをその中にしまっている。要は脂質でバリアをつくることで、それぞれの水溶液をあるべき場所に保持しているわけだ。だが、それで問題がすべて片づくわけではなく、脂質は細胞内や細胞間で移動させる必要もある。細胞はこの問題に対処するため、脂質を運ぶことに特化したタンパク質をつくっている。エネルギーを使ってポンプのように能動的に輸送するタンパク質もあれば、どれだけ油ぎった脂質でも水性の環境内を通れるようにする受動的な輸送タンパク質もある。受動輸送のタンパク質は脂質と結合しながらも、水の中を自由に動き回れるようにナノレベルで精密な設計が施されている。細胞は頭がいい。

この脂質の話とアルツハイマー病にはどんな関係があるのだろうか。正直に答えると、じつはまだよくわかっていない。思い出してほしいのだが、脂質管理ネットワークがうまくいっていないというのは遺伝子から得られた手がかりにすぎない。どう結びつくのかについてはいくつか仮説があるものの、確実性の高いものはまだないのが実情である。この方面の代表的なリスク遺伝子が、アポリポタンパク質E（略してＡＰＯＥ）と呼ばれるタンパク質をコードする遺伝子だ。あのアルファベットスープのところに戻ってチェックすると、これは五番目に記されている。アルファベット順では五番目でも、孤発性アルツハイマー病のリスク遺伝子としてはだんぜん一番だといっていい。ＡＰＯＥは脂質を運ぶタンパク質であり、脳内だけでなく血中にも見つかる。脂質はいたるところに存在するのだからそれも無理はない。アルツハイマー病のリスク遺伝子としては、*APOE*遺伝子の変種のひとつである*APOE4*が重要であることがわかっている。変種はほかにもふたつが知られているが、アルツハイマー病には何の影響も及ぼさないか（*APOE3*）、若干の予防効果をもつ可能性があるか（*APOE2*）のどちらかである。私たちが片方の親から*APOE4*遺伝子を受け継いでいたら、この病気を発症するリスクはおよそ五倍になる。両方の親からもらっていたら、リスクはほぼ一〇倍になる。[9]

APOEタンパク質は脂質の運び手としてかなり使い道が多く、単純な脂質だけでなくコレステロール（やはり水に溶けない）も輸送できる。心臓病の研究ではAPOEと変種のAPOE4をすでに追っていた。事実、それらは心臓病のリスク因子であることが明らかになっていて、とくに注目されたのはコレステロールの運び手としての特徴だった。APOE4はAPOE3と比べてコレステロールの輸送効率が良くないことがわかっている。そのせいで何物とも結合していないコレステロールがあたりを跳ね回り、心臓の血管壁に蓄積し始めるのではないかと推測された。アルツハイマー病とどう関連するかはそこまではっきりしていない。先ほども触れたように心臓にいいことは脳にもいいから、ただそれだけのつながりとも考えられる。コレステロールは脳の血管壁にも蓄積していき、血流を妨げて脳の健康を損なう。

しかしAPOEには機能があとふたつあって、そちらのほうがアルツハイマー病と関係している可能性がある。ひとつは、APOEがアミロイドを運ぶことができる点だ。アミロイドといえば、アロイス・アルツハイマーが報告した例のプラークの成分である。もうひとつは、APOEが血液中で仕事をするだけでなく、脳内の細胞間でもコレステロールを輸送する点である。なぜこれが重要かもしれないかというと、神経細胞（ニューロンとも）の軸索はミエリンという脂質に鞘《さや》のように包まれていて、そのミエリンには大量のコレステロールが含まれているからである。この鞘をミエリン鞘《しょう》といい、それをつくる細胞は加齢とともにより多くのコレステロールを外から調達しなければならない。これについてはあとで詳しく説明しよう。

二九のリスク遺伝子の中で脂質管理ネットワークに分類されるのは*APOE*だけではない。ほかの*ABCA7*や*INPP5D*などの遺伝子もコレステロールをあちこちに動かす仕事にかかわっている。とくに、外側の水性の環境から細胞の脂質膜を越えて、内側の水性の環境へ移動させる仕事である。このネットワークに属する残りの遺伝子も同様の特殊化した機能をもっているが、ひとつひとつがアルツハイマー病に果たす役割は小さい。それらの遺伝子の変種はどれひとつとしてリスクを二倍より大きくするものはなく、ほとんどは五〇パーセント未満である。[10] それでも遺伝子の手がかりとして、アルツハイマー病と闘ううえでは細胞レベルでの脂質の輸送も考慮する必要があることを教えてくれる。

不適切な小胞管理がアルツハイマー病の原因である可能性

ここでタッパーウェアとメイソンジャー――つまり細胞の小胞――に戻ってこよう。二九のリスク遺伝子のうち、六つは小胞輸送にかかわる遺伝子ネットワークに属している（*APOE*、*BIN1*、*CD2AP*、*PICALM*、*PLD3*、*TREM2*）。ここでもやはりネットワーク間の重なりが見られる。*APOE*はすでに脂質の運び屋として登場したが、こちらのリストにもしっかり載っていて、それもある程度は納得がいく。個々の小胞は脂質膜に包まれているわけだから、その脂質に問題が生じたら小胞も無事ではいられない。さらに注目すべきは、このリストが免疫系ネットワークとも重複しているところである。それもそのはずで、免疫系の細胞といっても、細胞は細胞だからだ。内部の小胞が適切に働いてくれないと困る点はニューロンと何ら変わらない。*BIN1*についてはほかのネットワークとの重なりがないものの、これが顔を出してくるのは理屈抜きにうなずけるところがある。なぜかというと、この遺伝子から生まれるタンパク質の仕事のひとつは膜を曲げることだからである。小胞はごく小さな球体であり、脂質膜の中に液体が閉じ込められた構造になっているため、これをつくろうと思えばどうしても平らな膜を曲げなくてはいけない。

このように、ネットワークが重なっていて当然と思える部分はあるものの、小胞ネットワークが一枚噛んでいることからは免疫細胞や脂質とのかかわり以外の側面も見えてくる。とりわけ関与を匂わせるのがゴミ処理のプロセスである。人と同じで細胞も完璧ではない。何かを組み立てるときにミスをすることもあるので、妙な形の残骸や未完のプロジェクトがただ細胞質（細胞内の水気の多い部分）に投げ捨てられている。タンパク質は正しく折りたたまれていないと適切に機能できないし、ミトコンドリアのような細胞小器官が年をとって「引退」が必要になる場合もある。そうはいっても細胞はきわめて小さいので、活動したあとはできる限りきれいになるように自分で片づけている。また、リサイクルの達人でもあるので、再利用できるものは絶対に無駄にしない。その巧妙な手段のひとつとして、オートファゴソームとリソソームという特殊化した小胞がふたつひと組みで活躍する。要は細胞のゴミ処理システムだ。細かい仕組みにまで立ち入るとあくびを誘いそうなのでやめておくが、ごく手短に説明すると、細胞にはゴミ探知器（オートファゴソーム）が備わっており、それが細胞質のゴミを二重の膜で収縮包装して浸漬《しんし》タンク（リソソーム）に送り出す。その中でゴミが消化・分解されるのだが、その際には錚々たる顔ぶれの危険な酵素（リソソームの脂質膜で細胞のほかの部分とはしっかり隔てられている）が仕事をする。消化が完了すると、細胞の基本的な構成要素を含む溶液だけが残るので、それが細胞質に戻されて再利用される。遺伝子ネットワークの分析から、このゴミ処理システムの関与がじかに指し示されているわけではない。しかし、アルツハイマー病に罹患した脳細胞の生物学的機能を調べてみると、細胞のゴミ処理能力が加齢に伴って失われているかに見える結果が複数の研究から得られている。観察すると、細胞の内にも外にもゴミが山積みになっているのである。内側ではミトコンドリアが「引退」をとうに過ぎて居座っていても見咎められず、外側ではアミロイドプラークや神経原線維のもつれのようなものが蓄積し始めている。

しかし小胞が関連しているにしても、結局のところそれがどうアルツハイマー病を引き起こしているのかははっきりしない。生物学的な観点から有力な傍証はあるものの、ほかのすべてをなげうってゴミ収集能力を高めることだけに注力しようといえるほどの説得力には欠ける。

遺伝子以外の要因がアルツハイマー病の原因である可能性

以上のような考察を見れば、アルツハイマー病研究でなぜ遺伝学が強力な発見ツールになるのかが具体的に感じ取れるはずである。とはいえ、いくら強力でもそれだけですべてを網羅できるわけではないし、欠点がないわけでもない。それが証拠に、遺伝子以外に原因があることをうかがわせるデータは山と積み上がっている。たとえそれらの因子の関連遺伝子ネットワークには明らかな変化が見受けられなくても、このデータの山はけっしてなおざりにできない。たとえば顕微鏡を用いた研究により、アルツハイマー病患者ではミトコンドリアという特殊な細胞小器官が適切に働いていないことが示されている。ミトコンドリアはいわば細胞の発電所である。ミトコンドリアが存在するからこそ食べたものが有用な化学エネルギーに変換され、それを使って細胞が活動できる。ミトコンドリアの機能不全と認知症に相関関係が認められることから、このエネルギー産生の不具合こそが根本原因のひとつではないかという考え方が生まれた。それよりさらに大きなデータの山はカルシウムの役割に関するものだ。カルシウムは金属だが、生体内では一個のカルシウム原子が強力なシグナル伝達力をもつ。なぜかというと、カルシウム原子に特異的に結合するタンパク質が何種類もあって、それらは結合すると自らの働き方を変えるからである。細胞はこの制御能力を利用するとともに、細胞膜の内外におけるカルシウム濃度をその時々で厳密に調節している。これがアルツハイマー病とどうつながるかというと、そのカルシウム濃度の調節能力が年齢とともに変化することが観察されているからである。このせいでカルシウム結合タンパク質すべての働きが変化する。しかもまだ解明されていない理由により、アルツハイマー病患者の脳ではこの変化が通常より急速に進む(11)。ただ、人為的にカルシウム濃度を回復させてやればアルツハイマー病を防げるのかについては、検証のための実験がまだ行われていない。そのため、現時点では治療や予防につながるものではなく、手がかりのひとつとして扱うべきである。

発見の山のなかには詳しいことがもう少し明らかになっているものもあって、そのひとつはミエリン鞘の役割にかかわっている。脳の生物学においてミエリン鞘は興味深い位置を占めている。ほとんどの神経細胞はほかの神経細胞に情報を送るときに電気を利用し、その電気は細胞膜に沿って荷電イオンが伝わることで生じている。情報伝達の実務を担うのが細胞体から伸びる細長い部分であり、これを軸索という。家の壁の中を走る電線と同じようなものだと思えばいい。電線がコンセントに電気を運んでいるおかげで、プラグを差し込めば明かりが灯るし、携帯電話の充電もできる。壁の中の電線と脳の中の軸索では似ていない部分もあるにはあるが、どちらも絶縁体で被覆したほうが働きがよくなる点では一致している。電気スタンドの場合、金属の針金がゴムのような物質で覆われているおかげで触れても危なくない。神経細胞の場合に絶縁体の役目を果たすのはミエリンという脂質でできた膜であり、これがロールカステラのように軸索をしっかりとくるんでいる。ミエリン鞘ありの軸索はミエリン鞘なしの軸索より圧倒的に作業効率が高い。A地点からB地点への電流の速度が向上するのはもちろん、伝達効率も増すので消費エネルギーが格段に少なくて済む。では、老化やアルツハイマー病とミエリンにはどんな関係があるのだろうか。

この問いに対してはいくつも答えがあるのだが、一番説得力があるのは、ミエリンを最も多く含む脳領域がアルツハイマー病で手痛い打撃をこうむるというものだ。脳の成長は一〇歳か一五歳で止まると思っているとしたら大間違いである。ヒトの場合、いくつかの脳領域については三〇歳をゆうに超えてからもミエリンが追加されていく。その後も数年はミエリンの量が安定しているものの、四〇代半ばになると、ミエリンが最後につけ足されたまさにその場所からミエリンの量が減り始める。最新の画像技術を用いれば、生きている人間のミエリン鞘の状態が時とともにどう変化するかを確認できる。その結果、脳内のミエリンの量と知的能力は相関を示すことがわかった。この相関がどれだけ大事かを裏づけるように、加齢に伴うミエリン鞘の喪失はじつはアルツハイマー病患者のほうが急速に進む(12)。

ミエリンとアルツハイマー病の関連はもっとはるかに深い部分にまで及ぶ。例の遺伝子分析からはミエリンに特化したネットワークこそ浮かび上がってこないものの、二九のリスク遺伝子の中にはミエリン鞘を形成して脳内で維持するプロセスに大きくかかわるものがいくつもある。たとえば、ミエリン鞘をつくる脳細胞（訊かれたので答えるとオリゴデンドロサイトという名前）は膨大な量の膜を生成しないと軸索を適切に絶縁できない。いまならわかるように膜はおもに脂質分子でできているし、脂質管理の遺伝子ネットワークがこの病気に深く関与しているのはすでに見たとおりだ。さらに興味深いことに、ほぼすべての細胞膜には最低でも一～二個のコレステロールがほかの脂質に混じって埋め込まれている。コレステロールが硬化材のような役目を果たして細胞膜をやや安定させるだけでなく、ミエリン鞘の場合はその特性に関連した理由により、体内のほとんどどんな膜よりも多量のコレステロールを含んでいる。このことは、脂質管理遺伝子の多く（*APOE*遺伝子など）がコレステロール輸送に関与しているという知見ともうまく符合する。カルシウム仮説と同じく、ミエリンからアルツハイマー病へと段階を追って道筋を示すことはできないが、つながりをうかがわせるデータは十分にあるので、単なる偶然の一致以上のものが確実に起きているように思える。

ミトコンドリアやカルシウム、あるいはミエリン鞘のように、遺伝子以外にも原因の手がかりになる生体機能はいくつもある。さらには、感染が引き金となっている可能性についてもそれなりの証拠が集まっている。人間の脳がウイルスか細菌に感染することで認知症やアルツハイマー病への道をたどるという考え方は、この研究分野でかなり以前から議論されてきた。これまでは非主流の仮説とされてきたものの、近年の研究からはこの領域に想像以上のものがひそんでいる可能性が示唆されている。最近では高度な検出手法を用いることにより、アルツハイマー病患者の死後の脳からウイルスDNAとウイルスタンパク質が発見されている。認知機能の正常だった死者の脳でこうした状況が認められるのははるかに稀だ。主流の仮説ではなかったことから、この方面を積極的に探究している研究者は数えるほどしかいない。しかし、ヒトや実験動物の脳にアルツハイマー病様の変化が現れていることと、多種多様なウイルスや細菌とのあいだに相関が見られることについては、新たな証拠を示す報告の数が増えてきているのも事実である。(13)このつながりはさまざまなレベルで観察されている。先ほども触れたように、患者の脳にウイルスDNAとウイルスタンパク質が確認されているというのがひとつ。さらに大きな波紋を投げかけるかのように、アルツハイマー病の脳の細胞を細部まで精緻に調べると、分子レベルではウイルス感染と闘っているかのようなふるまいをしている。ある疫学研究などは、抗ウイルス薬を継続使用することと認知症発症リスクの低減とのあいだに相関が存在することまで見出した。[14] マウスの研究からは物議を醸しそうな証拠も得られている。ある種の細菌を経鼻スプレーでマウスに投与したところ、アルツハイマー病の脳に見られるようなプラークが蓄積し始めたのである。[15] だが何より興味をそそられるのは、アミロイドタンパク質――つまりプラークの構成成分――が抗菌性をもつという主張が科学文献に見つかることかもしれない。もしそうなら、プラークはアルツハイマー病の原因でないというだけでなく、本当はこの病気の原因になり得る感染源を脳が撃退しようとした痕跡かもしれない。まるで前章に登場した「未知の要因X」みたいだと思うようなら、まさしくそのとおりである。認知症とプラークのあいだに相関関係が認められても、一方が他方を引き起こしているわけではないケースにこれは完璧に当てはまる。

生物学的な手がかりをあげていったら長いリストになるので、それを逐一ここで検討するのはやめておく。ただ、手がかりのリストというからには、いわゆる「コリン仮説」に触れないわけにはいかない。コリン仮説は古典的な見方であり、ニューロンの情報伝達に用いられるアセチルコリンという小分子を理論の土台にしている。ニューロンが軸索に沿って情報を伝える際に、脳の電気活動を利用することは先ほど説明したとおりだ。この情報というのはいわば「ピン！」を符号化したようなものであり、そのピンはひとつずつ送り出される場合もあれば、続けざまにほとばしり出る場合もある。いずれの場合もピンは軸索に沿ってすばやく（ミエリン鞘でくるまれている軸索の場合は輪をかけて速く）移動していくが、一個の情報（一個のピン）が軸索の端まで来ると、次の細胞へは電気ではなく化学物質を使って受け渡される。端に達したピンは、シナプスと呼ばれる特殊化した仕掛けを作動させ、少量の化学物質をシュッと放出させる。ピン‐シュッ、休み。ピン‐シュッ、休み。ピン、ピン、ピン‐シュッ、シュッ、シュッ。受け取る側の細胞はシュッを読み取ってピンに戻す。

このシュッの際に用いられるのが神経伝達物質（ニューロンからニューロンへとピンを「伝達」する物質）であり、その一種がアセチルコリンである。では、なぜアセチルコリンがアルツハイマー病と結びつけられるようになったのだろうか。それは、健康な脳をもつ若い人に対してふたりの賢い研究者がアセチルコリン阻害薬を与えたところ、被験者の記憶力に問題が生じたうえに、認知課題の遂行能力にまで支障をきたしたからだった。(16) ふたりは高齢者に見られる変化とこの結果を関連づけ、それから発想を飛躍させて、加齢に伴う物忘れだけでなくもしかしたらアルツハイマー病も、アセチルコリンの機能が失われることにその一因があるのではないかと考えた。いい線までは行っていた。なかなかのいい線だったために、この気づきを理論の拠り所として、アルツハイマー病の最も一般的な治療薬（アリセプトやレミニールなど）が処方されている。ただし、いい線ではあれ、十分な線ではなかった。というのも、こうした薬剤は記憶力改善の効果はあるものの、あいにく症状にしか影響を与えない。一部の機能が回復したとしても病気自体の進行は止まらないので、薬の効果は時間がたつにつれて低下する。このことは、本当の問題がアセチルコリン系よりも上流に位置していることをうかがわせる。

プラークともつれに回帰する

こうしたさまざまな仮説がすべて、クレペリンとアルツハイマーのもともとの主張、つまりアルツハイマー病を発症させる真犯人はプラークともつれだとの考えに加わった。そういう視点から語っていくうちに話はしだいにふくらんで……いくかと思いきや、結局はいつのまにか、アルツハイマー病のものとされる認知機能障害と行動変容をもたらすのは「粟粒状の堆積物」と「神経原線維の異常な変化」（つまりプラークともつれ）のみだと多くが提唱するまでになっている。そうなるのが当然だったわけではない。我らがふたりのドイツ人精神科医は脳構造と機能の関係にあれほど心惹かれたものの、それが因果関係であることを示そうとする試みにはたちまち困難が立ちはだかった。ひとつの問題が早々に明らかになったのは、堆積物が脳内でどう分布しているかを研究者が調べたときだった。機能上の問題が生じている領域と堆積物の分布パターンが厳密には一致していなかったのである。これはとくにプラークに関して顕著であり、プラークの密度が最も大きい脳領域は症状との結びつきがとりたてて強くない。同様に、アルツハイマー病の症状との深い関与が知られている脳領域を探ってみても、多数のニューロンが死滅しているのにプラークの数はそれほど多くない。もつれのほうが機能との相関はかなり高いにもかかわらず、次章で取り上げる理由により、この方面が精力的な研究の対象になることはこれまでなかった。

じつをいうと本章で読者が目にした仮説のほぼすべては、アルツハイマー病の原因究明レースで一九九〇年代の初めには大きく水をあけられることになった。新しい時代に先頭に飛び出したのがアミロイドプラーク説であり、今日に至るまでその位置を保っている。それがアルツハイマー病に対する取り組み方をどれだけゆがめてきたか、本当の意味で理解するには、なぜそうなったのかを良い理由と悪しき理由の両面から探っていく必要がある。

第4章　謎が解けた！　アルツハイマー病研究を変えた四つの発見

……ここ数年になされた数々の素晴らしい発見により、アルツハイマー病の治療薬が五年以内に手に入ると自信をもって断言できます！

白状すると一言一句正確に覚えているわけではないものの、これに近い。いまもありありと思い出す。明かりを落とした部屋の中で、何百人もの研究者と一緒に座っていたあの日のことを。私たちは高名なアルツハイマー病研究者の基調講演を聴いていて、その人物の口にした言葉はまさしくこれと同じように響いた。一九九五年のことである。

これが二五年あまり前の話なのは簡単な算数でわかるので、この予言は早計だったといっていいだろう。広く名の通った聡明な研究者がなぜそれほどの計算違いをしたのだろうか。しかもこの講演者だけの問題ではなく、聴衆も大勢うなずいていた。いったい何があったのか、その複雑に絡み合った物語を本書では残りのページを費やして解きほぐしていく。だが、まず本章では当時の雰囲気を再現してみたい。科学史の一ページを実体験で綴ろうとしているだけに思えるかもしれないが、そうではない。いまの私たちがどこにいるかを正しく把握するには、一九八四〜一九九九年という時代がいかに熱狂と楽観に満ちていたかを追体験することが欠かせないからである。歴史のバックミラーを覗き込み、アルツハイマー病研究の勢いが当時どれだけ高まっていたかを二〇年の時を隔てて振り返ることが、失敗の道筋を解き明かすうえで重要な位置を占めている。

人間の疾患との闘いにおいて、発見ツールとしての遺伝学があれほど大きな期待を抱かせた時代はあとにも先にもない。発見に次ぐ発見によって科学の地平が押し広げられ、未知の領域にますます光が当たっていくかに思えた。生化学と顕微鏡研究と遺伝学からの結果がこれ以上ないほど見事に一致していた。もちろん懸念がなかったわけではない。しかし、数々の肯定的なデータに後押しされて目をくらまされ、自分たちがこの恐ろしい病気の首根っこを押さえたのだと、そしてこれからその息の根を止めてやるのだと浅はかにも考えてしまった。初めのうちはそう感じたのも無理はなく、だからこそ本章がある。ただ、新たな事実が明らかになってからも間違った考えを手放せなかったところに私たちの誤りがあり、だからこそ次章以降がある。

プラークの正体を暴く

アロイス・アルツハイマーがアウグステ・Dの脳で発見した「粟粒状の堆積物」は、その後も大勢の科学者の興味を掻き立てていった。プラークの成分はコレステロールではないことがわかった（コレステロールも黄色みがかったプラークとなり、冠動脈を詰まらせて心臓病を引き起こす）。第2章でも触れたように、脳のプラークはアミロイドというねばねばした物質でできていた。アミロイドとは、同一種類のタンパク質小片（ペプチド）がいくつも結合して、β（ベータ）シートという難溶性の構造をとったものをいう。βシート構造をつくってアミロイドになるペプチドは十数種類ある。したがって、脳にしろ体のほかの場所にしろ、アミロイドの蓄積が見られるというだけではたいした手がかりにならない。何のタンパク質が成分かは幾通りも考えられる。アルツハイマー病のアミロイドの場合もまさしくこれで、タンパク質であることは確かでもそれ以外のことが定かではなかった。研究者にとって、このあやふやさはとうてい受け入れられるものではない。幸い、二〇世紀の終わりが近づくにつれて新しいテクノロジーが利用できるようになり、アルツハイマー病の脳のアミロイドプラークのような物質がどういう分子構造なのかを明らかにできるようになりつつあった。この問題を攻めるのが重要だと当時としては思えたし、それはいまも変わらない。なぜかというと、プラークが原因だとするクレペリンとアルツハイマーの考え方が核心を突いているのなら、プラーク内のアミロイドがどこから来るかを解明することでプラークのできる道筋をさかのぼり、そのプロセスがそもそも始まらないようにするのも夢ではなくなるからだ。要するにアルツハイマー病を治療できるということである。

カリフォルニア大学サンディエゴ校（UCSD）のジョージ・グレナーとケイン・ウォンはこの線で考えを進め、プラークを単離してそれが何でできているかを突き止めることを目指した。まずふたりが注目したのは、アロイス・アルツハイマーが本論につけ足すかたちで指摘していたひとつの事実である。それは、プラークの蓄積が脳自体だけでなく、脳に栄養を送る血管内にも見られたということだった。当時、この血管内プラークはアルツハイマー病に特有のものとみなされていた。ふたりは研究を実施するにあたって、脳に血液を運ぶ血管の一部が脳の表面を走ってから深部にもぐることに目を留め、それを利用することにする。アルツハイマー病患者の場合はこの太い血管にもアミロイドが充満しているが、普通の人にはそれが見られないとされている。結果的にこの扱いやすい血管を供給源として、アルツハイマー病のアミロイドが初めて単離・精製された。

ふたりの研究論文を読み返してみると、この研究全体が失敗してもおかしくなかったことがよくわかる。そもそもアミロイドを採取するのに用いられた組織は脳自体ではなく、脳を包む硬い髄膜だった。髄膜を通る血管にアミロイドが多量に含まれていることをグレナーとウォンは確認していたにせよ、脳のアミロイドと血管のアミロイドが同一であるとは限らない。発見について解説する部分でふたりはこの点に触れていて、初めから脳そのものではなく血管由来のアミロイドに注目していたらしきことを暗に認めている。しかし、脳の血管内にアミロイドが蓄積するのはアルツハイマー病患者にしか起こらないとされていたわけだから、自分たちの拠って立つ基盤は確かなものだとふたりは感じていた。もうひとつ狂いが生じてもおかしくなかった箇所は、アミロイドを「精製」するのにごく単純なステップしか踏まなかったことである。アミロイドが不溶性であって、コンゴーレッドという特殊な染料で染まるという事実にふたりはほぼ頼りきっていた。いまにして思えば、彼らの分析した物質は多種多様なタンパク質や不溶性のゴミの集まりだった可能性もあった（そしておそらくある程度は実際にそうだった）のだが、幸運が微笑んだ。

グレナーとウォンはこの脳血管からのアミロイドを解析して先頭の二四個のアミノ酸配列を特定し、その結果を一九八四年五月に発表した(1)。これは朗報だった。残念な知らせは、その二四個のアミノ酸配列が既知のタンパク質と合致しなかった点である。したがって、発見自体は重要なものであり、今日に至るまでアルツハイマー病研究史の節目となる大きな出来事であり続けてはいるものの、謎をすべて解いたわけではないものとして当時は受け止められた。ふたりはこれにくじけることなく、最初の論文の重要性をさらに高めるような第二の発見を三か月後に報告する(2)。少し前から、ダウン症（ダウン症候群）の患者が比較的若い年齢で認知症を発症することが知られていて、患者の脳を調べるとアウグステ・Dの脳とよく似た特徴が現れていることがわかっていた。なかでもふたりの研究者の関心をとらえたのは、ダウン症の脳に多量のアミロイドが見つかる点である。そこでふたりは今度はダウン症の男性患者二名の髄膜を使って、前回と同じ実験を繰り返した。すると、アルツハイマー病のアミロイドとダウン症のアミロイドではアミノ酸配列がほぼ同じであることが判明した。違っていたのは二四個のうちわずか一個である。顕微鏡で確認しても生化学的な面からもふたつのアミロイドが同一だとすれば、ダウン症はアルツハイマー病の「モデル」とみなせるのではないかとふたりは論文の末尾に記した。

いうまでもないが、アルツハイマー病とダウン症では症状にかなりの違いがある。では、グレナーとウォンは何をもってモデルになれると語ったのか。そこには、アミロイドの蓄積によって人間の脳にどんな被害が及ぶにせよ、そのダメージはどちらの病気の場合も似ているはずだという発想があった。ふたつの病気がほかの面で異なっていてもおかしくはないし、その違いは相当に大きいかもしれない。しかし共通する部分もあっていいはずであり、その共通点は脳のアミロイドのせいだと仮定できるというわけである。それからふたりは弱みを強みに変え、自分たちの分析したアミロイドが脳由来ではなく血管由来だったことを気にする必要はないと説いた。アミロイドはアルツハイマー病とダウン症に特有のものなのだから、それが血管内に存在するとすれば血中に漏れ出ると考えられるのではないか。もしそうなら、簡単な血液検査だけでアルツハイマー病を診断する道が開けることになる。脳の生検は必要ない。

ここで少し遺伝学の基礎を

この物語は次の一歩で大きく前進することになる。だがその重要性を十分に理解するには、現代分子生物学の初歩を学んでおいたほうがいい。手始めは分子生物学におけるセントラルドグマ（「中心教義」の意）、すなわち「DNAからRNAがつくられ、RNAからタンパク質がつくられる」である。化学的な詳細に立ち入らずに説明すると、「DNA」の部分は遺伝子を表す。「RNA」の部分は、細胞核内にある遺伝子の青写真から、細胞質内の建設作業員に情報を渡す手段を示している。そして、細胞質にあるタンパク質の大きな複合体（リボソーム）で、RNAの情報が一個の「タンパク質」（前章で登場した重要な脳タンパク質「IBP」など）に変換される。このようにプロセスを二段階にしたおかげで、ある程度は遺伝子（DNA）を損傷から守りながらプロセスをさまざまなレベルで調節することができている。しかし何より賢いのは、細胞が情報を保存する際に使用している暗号と、それを遺伝子からタンパク質に変換する仕組みである。

今度はタンパク質から出発してプロセスを逆さまにたどってみよう。どんなタンパク質も、基本単位であるアミノ酸が長く鎖状に結合した構造をもつ。この「長く」はそれなりの長さの場合もあり、たとえばRNAからつくられたばかりのインスリン（正確にはプレプロインスリンと呼ばれるインスリンの前駆体タンパク質）は一一〇個のアミノ酸でできている。かと思えば本当に長いものもある。知られている限り最長のタンパク質はタイチン（筋肉中に見られる）と呼ばれ、じつに二万六九二六個ものアミノ酸がつながっている。一一〇個でも相当に複雑になるので、二万七〇〇〇個近くともなれば生化学者にとっては恐怖以外の何物でもない。ありがたいことに、細胞は二〇種類のアミノ酸だけを使うことで物事を単純にしている。つまり、アミノ酸鎖がどれだけ長くても、同じ二〇個のアミノ酸の割合や並び順が違っているだけである。物理的および化学的な作用により、長いアミノ酸鎖は非常に特徴的な形に折りたたまれる。この分子の折り紙を実行すると、種類ごとにまったく同じ複雑な形のタンパク質がつぎつぎに生み出され、それぞれの可動部分と固定部分も同一である。

細胞はこのタンパク質を使っていろいろな仕事をこなしている。

分子生物学のセントラルドグマ「ＤＮＡからＲＮＡがつくられ、ＲＮＡからタンパク質がつくられる」においてタンパク質は終端に位置する。すでに学んだように遺伝子は青写真であり、何万種類ものタンパク質のつくり方を細胞に指示している。タンパク質に翻訳される前の情報が青写真でどういうふうに保存されているかというと、じつに賢い生体工学が用いられていて、物事を単純にしてくれる例の原理がそこでは利用されている。つまり、体内のどんなタンパク質も同じ二〇個のアミノ酸からつくり出すことができ、ただその組み合わせを変えればいいという原理だ。二〇個のアミノ酸のそれぞれを文字として、そしてタンパク質を単語だとして考えてみてほしい。しょせん単語というのは文字の連なりにすぎず、それらが所定の順序で並ぶことで全体として何らかの意味を伝える。たった二六文字のアルファベット（もちろん中国語のような漢字ベースの言語の場合は別だが）から何千何万という単語を生み出せるように、わずか二〇個のアミノ酸を材料にするだけでも何千何万というタンパク質を製造できる。じつはタンパク質と同じように、遺伝子の本体であるＤＮＡも長く直線的な分子である。これもやはり少数種類の基本単位（ヌクレオチド）で構成されていて、しかもそれぞれがつながって長い鎖を形成している。それなら単純明快だと思うかもしれない。ＤＮＡのほうも同じ二〇種類の「文字」で情報をしまっておけば準備完了である。だが、おあいにくさま。ＤＮＡが使用するヌクレオチドの「文字」は四種類しかない。

ヌクレオチド四文字からなる暗号を読み解いて、アミノ酸二〇文字からなるタンパク質の暗号へ変換するにはどうすればいいか。創意を凝らした数々の研究の結果（複数のノーベル賞受賞につながっている）、ＤＮＡとＲＮＡはヌクレオチド三文字でアミノ酸一文字を表していることが突き止められた。この三文字ひと組のことをコドン（トリプレットコードとも）といい、理論上は四×四×四で合計六四通りのアミノ酸

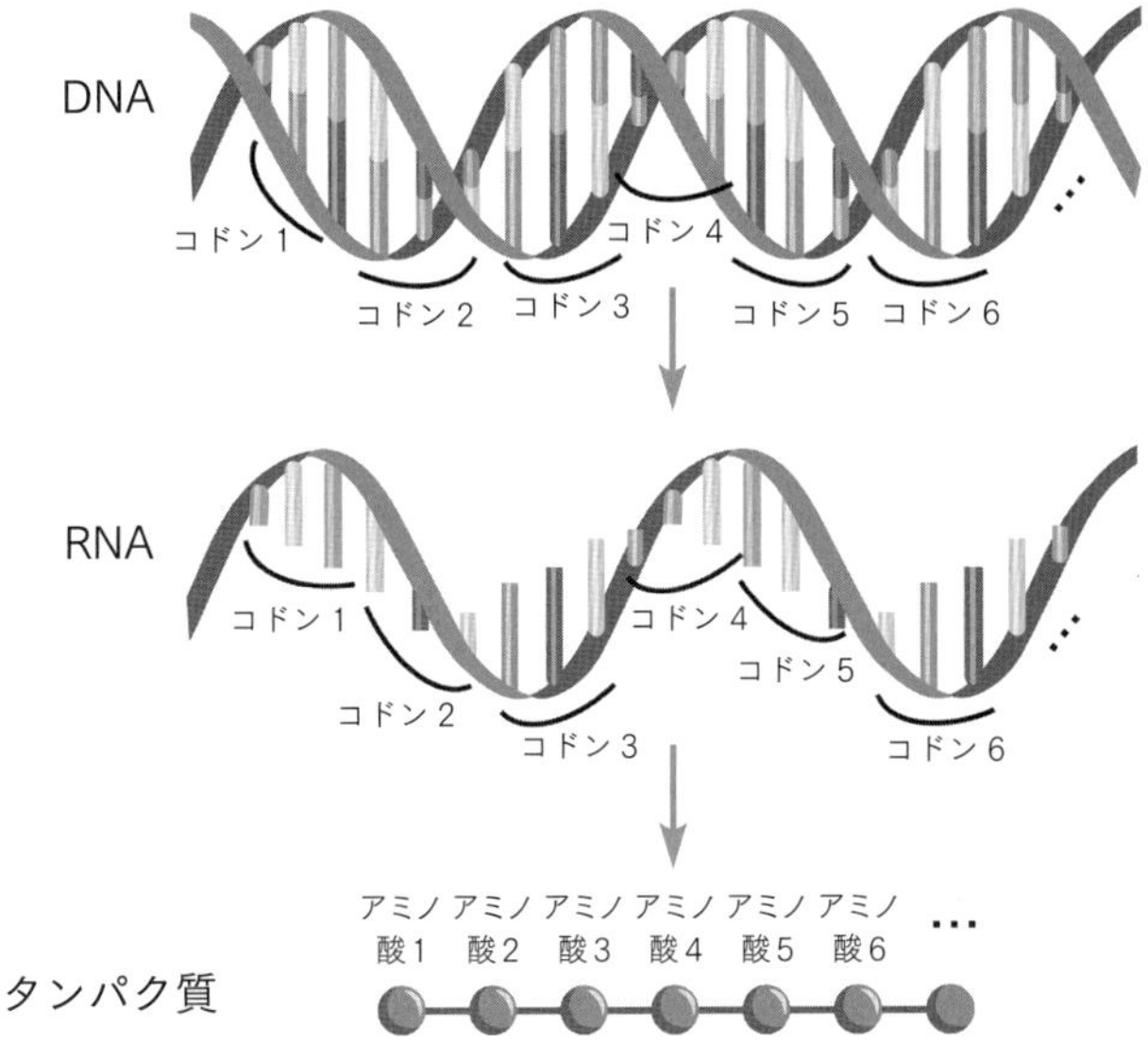

図4－1　分子生物学のセントラルドグマ—— DNA から RNA がつくられ，RNA からタンパク質がつくられる．

をコードできる。もちろん実際には重複が見られ、なかには六種類のコドンで一種類のアミノ酸を指定しているケースもある。だが、差し当たってその点には目をつぶっておこう。例のセントラルドグマをもう少し具体的にいうと次のようになる——ＤＮＡの三つのヌクレオチドがＲＮＡの三つのヌクレオチドのつくり方を細胞に伝え、二〇種類のアミノ酸のどれを使ってタンパク質を製造するかをそのＲＮＡがリボソームに指示する。図４‐１にこのプロセスの概要を示した。

個々のコドンが何を表しているかはすべて解明されており、そのことは私たちの物語にとってきわめて重要な意味をもつ。なぜなら、こういう仕組みになっているなら、コドンを知ることで推測能力を手にできるからだ。一個の遺伝子内でヌクレオチドがどう並んでいるかを突き止めれば、一個のタンパク質内でアミノ酸がどういう順番で結合しているかを正確無比に予想できる。その逆もまたしかりで、一個のタンパク質内のアミノ酸配列が同定できれば、遺伝子内のヌクレオチド配列を予測できる（ただし同じアミノ酸を表すコドンが複数あるので多少の予測ミスは起きるだろうが）。じつにすっきりして気が利いている。

分子生物学のセントラルドグマを逆からたどる

これでグレナーとウォンの論文に戻る準備が整ったので、なぜそれがアルツハイマー研究における決定的な分岐点となったのかを見ていこう。プラークを構成するアミロイドβペプチドのアミノ酸配列を発表したことは、人のせわしく行き交う駅のロビーにテーブルを置いて、王国へ至る鍵をその上に載せたようなものである。誰もがそれを手に取ってアミノ酸の暗号を遺伝子の暗号に読み替え、プラークのタンパク質をコードする遺伝子がヒトゲノムのどこにあるかを探し出せるようになった。

科学者というのは、大きな目標を掲げて猛然と挑んでいくことにかけては起業家にも引けを取らない。わずか二年半で三つの研究室がそれぞれ独自にアミロイドβの遺伝子を見つけ出した。四つ目の研究室はその遺伝子の配列ではなく位置を突き止めた。アロイス・アルツハイマーはこうした発見報告を天から見下ろして、さぞ悦に入っていたことだろう。最初に発見の全貌を綴った論文から八〇年、アウグステ・Dの脳で目にしたプラークが細胞の生物学と化学とにしっかり結びつけられたのだから。この発見によって宝箱の蓋があき、中から現れた情報のなんと貴重だったことか。とりわけ重要なのはダウン症とアルツハイマー病との関連かもしれない。両者のつながりは前々から疑われていたうえに、アミロイドのアミノ酸配列がほぼ同一だったことからグレナーとウォンが関連を予想してもいた。それが一連の発見によって一片の疑問の余地なく証明された。というのも、プラークのタンパク質をコードする遺伝子は二一番染色体上に存在することがわかったからである。ダウン症の患者では、ほかならぬこの二一番染色体が一本多い。

ダウン症は染色体の数え間違いが原因で起きる。人間の染色体は全部で二三種類あり、それらが各細胞に二本ずつ存在する。一本は母親から、もう一本は父親から受け継いだものだ。胚が形成される過程では、複雑ながらも整然とした振りつけのもとに染色体が舞い踊るのだが、現実世界のあらゆるプロセスがそうであるようにここでもやはりエラーは起きる。両親から一本ずつもらう代わりにどちらかが二本よこしたとしたら、染色体の悪夢を譲り渡されたも同然である。体内のあらゆる細胞で染色体が一本余分に存在することになる。そうなると、その染色体上の遺伝子にはひとつとして適切な調節がなされない。これは細胞にとって耐えがたい状況である。染色体の数が多すぎると命にかかわるのが普通だが、深刻な問題は生じながらも命取りにはならない場合もある。そうした例のひとつがダウン症である。ダウン症は二一番染色体（全体で二一番目に小さい染色体）のコピーが三つあることで発生する。アミロイドβの遺伝子はこの二一番染色体に位置しているので、ダウン症患者はその遺伝子のコピーを（ふたつではなく）三つもっている。ということは、患者の体のあらゆる細胞で正常な細胞より一・五倍多くアミロイドβがつくられることになる。これがどういう道筋で脳内でのプラークの蓄積へとつながるかはおのずと察しがつく。つまり、遺伝子が二一番染色体上にあるせいでダウン症患者はアミロイドβを多く製造しすぎており、アミロイドβが多すぎればプラークが増えすぎ、そしてプラークが増えすぎればアルツハイマー病を発症するという推論が生じるのである。

宝箱に入っていたもうひとつの注目すべき宝石は、アミロイドβの親にあたるタンパク質の正体が明らかになったことだった。親タンパク質のほうが大きく、専門的には前駆体タンパク質と呼ばれる。プラークの前駆体タンパク質に関してどこよりも徹底した研究を行ったのが、ドイツのコンラート・バイロイターとベンノ・ミュラー＝ヒルの研究室である。(3) ふたりは前駆体タンパク質の遺伝子をそっくり見つけ出し、それをもとに前駆体タンパク質の完全な地図を組み立ててみせた。その前駆体タンパク質はかなり長く、全部で六九五個のアミノ酸がつながっていた。タイチン（最長のタンパク質）の比ではないものの、インスリンの前駆体タンパク質と比べれば長さは六倍あまりである。この六九五個のアミノ酸の連なりをさらに詳しく分析したところ、いくつかの領域には既知の特徴が現れていた。とりわけひとつの領域は、脂質環境に収まっていてもおかしくないようなタンパク質の一部分とよく似ている。その領域こそ、アミロイドβが位置している場所だった。この前駆体タンパク質は通常は細胞膜を貫いているとふたりの研究者は（正しく）推測し、それが細胞表面受容体ではないかという考えを示した。受容体はタンパク質の一種として重要な役割を担っており、細胞の外側で何物かと結合して、それが何かを細胞内に知らせる仕事をしている。たとえば、細胞の外側のインスリンと特異的に結びつく受容体が実際に存在し、周囲にインスリンが漂っていることを細胞内部に告げている。それを受けて細胞はブドウ糖を取り込む準備を始める。

するとさらに素晴らしい進展が訪れた。一九九〇年代の初めに家族性アルツハイマー病に関与する遺伝子の研究が実施された結果、二一番染色体上のアミロイドβ遺伝子のすぐ近くに変異をもつ家系が見つかったのである。ほかの複数の研究室も別々の家系を対象にして同様の発見を報告した。すべてのピースがぴたりとはまり合おうとしていた。あとは新しいタンパク質に名前をつけるだけである。研究者たちは最終的にこれを「アミロイド前駆体タンパク質」（略してＡＰＰ）と呼ぶことに決めた。ＡＰＰには既知のタンパク質の特徴と合致する点がほかにもいくつか見られたものの、ＡＰＰ自体が通常どんな仕事をしているかについてはそれ以上の手がかりが得られなかった。あとでもう一度ＡＰＰに戻ってきて、これがアルツハイマー病とどうかかわっているかを示すデータを詳しく説明しようと思う。だがとりあえずいまは、興奮と高揚感に包まれたこの一五年のあいだに重要な発見がまだまだ続いたことを振り返っておきたい。

親タンパク質のAPPからアミロイドβを切り出す

次なる発見は実際にはいくつもの発見の連続であり、それらを通してAPPからアミロイドβが切り出されるまでのプロセスの全容が解明された。APPタンパク質が見つかったことで何が科学者を悩ませたかについては、図解にしてみるとわかりやすい。図4-2はAPPが細胞膜の所定の位置についているところを表したものだ。濃い灰色の麺のようなものはAPPを構成する長いアミノ酸鎖を表している。アミロイドβはAPPのごく一部であり、長い麺の中央辺りに薄い灰色で示されている。アミロイドβの部分はアミノ酸配列がわずか四二個なのに対し、APPタンパク質全体はアミノ酸配列が六九五個なので、この図の比率は正確ではない。とはいえ、差し当たって重要な問題はすべて薄い灰色の部分にかかわっている。アミロイドプラークの成分になるのはアミロイドβのみであり、それは長いAPPタンパク質の真ん中に位置している。凝集して堆積物になるという仕事に取りかかるには、APPタンパク質の残りの部分を除去しなければならない。アミロイドβが自由の身になってプラークを形成するにはどうすればいいのか。この謎が研究者たちの前に立ちはだかった。

謎の鍵を握るのはプロテアーゼ（タンパク質分解酵素とも）というタンパク質（酵素）である。この酵素はほかのタンパク質を切り刻む働きをもつ。タンパク質だけを切断する分子のハサミだと思えばいい。どのタンパク質のどこを切るかについてはかなり厳密に決まっているのが普通であり、（全二〇種類中）たった一種類のアミノ酸の近くのみを切断することが多い。前駆体のＡＰＰからアミロイドβを切り出すにはまさしくこのプロテアーゼが必要だ。薄い灰色の筒の前後を切れば、アミロイドβは確実に自由の身になれる。この種のプロテアーゼが存在することは、詳細が明らかになるはるか以前から知られていた。ついでにいうと、アミロイドβを切り出すプロテアーゼのことをとくにセクレターゼと呼ぶのだが（なぜそうなったのかは長い年月のあいだに定かではなくなっている）、これがプロテアーゼの一種であることに変わりはない。セクレターゼには三種類あって、それぞれギリシャ文字を付けてα（アルファ）‐セクレターゼ、β（ベータ）‐セクレターゼ、γ（ガンマ）‐セクレターゼという。

ＡＰＰからアミロイドβを取り出してみよう。プロセスを開始するのはβ‐セクレターゼである。もう一度図４‐２を見てほしい。細胞の外でアミロイドβの右側に描かれた黒いハサミがそれで、「ベータ」と記されている。これが薄い灰色の筒の上端を切断する。こうすると、細胞膜から短いヒゲが突き出すともに、切り取られた濃い灰色の麺の長い断片が細胞外で漂う恰好になる。この麺の切れ端にも何らかの働きがあるに違いなく、それを見出すべく研究者たちはかなりのエネルギーをつぎ込んできたのだが、とりあえず私たちはこのままアミロイドβに焦点を絞ることにしよう。切り出しを完了させる二番目のプロテアーゼはγ‐セクレターゼである（「ガンマ」と書かれた黒いハサミ）。ふたつのプロテアーゼが仕事を終えればアミロイドβの両端は本体から自由になり、好きなように細胞膜を離れ、ほかの薄い灰色の筒と一緒になってアミロイドプラークをつくれるようになる。

話はこれで終わりではなく、じつはこのプロセスにもうひとつのセクレターゼがかかわる場合がある。α‐セクレターゼだ。先ほどの図でいうと、アミロイドβの筒の左側に描かれた薄い灰色のハサミがそれで、より細胞膜に近いところを切ろうとしているのがわかると思う。この切断作業が終わると、細胞膜か

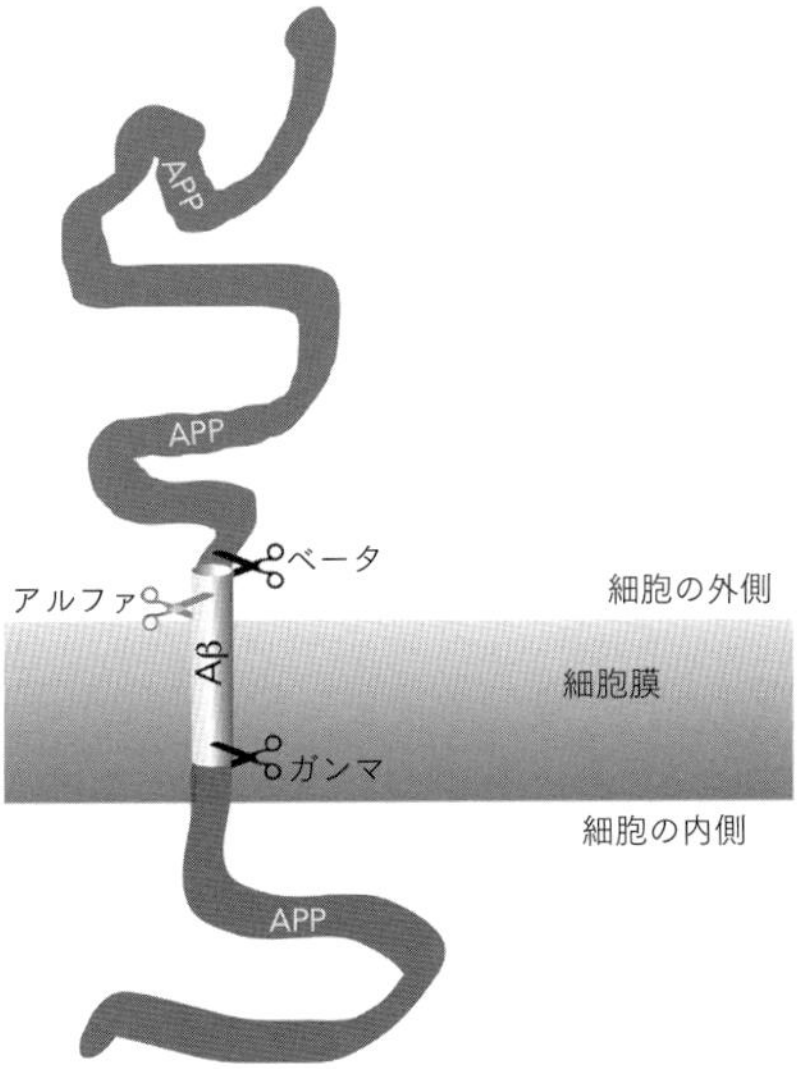

図4－2　アミロイドベータ（Aβ）ペプチドと，親タンパク質であるアミロイド前駆体タンパク質（APP）内でのその位置.

ら突き出たヒゲがβ‐セクレターゼの場合より短くなるだけでなく、もっと大事なのはこれでアミロイドβがほぼ半分の長さになることである。γ‐セクレターゼが切る場所は変わらないものの、アミロイドβ断片が自由の身になっても凝集してアミロイドになることはできず、したがってプラークが形成されることもない。

クレペリンとアルツハイマーが正しいとしたら、この三つのセクレターゼはきわめて大きな役割を果たしているに違いない。APP自体が問題を起こすことはなさそうだが、それをβ‐とγ‐のセクレターゼで切断するとプラーク形成への一歩を踏み出す。だとしたら、セクレターゼがAPPを切れなくなるような薬を見つければいいと思うかもしれない。そうすればプラークの形成を阻み、アルツハイマー病を防ぐ可能性が開ける。α‐セクレターゼに対する注目の度合いはほかのふたつに遠く及ばないとはいえ、これをもっと活発に働かせる薬があれば、プラークをつくらせないようにできるのは想像にかたくない。これもまた嬉しい選択肢のひとつになりそうだ。β‐セクレターゼとγ‐セクレターゼのどちらかの活動を抑えるか、もしくはα‐セクレターゼの活性を高めれば、アルツハイマー病にかかりにくくなる状況をつくれそうである。

そういう薬をどうやって手に入れればいいだろうか。まずはタンパク質分子であるセクレターゼの単離を試みる。それから試験管の中でいろいろな化合物の作用を試験して、セクレターゼの活動を阻害するものを探し出すのがひとつの手だ。もうひとつは、セクレターゼの純度が十分に高ければ、グレナーとウォンがAPPに対して実行したのと同じようにセクレターゼのアミノ酸配列を調べてもいい。それが判明したら分子生物学のセントラルドグマを逆向きにたどり、その配列をコードする遺伝子を見つける。こうした角度から切り込んだ研究者は大勢いたものの、蓋を開けてみたらこれはひと筋縄ではいかないとわかった。三つのセクレターゼはすべてAPPと同じく細胞膜内に位置しているのだが、細胞内のもっと水性の環境中に見られるタンパク質と比べて、膜タンパク質は試験管での作業がはるかにやりにくい。突破口を開いたのは今回も遺伝子の研究であり、しかもその結果は本当に度肝を抜くものだった。

二一番染色体にあるAPPの遺伝子にはその時点ですでにさまざまな変異が確認されていて、それが早発型の家族性アルツハイマー病につながることが突き止められていた。家族性アルツハイマー病をもたらす遺伝子はほかにもふたつあることが研究で示されていたものの、具体的にどの遺伝子かは特定されていないままだった。ヒト遺伝学の手法を用いて、そのふたつがそれぞれ一番と一四番の染色体上に位置するという地図は描けたが、その地図の解像度は著しく低い。それらの領域には何十という遺伝子が存在し、原因遺伝子が具体的にどこにあるのかもわからなければ、その遺伝子からどんなタンパク質がつくられるのかの想像もつかなかった。すると一九九五年、くだんの一四番染色体上の領域について高解像度の地図を作製したとトロントの遺伝学者チームが発表する。[4] 別々の五つの家系で同じパターンの変異をもった一個の遺伝子を彼らは発見し、正体不明だった一四番染色体の原因遺伝子がそれだと報告した。さらにチームはその遺伝子の塩基配列を同定し、そこからどういうタンパク質がつくられるはずかを明らかにした。ほどなくして、この一四番染色体の遺伝子配列をもとにして、非常によく似た遺伝子配列が一番染色体上でも見つかる。そこは、家族性アルツハイマー病の最後の原因遺伝子が位置しているとされていた場所と完全に一致した。[5] このふたつの原因遺伝子はプレセニリン1（*PSEN1*、一四番染色体上）とプレセニリン2（*PSEN2*、一番染色体上）として知られるようになる。

アルツハイマー病の原因遺伝子としては*PSEN1*のほうが一般的である。この遺伝子から予想されるタンパク質はAPPより小さく、端から端までアミノ酸が四六七個しかない。またAPPのようにそのタンパク質の一部には既知の特徴が現れていて、やはり脂質の細胞膜内に難なく収まりそうなアミノ酸配列が見つかった。ただし、そういう領域は一か所ではなく七か所あった（実際には九か所なのだが研究チームはかなりいい線まで行っていた）。布の縁《へり》を縫う糸のように、細胞膜を何度も出たり入ったりしているとチームは考えた。問題はただひとつ。それ以外にはいっさい手がかりが得られなかったため、このタンパク質がどんな機能をもっているかは誰ひとりとして見当もつかなかったことである。ほかの（APPのような）膜タンパク質のドッキング地点の役目を果たしているのかもしれないし、受容体かチャネルかもしれなかった。

そこから先は歩みが遅々として進まなかったものの、科学の観点からすると結局はそれが吉と出た。このタンパク質が何物で、何をしているのかを見つけ出そうと、さまざまな国のいくつものグループが取り組んだからである。おかげで個々のグループが少しずつパズルのピースを充実させることに貢献していった。ほどなくして明らかになったのは、プレセニリンタンパク質がγ‐セクレターゼと関連していることである。また、プレセニリンが変異するとγ‐セクレターゼがいつもと少し違う箇所でAPPを切断するために、凝集しやすい形態のアミロイドβがつくられるようでもあった。本章を理解するうえでは、それだけ知っておけば十分だろう。私の中の科学者は物語の全貌を伝えたい気持ちでいっぱいだし、何を隠そうプレセニリン1とプレセニリン2が細胞膜内にすむプロテアーゼであることや、例の薄い灰色の筒（アミロイドβ）の下端でAPPタンパク質を切る仕事をしていることが、長い時間と紆余曲折の末に証明されたことを話したくてたまらなくもある。しかしいまはもっと重要なストーリーラインから離れずにおきたい。

じつはプレセニリンはγ‐セクレターゼの一部であり、γ‐セクレターゼが機能を果たすうえでの実働部隊ともいうべき存在である。ここで一歩下がって、この事実の意味するところを考えてほしい。アルツハイマー病の原因遺伝子は三つしか確認されていなかった（数十年の時を経たいまも新たな原因遺伝子は見つかっていない）。この三つの遺伝子は家族性という珍しいタイプのアルツハイマー病の原因となり、しかもそれぞれの機能は密接に関連し合っている。ひとつはアミロイドβの大元となるAPPタンパク質をコードする遺伝子であり、残りふたつはAPPからアミロイドβを自由にするハサミ（セクレターゼ）の遺伝子である。アロイス・アルツハイマーの直感が的を射ていたとしか思えないではないか。アミロイドプラークが病気の原因に違いない。プラークの成分であるアミロイドβの前駆体を変化させると、もしくは前駆体からそれを切り離すプロテアーゼが通常とは姿を変えると、早発型で急速に進行するタイプのアルツハイマー型認知症を引き起こす。そのことが遺伝学の研究から明確に示された。これは単なる相関関係を超えている。因果関係に決まっている。

こういう考え方に身を置いてみれば、本章の冒頭で紹介したシンポジウムの講演者があれほど自信と希望にあふれていたのも無理はないとわかるだろう。アミロイドβをつくらせない薬さえあればよかった。β‐セクレターゼかγ‐セクレターゼを働かせないようにすれば、私たちは次なる疾患へと移っていくことができ、アルツハイマー病は過去の思い出にすぎなくなる。あと五年で達成というのはこの黄金時代にあってもいささか慌ただしいにせよ、私たちは目標に近づいていたし、そのことを確信していた。

だが私たちは間違っていた。

マウスを治せた！　あとひと息だ！

私たちがなぜ、どのようにして道を誤ったかについてはのちの章で取り上げる。ただその前に、奇跡ともいうべきあとふたつの発見について説明しなくては、この素晴らしき一五年間の物語は終わらない。第1章でも触れたように、アルツハイマー病を避けるひとつの手は年をとらないことである。じつはまだ話していなかったが、絶対確実な方法はもうひとつある。人間になるな、だ。なんとも不思議で、あまり知られていないことなのだが、アウグステ・Dのようにプラークがはびこるタイプの認知症にかかるのは地球上でほぼヒトだけである。ネズミキツネザルなど数種の生物は近いところまで行くものの、アミロイドプラークの密度はヒトの場合ほど高くない。理由はまだ明らかになっていないながらも、これは紛れもない事実である。同志たる人類の頑張りが足りないせいではない。どんな動物も老化から逃れられず、それとともに行動の遂行能力は衰えていく。それを認知症と呼ぶのは憚られるにしても、似ているといっても無茶ではないだろう。おまけに、生きている生物にはほぼかならずＡＰＰの遺伝子があり、大半はβ‐セに、それらが一緒に合わさることがないように見える。そこで登場するのが遺伝子操作である。クレターゼとγ‐セクレターゼの遺伝子をともにもっている。つまり必要な要素はすべてそろっているの

近年の分子生物学の進歩により、いまやほとんどどんな生物の遺伝子でもいじくり回せるようになった。その離れ業をやってのける手法は十分に確立されていて、私たち科学者はそれをしじゅう利用している。というより、それなしに生物医学研究を進めるのはほぼ不可能といっていい。どうしてここまで遺伝子操作技術が重宝されているかというと、それを使えばヒトの病気を模したモデル動物を開発して、発見プロセスをスピードアップできるからである。アルツハイマー病のような老化関連疾患の場合にはそれがなおのこと重要になってくる。高齢のヒトが八五～九〇歳なのに対し、高齢のマウスは二～二・五歳だ。老化関連疾患の生物学的基盤を研究するなら、ヒトよりマウスを使うほうがスピードを四〇倍に高められるのは単純な計算でわかる。さらにペースを上げたければ、ショウジョウバエの使用を考えてもいいかもしれない。六～七週齢で高齢の域に達するので、作業の速度は六五〇倍になる。もちろん私が指摘するまでもなく、ショウジョウバエの脳は人間の脳とは似ても似つかない。だとしたら何の得があるのか、と思うことだろう。それはなかなかいい質問なので、のちの章で答えを示したい。マウスの場合も非の打ちどころが山ほどあるにはあるが、ヒトの主要な脳領域の大部分をマウスももっている（ただサイズが小さいだけ）。このため、マウスに用いられる遺伝子操作ツールは時とともにどんどん能力を高めており、効果・速さ・正確さの面でマウスはまずまず妥協できる存在となっている。ただし、いわずと知れたひとつの事実を見失ってはいけない。マウスはヒトではない、ということである。マウスをモデル動物にするのはあくまで次善の策としてであって、アルツハイマー病に似た状態をマウスが自然に獲得することはない。何かを治すための方法は、その何かが存在しなければそう簡単に研究できるものではない。

忘れないでほしいのだが、当時はかつてない楽観主義にあふれた時代であり、どんなに込み入った問題も遺伝学の手法で解決できるという信仰にも似た信念が支配していた。マウスのゲノムにヒトＡＰＰの遺伝子を導入して遺伝子導入《トランスジェニック》マウスをつくれば、アミロイドプラークの蓄積したアルツハイマー病のマウスが手に入るというアイデアがすぐに浮上した。危険な賭けであるのは間違いない。マウスＡＰＰの遺伝子とヒトＡＰＰの遺伝子を比べてみると、ほぼ九七パーセントが同一である。だとすれば、マウスがアルツハイマー病にならない理由がＡＰＰにあるとは思えない。確かにアミロイドβのアミノ酸配列のほうはそこまで一致しないので（九三パーセントが同一）、アミロイドの形成しやすさに多少の違いがあるとも考えられはする。だが名案であろうがなかろうが関係はなく、モデルマウスをどこの研究室がいち早く生み出せるかで熾烈な競争が巻き起こった。具体的にはヒトＡＰＰの遺伝子を改変して、早発型の家族性アルツハイマー病を発症するような変異を起こさせ、それをマウスのゲノムに組み込めばいい。

　初成功の一報が飛び込んできたのは一九九一年のこと。ＡＰＰの遺伝子が同定されてから四年しかたっていない。いまかいまかと待っていた科学界に対し、三つのグループが息を切らしながら自分たちがやってのけたと名乗りを上げた。そのうちひとつの論文には次のようなタイトルが付されている――「トランスジェニックマウスの中枢神経系におけるアミロイドベータタンパク質の堆積物（Deposits of Amyloid Beta Protein in the Central Nervous System of Transgenic Mice）」[6]。不幸にも、これがアルツハイマー病研究の最良の瞬間となることはなかった。第一号となった三報の論文のうち、二報が一年とたたずに撤回を余儀なくされ、いまタイトルをあげた論文もそのひとつに含まれる[7]。このうちひとつのグループは当初の結果を再現できず、もうひとつのグループは……まあ何といおうか、ともあれどうやら何かを間違えたらしく、マウスの脳内で見たとしていたアミロイドプラークの写真が実際にはヒトの脳の写真だったと彼らは判断した、とだけ記しておこう。幸い、ばつの悪いこの幕間劇にはほどなく終止符が打たれ、一年もすると複数の研究室が確かな成功を発表していった。ヒトの家族性アルツハイマー病の原因となる変異APP遺伝子を導入したら、紛れもなく本物のアミロイドβプラークがマウスの脳に現れたのである。(8) マウスモデルによるアルツハイマー病研究の時代が始まった。

発症したマウスはどういう様子になるのだろうか。まず、人間の場合と同じく大脳皮質全体に多数のプラークが散らばる。また、空間内の位置がなかなか把握できなくなり、これは人間の患者の徘徊を思わせる。マウスモデルから学べることはもっとあるのだが、とりあえずいまは、こうしたマウスが高齢になってプラークを蓄積させるのを見たときに研究者たちがどれだけ喜んだかを考えてみてほしい。なにしろヒトの変異APP遺伝子をマウスゲノムにつけ足すだけで、人間のものとそっくりなプラークが発生したのだから。アルツハイマー病研究を包んでいた大いなる熱狂と、自分たちが治療薬の発見に肉薄しているとの確信を、さらに裏打ちしてくれるものが得られたわけである。続く第四の発見によって、もはや勝利を手中に収めたかに思われた。

優れた疾患モデルといえるためには、それが予測能力をもつことが一番大事ではないだろうか。私たちのマウスモデルの場合でいうと、マウスのプラークを除去できれば治療薬に近づいたことになる。誰もがこの期待を強く胸に抱いていた頃、エラン製薬会社のデール・シェンク率いる研究チームがアルツハイマー病コミュニティをあっといわせた。アミロイドを除去するワクチンという、うまくいくはずのない実験を報告したのである。

科学文献の中には誤謬《ごびゅう》と予断をたっぷり隠しもった言葉が登場するが、その最たるものが「よく知られている」である。この八文字で文章を終えたときには、その前の発言について裏づけ情報を明示するつもりがないことを読者に告げている。「アルツハイマー病に伴って短期記憶が加速度的に失われることはよく知られている」（関連文献が膨大に蓄積していることが周知である例）といった文章のように、わざわざ出典を示さないほうが著者と読者の双方にとって都合のいい場面は少なくない。一方で、その同じ八文字が期せずして多大な誤りを含む場合もある。たとえば一九八〇年代の初めには、胃潰瘍は辛い物を食べたせいで起きることが「よく知られていた」（実際にはヘリコバクター・ピロリ菌の感染によるものがほとんどである）。一九九〇年代の後半には、アルツハイマー病のプラークがコンクリート並みに固いことが「よく知られていた」。砕いて水に溶かしたくてもできない、と。思い起こせば、グレナーとウォンが血管からプラークを単離したのもそれが理由である。さらには、脳が身体の免疫系から切り離されているというのも「よく知られていた」。血液脳関門というバリアがあって、脳に出入りする物質を慎重に調節しているからである。この血液脳関門が障壁となるために、血中の抗体は病原体から体を守っても脳を守ることはなく、その事実も「よく知られていた」。つまり、たとえば麻疹ウイルスを防ぐワクチンを打ったとしても、それによる抗体は脳の細胞内にも細胞間にも確認できない。抗体は血中や組織内のウイルスを撃退してはくれても、ウイルスが脳に入ってしまったらお手上げということである。プラークがコンクリートのようであって、抗体が脳内に入り込まないのだとしたら、アルツハイマー病を防ぐ手段としてプラークワクチンを開発してみようなどと思うだけでも常軌を逸した発想である。

　このとんでもない実験をどうして試す気になったのか、私はずっとシェンクに訊いてみたいと思っていた。だがその機会が訪れることはなかった。シェンクが私たちを残し、膵臓がんであまりに短すぎる一生を終えたからである。だが、一連の実験の背後でどういう考えが育っていたのかと、私はいまも知りたくてたまらない。エラン社の研究チームは、侵入してくるウイルスの一種としてプラークをとらえた。体の免疫作用を利用し、プラークを認識して除去することをワクチンで免疫系に「教える」というのがその狙いである。インフルエンザワクチンの場合、インフルエンザウイルスがどういう姿かを免疫系に「教え」、本物のウイルスがやって来たときにそれを排除できるようにする。それと同じだ。アルツハイマー病用のワクチンとして、チームは単に人工合成したアミロイドβを使い、脳内にプラークを生じることがわかっているモデルマウスにそれを接種した。対照群のマウスには塩水のみを与えた。実験は驚愕の大成功に終わる。あれほどの驚きを呼んだ背景には、うまくいくはずがないと「よく知られていた」ことが少なからず影響した。

　科学界に長いあいだ身を置いていても、あれほど鮮やかな実験結果にはそうそうお目にかからない。ワクチンは文字どおりモデルマウスの運命を変えた。年齢を一致させた対照群マウスは頭いっぱいにプラークを生じさせたのに対し、ワクチンを投与されたマウスの脳内ではほぼ皆無だった。[9] 同じくらい注目すべきは、プラークができ始めてからワクチンを打っても効果があった点である。一連の実験の期間中、すでに形成されていたプラークの大きさと形までもが縮小しているように見えた。普段の私は「衝撃的」という言葉を軽々しく使うことはないが、『ネイチャー』誌に掲載されたこの速報《レター》はまさにその形容詞にふさわしい。アルツハイマー病研究の黄金時代に訪れた、四つ目の奇跡の発見がこれである。まとめると、まず、現在知られている三つの原因遺伝子を特定した。次に、三つの遺伝子がすべてアミロイドβをつくるための生化学プロセスに関与していることが判明した。それから、変異したヒトAPPの遺伝子をマウスに導入し、それまでいっさいプラークの見られなかったマウスの脳にプラークを発生させた。そして最後にワクチンを開発してそのマウスを治した。これらの発見をどうやって人間への療法に変えればいいかは火を見るより明らかだった。かつてないほどの自信を胸に、エラン社のチームはほとんど間髪を容れずに治験を開始した。シャンパンの栓が抜かれ、葉巻に火がつけられた。治療薬が手に入る世界への戸口に私たちは足を掛けていた。

それが二〇年前のことである。

以後の年月のあいだに私たちはその戸口をくぐった。だが、一線を越えて向こう側の世界に入ったいまもなお、アルツハイマー病を治療することにも、あるいは進行を遅らせることにも、当時からいっこうに近づいていない現実がある。あの輝かしき一五年間にはいくらでも明るい未来を語ることができたのに、もはやその高揚感は色褪せ、諦めかそれ以下のものになり果てている。エラン社が最初に実施した治験は、命にかかわる副作用が現れたために中止せざるを得なくなった。違う戦略による複数のワクチン治験があとに続きはしたものの、結局のところマウスは正しかったが私たちが間違っていたことがあらわになっただけである。じつは人間はマウスと何ら変わるところがない。ヒトにワクチンを投与した場合もアミロイドプラークは脳からきれいになくなる。しかし、それでもアルツハイマー病は消えないのである。

人間の疾患を研究する方法としてはじつに素晴らしいものに思えていたのに。いったい何があったのか。私たちはどこで道を誤ったのだろう。

II 夢の治療薬はどこへ行った？

What Happened To Our Cure?

私たちはどこで道を誤ったのか——素朴な疑問でありながら、答えるのは容易ではない。医学研究者をそんなふうに問いただしてはいけないように感じるかもしれないが、そんなことはない。私たちにはそれを尋ねる資格がある。いやむしろ、理解と納得のいく答えがもらえるまではそうした問いを繰り返しぶつけるべきである。私たちは市民としてこの病気のコストを負っている——金銭の面でも心の面でも。その研究に多額の投資をしてもいる——臨床研究にも基礎研究にも。税金はもとより、治験の有志の被験者として自らの身体をも差し出し、揺らぐことなくこの研究を支えてきた。いままでは我慢してきたものの、これだけの月日が流れた以上は疑問を突きつける権利がある。「私たちの治療薬はどこにあるのか」と。

次の章ではこの問いに答えていくため、二〇世紀終盤のめくるめく一五年のあいだとそれに続く時期に研究者がどんなことを考えていたかを見ていく。まず、アルツハイマー／クレペリンモデルの長所と短所を冷静な目で分析する。前章では金メダル確実に思えたゴールに向けて坂を駆けくだり、いくつもの危険信号を素通りしてきたが、第5章からはその警告の赤旗をぜんぶ掲げていきたい。この章ではまた、アルツハイマー病のセントラルドグマともいうべき「アミロイドカスケード仮説」を本書で初めて紹介する。それからアルツハイマー病の原因に関するそれ以外の仮説、つまり心惹かれる直線的な答えを受け入れるために取り急ぎ脇に押しやっていたほかのさまざまな仮説に立ち戻り、もう一度それらを系統立てて吟味していく。章の最後では再度アミロイドカスケード仮説を取り上げ、その是非を改めて考察する。そこまでの時点では、この仮説の長所と、当初この仮説が提起されたときにどれだけ強固な根拠が存在したかという話しかしていない。しかし実際には弱点も多々抱えもっており、そこに目を向ける必要がある。脇に追いやられてきたさまざまな仮説は、いまはアルツハイマー病の研究室で役立たずのものとして打ち捨てられている。それらは私たちの見逃してきたチャンスであり、取り組んでいれば研究の対象を多様化させてくれたはずだ。アルツハイマー病のセントラルドグマと問題なく共存できる仮説も多いのに、なぜここまで徹底して顧みられていないのか。それらの仮説にいったい何があったのだろう。

第5章　アルツハイマー病病理モデル構築の試み

ＡＰＰ（アミロイド前駆体タンパク質）の遺伝子が発見されてからの話の流れをもう一度たどってみよう。プレセニリンがまだ同定されておらず、ワクチンの開発も始まっていない時期についてである。当時、すべてはまるで奇跡のように単純明快に思えた。第4章でも書いたように、道筋はおのずと察しがついた。つまり、アミロイドβが多すぎればプラークが増えすぎ、プラークが増えすぎればアルツハイマー病を発症するということである。この考え方の骨格を図に表すと図5‐1のようになる。これは基本的にアルツハイマー／クレペリンのモデルを土台とし、プラークが何でできているかという生化学的な情報をつけ足したものである。しかし一研究者の目で眺めると、この単純な図式では物足りない。根底にある生物学的・生化学的な詳細がほとんど抜け落ちているからだ。これは問題である。治療できるようになりたいなら薬が必要だが、そうした細部の手がかりなしには製薬産業の化学の天才たちが薬剤を合成できない。生物学者なら次のような重要な疑問がどうしても首をもたげる。「プラークが具体的にどうやってアルツハイマー病を引き起こすのか」と。

モデルと現実のあいだに隔たりのあることは当時この分野にいたほとんどの人間がはっきりと認識して

いて、細部の穴を埋めるための試みもいくつかなされた。一番よく知られた取り組みは、ジョン・ハーディとジェラルド・ヒギンズによる一九九二年の論文「アルツハイマー病——アミロイドカスケード仮説（Alzheimer's Disease: The Amyloid Cascade Hypothesis）」である。[1] これはアルツハイマー病研究の歴史に大きな節目を刻んだ論文であり、今日でも頻繁に引用されている。理論の細かい部分は時とともに修正されてきたものの、主要な要素もその名称自体——アミロイドカスケード——も現在に至るまで変わらない。彼らの提唱したモデルは遺伝学と神経病理学（脳の状態を顕微鏡で調べる研究）の合体を試みたものである。その目標はなし遂げられ、結果的にアミロイドβが舞台の中央に躍り出ることとなった。発表から二五年あまりたってこの論文を眺めてみても、議論は時の試練に耐えていまなお通用する。論文の著者ふたり（ともに遺伝学者）が議論の中心に据えたのは次の主張だった。「アミロイドβタンパク質の蓄積が……アルツハイマー病の病理をもたらす原因であり……神経原線維のもつれ、細胞の喪失、血管の損傷、および痴呆症状は、この蓄積の直接的な帰結として生じるものである」

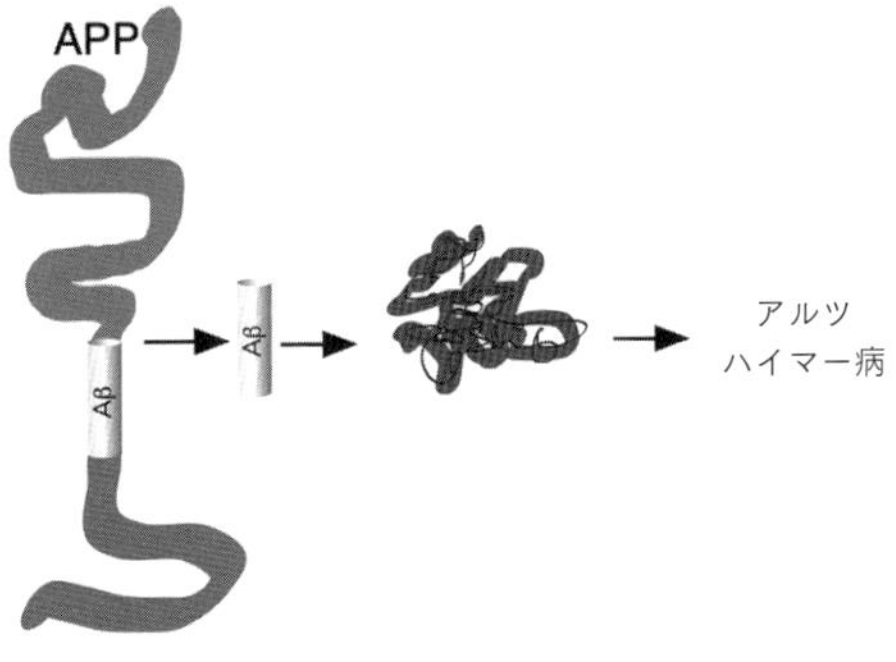

図5−1　アルツハイマー病の原因に関する初期の見方．APP＝アミロイド前駆体タンパク質，Aβ＝アミロイドβ．

　プラークがアルツハイマー病を引き起こすとはしていない点に注目してほしい。アミロイドβが原因だといっている。プラークを強調しなかったのはたまたまだったかもしれないし、妥協の産物だったのかもしれないが、これから見ていくようにこの違いは大きい。ふたりはまた、手元にある事実からすればアミロイドβが犯人だと思われると指摘しつつも、具体的な犯行の手順については解明でき

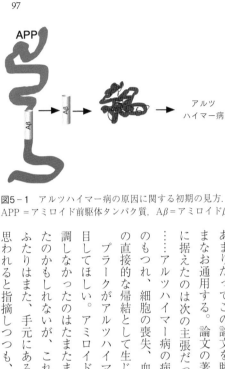

ていないことをはっきりと述べている。アミロイドβが培養ニューロンに毒性を示したというほかの研究室のデータを引用しはしたが、結局それ以上は追究しなかった。振り返ってみると、当時はまだβ‐セクレターゼもγ‐セクレターゼも発見されていなかったわけだから、あそこまで点と点を結べたのは特筆に値する。あの時点で知られていたのは（つまりふたりに論文を書かせる理由となったのは）、APPタンパク質の遺伝子がこの病気と関連しているということだけだった。だがふたりはそれをそのままにしなかった。多すぎるAPP（ダウン症）や間違ったAPP（家族性アルツハイマー病の原因となる変異）から始まって、脳構造と脳機能の大幅な喪失へと至るには、そのあいだにどんな生物学的プロセスがあり得るかを探った。そして、APPはいったん細胞膜内に挿入されるが、最終的には細胞内に入ることがあるのではないかと述べている。これには先見の明があったといっていいだろう。それがどのように起きるかというと、APPが刺さった状態の膜の一部が細胞内に吸い戻されて小胞をつくる場合がある（ふくらませた風船ガムをしぼませて口の中に戻すように）。こうなると、細胞膜の外側だったものが今度は小胞膜の内側になる。こういう道筋でAPPが結局はリソソーム（これが何だったか覚えているかな？）行きになることは当時すでに実証されていたので、リソソームでAPPが切り刻まれることがアミロイドβの根源ではないかとふたりは推測した。

神経原線維のもつれと神経細胞死も脳のさまざまな領域に現れる顕著な特徴だが、これらについてもふたりは目を向け、より大きな構図のどこに当てはまるのかを検討した。この時点では、もつれを構成しているのがタウという小タンパク質であることがすでに突き止められていた。タウタンパク質は細胞のいたるところに存在し（しかもほぼすべての体細胞内に見られ）、微小管と呼ばれる長い管状の構造に載っている。微小管は細胞の骨格に相当するもので、細胞に形と張りを与えている。タウが微小管に結合すると、微小管の強度が高まる。強度を上げたり下げたりすることは細胞が形を保つのを助けるだけでなく、細胞を少し曲げて細胞がねじれたり動き回ったりできるようにする役目も果たす。タウが微小管に付着するか離れるかは、タウが「修飾されて」いるかどうかで決まる。化学のこまごました内容には立ち入らないものの、タウを修飾するのはリン酸塩分子である。リン酸塩に「修飾されて」いると、タウはうまく微小管と結びつけない。タウが離れている状態だと微小管はやや柔らかくなる。そのこと自体に問題はないのだが、アルツハイマー病に罹患していると、タウのリン酸化を調節するタンパク質（キナーゼという酵素の一種）が制御不能になるようである。キナーゼが活性化しすぎるために、タウに付加されるリン酸塩の量が多くなりすぎてしまう。結果的に微小管と結合しないタウが異常に増えて、微小管は完全に崩れる。しかもそれと同じくらい重要なのは、過剰にリン酸化したタウが集合し始めることである。βシート構造をつくるわけではないので、タウが積み重なってアミロイドができることはないにせよ、凝集することに変わりはない。タウの凝集プロセスの行き着く先は、アロイス・アルツハイマーの目にした糸のような線維のもつれであり、かつて神経細胞のあった場所にそれが「幽霊」のように残るのみとなる。

プラークともつれが生じる状況を考察していてハーディとヒギンズがとりわけ興味をそそられたのは、アミロイドβがカルシウムを調節すると考えられていた点である。ただし、その具体的な仕組みについてはやはり誰にもわからなかった。また、リン酸化に関与するタウキナーゼの正体も不明だった。当時知られていたのは、一部のキナーゼの活性レベルがカルシウムの影響を受けているという点だけである。ふたりはこれらのことから、アミロイドβがカルシウムを調節することでタウキナーゼの調節もしているのではないかと考え、もつれの原因もまたアミロイドβではないかと説いた。つまり、プラークともつれは独立して起きる無関係の事象ではなく、病気の進行とともに因果関係が直線状に連鎖していって順に発生するという発想である。アミロイドβがカルシウムの調節を通してタウに過剰なリン酸塩の修飾を施し、それがもつれを発生させる。

ハーディとヒギンズにとって、このカルシウムという切り口はまさに一挙両得というべきものだった。神経細胞内のカルシウム濃度が高くなりすぎると細胞死（というより細胞の自死）が誘導されることは、すでに繰り返し示されていたからである。アミロイドβが細胞内のカルシウム濃度を本当に上昇させられるのだとしたら、もつれと神経細胞死の両方の原因になっていてもおかしくない。

これがいかに重要かを理解してもらうためにつけ加えるなら、神経細胞が死滅すれば脳内ネットワークの接続は壊れる。それがさらなる脳回路の機能不全につながり……そのひとつがたとえば記憶回路である。こう考えれば痴呆症状の現れる説明がつく。最後にハーディとヒギンズは、ヒトＡＰＰトランスジェニックマウスを作製中の研究室に敬意を表するとともに、そのマウスが治療薬の開発につながることを期待する言葉で論文を締めくくっている。

ひとつ目の図と同じ要素を用いてハーディとヒギンズの考え方を表すと図５-２のようになる。こうしてみると、もともとのアルツハイマー／クレペリンモデル（図５-１）より生物学的な記述が充実しているのがわかるはずだ。もっとも、ふたりがなぜこれを直線的なカスケード（連鎖反応）ととらえたのかに疑問が残りはする。ＡＰＰという前駆体からアミロイドβが生まれる結果としていろいろなことが起きるのは事実だが、この図を見ると、良からぬことは「カスケード」として直線状に続いていくというより、アミロイドβからあらゆる方向に「まき散らされ」ている。ともあれ、些細な瑕疵《かし》を除けば当時としては素晴らしい論文であるのは間違いない。プラークだけでなく病理のすべてに光を当てたし、数々の問題の複合体の中に神経原線維の変化も、血管アミロイドも、神経細胞死も組み込んだ。遺伝子ネットワークの

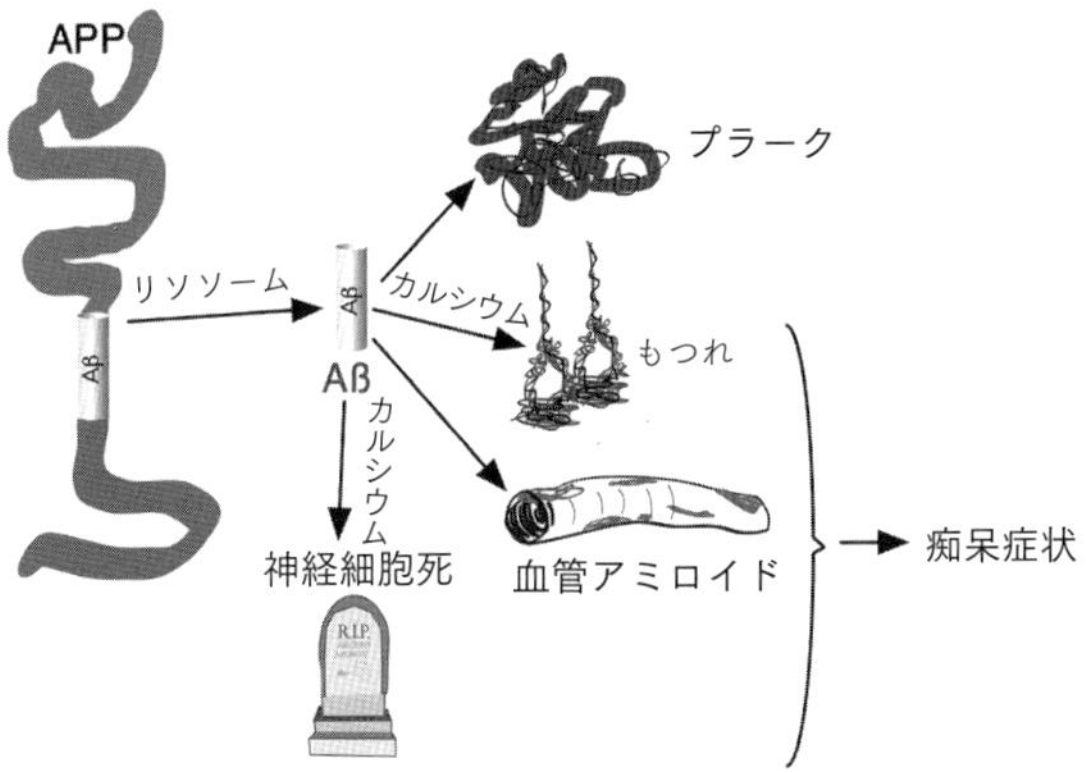

図5－2　ハーディとヒギンズの最初の構想に基づいてアミロイドカスケード仮説を図解したもの．APP＝アミロイド前駆体タンパク質，Aβ＝アミロイドβ．
出典：J. A. Hardy and G. A. Higgins, "Alzheimer's Disease: The Amyloid Cascade Hypothesis," *Science* 256 (1992): 184-185.

研究がこの方面を指差す前の時代にあって、アミロイドβの生成に細胞の小胞（リソソーム含む）がひと役買っている可能性を明確に指摘しもした。さらにはカルシウムの調節不全を取り上げ、疾患メカニズムの一端を担う可能性をもつ要素として位置づけてもいる。こうした点のひとつひとつは時の試練に耐えてきた。しかも繰り返しになるが、これらの発想が生まれたのは一九九〇年代初めのことであり、科学者が手にしていた情報は今日に比べて圧倒的に少なかった。脳機能を決めるのは脳構造であって、構造が乱れれば機能も乱れるというのがアルツハイマーとクレペリンの哲学だったが、ハーディとヒギンズが仮説を提起したことでその哲学が折よく拡張された格好になった。拡張するにあたって、ハーディとヒギンズはその大元の概念を遺伝子研究からのデータと合体させ、アルツハイマー病をＡＰＰの変異やダウン症と結びつけた。このおかげで、より詳細な生物学的・化学的な情報を仮説に盛り込むことができ、発症を阻む療法を見つけるにはこういう道もあり得るというのを示してみせた。

しかし、それから二五年あまりの時が流れたいま、私たちは依然として治療薬を手にしていない。どうしてそうなったかといえば、現実という邪魔が入ったからである。本当に優れた仮説であれば、検証することでその長所と短所を明らかにできる。仮説の真偽を確かめるのは生半可な努力で足りるものではなく、それはどんな仮説であれ一〇〇パーセント正しいと証明するのがほぼ不可能という理由によるところが大きい。そのためほとんどの検証作業においては、いろいろな状況に目を向けたときにどういう場面で仮説がうまくいかなくなるかを確認することが目的になる。それが科学の手法であり、ひとつの研究分野を前進させる力のきわめて大きいやり方でもある。科学も人生と同じで、一見すると白と黒しか選択肢がないような問いでもたいていは「灰色」が正解とされる。いつ、どこで仮説が当てはまらなくなるかを学ぶことは、もともとのアイデアがどこまで通用するかの境界線を定めることにつながるので、実際には非常に有効な方法といえる。

仮説を一〇〇パーセント正しいと証明するのがほぼ無理だというのは重要な考え方だが、科学者以外の人たちには誤解を与えやすい。ここでまた虫／リンゴの仮説を例にとろう。虫がリンゴの皮を赤くするという仮説を検証するため、私たちは一〇個の赤リンゴを調べた。その範囲において私たちの仮説は正しかった。だがそのあとに別の店に行ってそこの赤リンゴを一〇個確認することをしなかったし、青リンゴを確かめてみることもなかった。それをやれば、この新しいふたつの状況では仮説が間違っているとはっきり示すことができた。もともとの仮説をほぼ誤りとみなすことで私たちは意見の一致を見た（少なくとも見たと私は願っている）ものの、この仮説を却下したからといって、役に立つ情報がそれなりに得られたことに変わりはない。落ちリンゴを売るようないい加減な安売りの店では絶対にリンゴを買ってはいけないと、私たちはしっかり学んだ。そのおかげで、虫／リンゴの仮説を虫／小売店の仮説として仕立て直せるようになった。これはかなりの「手直し」ではあるが、初めの調査を土台にし、手掛けた「実験」のすべてのデータと齟齬《そご》がなく、当初の仮説よりはるかに確かな予測を導いてくれるものに変わってくれる。

優れた仮説はたとえ間違っていても有益だという考え方で思い起こされるのが、ハーディとヒギンズのアミロイドカスケード仮説である。仮説が発表されるとほとんど間髪を容れずに研究者たちは検証を始め、仮説の予測どおりにならない事例がしだいに積み重なっていった。とはいえ、そのこと自体が問題になるはずはなかった。手直しをして、新しいデータに合致するよう予測を調節すればいいのだから。ところがアルツハイマー病研究には何かが起きていた。黄金の一五年間の勢いがあまりに高まっていて、アミロイドカスケード仮説の骨格となる考え方をほとんど止められなくなったのである。この状況が高じた結果、研究者たちはしだいに自らのデータの訴えに耳を貸さなくなっていった。じつに優れた仮説と相対するうえで、それはあってはならない姿勢である。

ハーディとヒギンズの論文が発表された一九九二年、私はアルツハイマー病の研究に取りかかったばかりだった。それまでは、脳の発生の初期段階を遺伝子がどう制御しているかに長年取り組んでいた。だから脳発生から学んだことを老化の問題に適用し、それがこの病気とどう結びつくかを見極める意欲に満ちていた。優れたアイデアは何でも採り入れるつもりだった。ケースウェスタンリザーブ大学のアルツハイマー病研究所を新たな拠点とし、研究を始めてほどない頃のこと。私たちのグループの外部諮問委員会が定例の訪問で研究所を訪れ、進捗状況について私たちから報告を受けたり、今後の方向性について助言したりすることになった。アドバイザーたちが私たちのプレゼンテーションを聞くべく席に着いたとき、私は相当に鼻息を荒くしていた。というのも、神経細胞内では細胞周期を制御する能力がなぜか失われているという事実があり、そのこととアルツハイマー病における神経細胞死とを結びつける研究に着手したところだったからである。私は諮問委員たちの前で意気揚々と自分の仮説を披露した。まだ完全には解明されていない理由により、ニューロンは永遠に分裂しない状態にある。ところがアルツハイマー病に罹患すると、ニューロンは騙されて再び細胞周期に入ろうとし、だが分裂する能力をもたないために死滅してしまうのではないか。研究データを見せたうえで、細胞周期の制御能力を喪失するという意味ではこの病気はがんの一種であるかのようだ、と言葉を継いだ。

この考えを咀嚼《そしゃく》するあいだ、諮問委員たちは押し黙っていた。ようやく委員長が口を開いたとき、厳とした警告の言葉が飛んできたことをいまもありありと思い出す。「きみね、アミロイドの研究でなければアルツハイマー病の研究じゃないんだよ」。自分の壮大な新仮説にそんな気のない反応が返ってくるとは思わず、私は意気消沈した。だが、新しい考え方を撥《は》ねつけられた以上に驚いたのは、アミロイドの研究から外れてはならぬという有無をいわせぬ響きである。なぜ？　わけがわからなかった。確かに私はこの分野では新参者だったが、アミロイド以外にも興味深いテーマがいくつも転がっていることにすでにはっきりと気づいていた。それに、たとえアミロイドが中心的な存在だとしても、病状の進行を左右する重要な事柄はほかにも存在するはずである。アルツハイマー病というパズルの中で、どうしてアミロイドというピースにだけ取り組む価値があるのか。

アミロイドカスケード仮説は発展して……いじめの手段となった

二五〜三〇年たってこの疑問を振り返ってみると、第二の論文にその答えのほとんどが隠れていることがわかる。それはハーディとヒギンズの最初の論文からちょうど一〇年後に発表されたものである。(2) こちらも短い論文であり、アミロイドカスケード仮説を展開した第一の論文と同じく『サイエンス』誌に意見論文として掲載された。やはりハーディは著者のひとりではあるものの、今度はヒギンズとではなくデニス・セルコーと組んでいる。この分野の研究はその時点ですでに飛躍的な前進を遂げていた。三種類のセクレターゼがすべて発見され、β‐セクレターゼとγ‐セクレターゼを阻害する化合物の開発も進められていた。アミロイドβが原因だとする仮説はきわめて大きな影響力をふるっていたが、このふたつの論文のどこが違うかに目を向けると、アルツハイマー病研究における姿勢がどう変化してきたかが如実に浮き彫りになると私は思う。

　二〇〇二年に発表された第二の論文では、痴呆症状へと至る道筋がより詳しく説明されているほか、アミロイドカスケード仮説を表す図が「カスケード」であることを強調する描かれ方になっている（図5‐3参照）。アミロイドβが多すぎることから出発している点に変わりはない。しかし、ペプチドの凝集にいくつかの段階があり、その段階に応じて毒性レベルが異なるようだという新しい知見を第二の論文ではとりわけ重視している。そのうえで、本当に厄介なのは凝集プロセスの中間段階だとの考え方を支持している。具体的には、アミロイドβが単独で漂っている分には問題はなく、プラークにアミロイドβが何千と詰まっていても大事《おおごと》にはならないが、わずか数個のアミロイドβが集まる中間段階にこそ真の問題があるというものだ。この中間的な重合体はオリゴマーと呼ばれる。また、それまでに確認されていた家族性アルツハイマー病の変異（APPもしくはどちらかのプレセニリンの変異）からは、通常より少し長い（アミノ酸配列が四〇個ではなく四二個の）アミロイドβが生まれやすく、そちらのほうが粘度が高くて凝集しやすいという点もふたりは指摘している。タウタンパク質の変異については、アルツハイマー病とは違う種類の痴呆に関係しているとして考察の対象に含めていない。さらにハーディとセルコーは、改訂版カスケードの中に炎症も組み込み、酸化ダメージについても言及している。ただし、これらの化学的メカニズムに関しては詳しい解説をしていない。最後にふたりは自分たちの仮説を文字のみの図で表現した。私が既出のシンボルを使ってその再現を試みたのが図5‐3である。

ハーディとセルコーは自分たちの仮説に弱点があることを認めていて、論文のサブタイトルにある「進展と課題（Progress and Problem）」という言葉がそれをまざまざと物語っている。それでもふたりは明るい未来を信じて疑わず、アミロイドカスケード仮説をベースにすれば遠からず治療薬が手に入るとしている。「AD［アルツハイマー病］最初期の特徴について現在わかっていることを踏まえる限り、抗アミロイドβ療法を開発するのがやはり合理的な治療アプローチといえる」

アルツハイマー病研究を支配していた考え方を示すのに、この論文を例に用いたのには理由が三つある。まずひとつは、フォーマットが第一の論文とほぼ同一――一流誌上の短いレビュー――であり、もともとのアミロイドカスケード仮説を一〇年後に振り返るという体裁を明確にとっていること。ふたつ目は、この論文に書かれている内容ではなく、書かれていない事柄を通して考え方の変遷が透けて見えることである。第一の論文では、アミロイドβが生成されるうえでリソソームの関与を疑っていたが、第二の論文ではそれが消えている。カルシウムの役割についてももう触れられていない。血管のアミロイドも話から外されている。一九九二年から二〇〇二年までの一〇年間で、除外もやむなしと納得できるだけの新しいデータはいっさい発見されていないのだが。

三つ目の理由は、この分野の研究者たちがアミロイドカスケード仮説を検証するのにいかに苦労していたか、また仮説が初めて提唱されてからの一〇年間でその検証作業がどこまで進んだかが論文の構成からよくわかることだ。第二の論文は第一の論文と同じように全四ページである。だが第一の論文では、アル

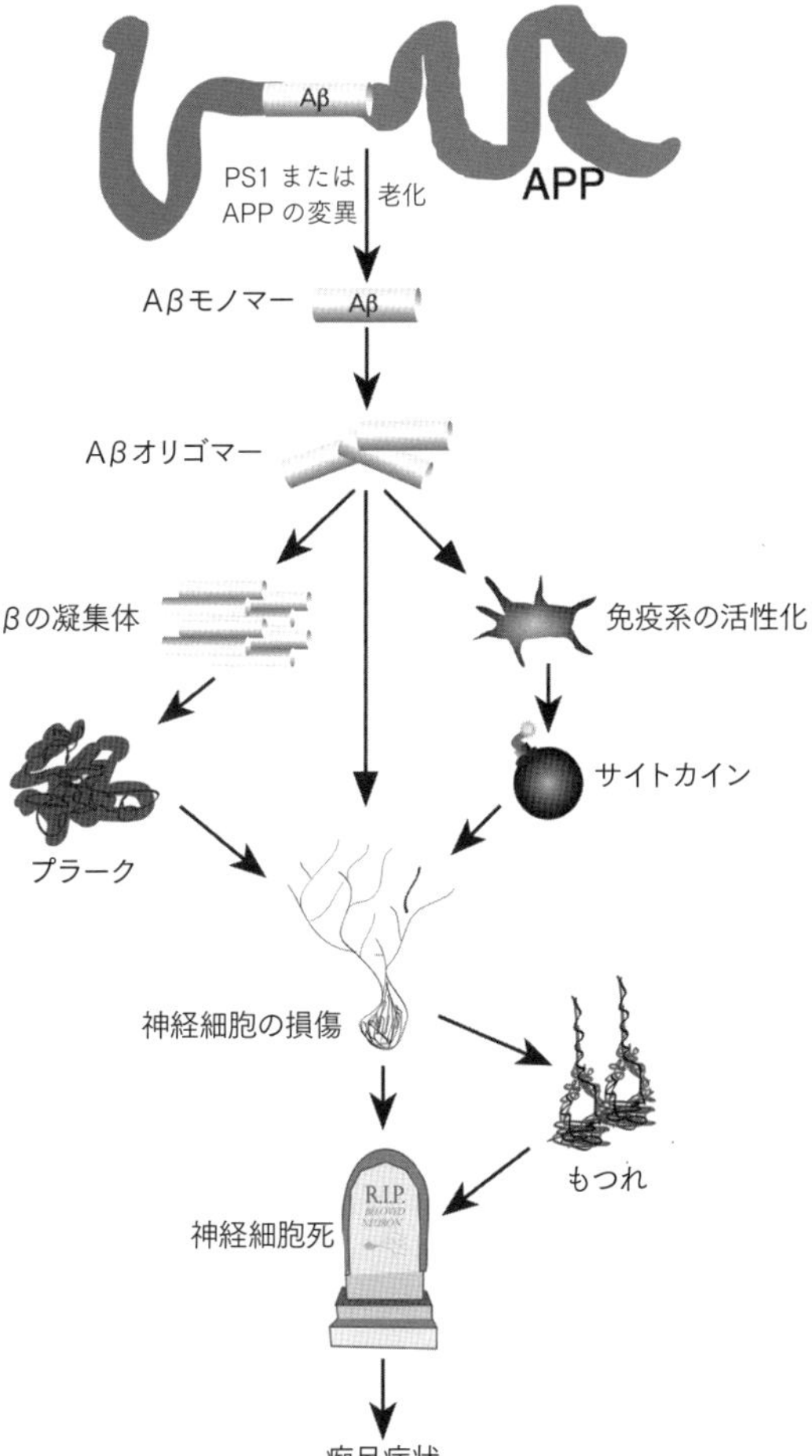

図5－3　2002年のハーディとセルコーの論文で構想された改訂版アミロイドカスケード仮説を図解したもの．APP＝アミロイド前駆体タンパク質，PS1＝プレセニリン－1，Aβ＝アミロイドβ．
出典：J. Hardy and D. J. Selkoe, "The Amyloid Hypothesis of Alzheimer's Disease: Progress and Problems on the Road to Therapeutics," *Science* 297 (2002): 353-356.

ツハイマー病の統合モデルを論理的に解説しながら全体でひとつの主張をしていたのに対し、第二の論文は三つのセクションに分かれていて、それぞれの狙いが異なっている。ひとつ目のセクションは三段組み書式の縦一段分の長さであり、この病気の発生機序を説明するものとしてはやはりアミロイドカスケード仮説が（リソソームとカルシウムと血管アミロイドを省いたバージョンではあるが）有力候補であることを改めて述べている。ふたつ目のセクションはひとつ目の三倍の長さをもち、仮説への批判を自ら六つ取り上げてそれに対する反論を記している。三つ目のセクションは二番目とほぼ同じ長さで、この仮説に基づけばどんな臨床治療を設計できるかについて思いをめぐらせている。その治療法はひとつを除いてすべてがアミロイドをベースにしている。当時広く共有されていた考え方の傾向がこの論文からはありありと見て取れる。つまり、かつては病気の原因を幅広い視点からとらえていたのに、それがひとつの原因ですべてをまかなう単純な図式へと変化したということである。

なぜそうなったかというと、家族性アルツハイマー病の原因遺伝子が発見されたうえに、ダウン症との関連が明らかになったことに負うところが大きい。パズルのピースが次から次へとあるべき場所にはまっていくかに思えたのである。その結果、それが勝利への道だと大勢の研究者が信じるに至った。誰もがアミロイドの先に明るい未来を見ていた。これが唯一の原因であることにけちをつけさせまいと、声を荒らげんばかりにして弁護する者もいた。ハーディとセルコーによる第二の論文の二番目のセクションには、その思いがよく表れている。いくつもの反対意見があるのを認識しながらも、結局はそのすべてを退ける。その際の論理の立て方に難があるわけではなく、どの批判に関しても著者らの反論に無理はない。とはいえ、二番目のセクションが終わる頃には、その量の醸し出す印象があまりに強くて振り払いがたくなるのも事実だ。とにかく異議が多すぎる。だから、個々の反論にどれだけ筋が通っていようと、数がおのずと何かを物語っている。同分野からの六つの反対意見（しかも間違いなくほかにもあった）を取り上げることで、著者のふたりは自分たちの仮説に重大な疑義が突きつけられていることを暗に認めた。事実、まさしくそういう状況にあった。

認めるのなら、ほかにもっとやりようがあったはずだと私はいいたい。広がった批判の声を矮小化したり、すべては解決済みであるかのような態度（「まとめると、現時点でアミロイド仮説の欠点とされているものは、そのどれひとつとして仮説を捨て去るだけの強力な理由にはならない」）をとったりしていなければどれだけよかったか。

当時の科学文献には、アミロイドカスケード仮説に異を唱える意見論文が実際に掲載されていた。だとしたらむしろ修正案を示して、増える一方の新しいデータと少しでも整合する方向にもっていくのがまっとうで科学的な対応というものではないか。批判をただ却下するのは（アミロイド仮説の擁護派は往々にしてそうしようとしていたが）、科学にのっとった議論というよりディベートの戦術である。アミロイドカスケード仮説を信奉するからには、その仮説の生物学的な機序を可能な限り詳しく掘り下げる義務があった。なのにその道を選ばず、いつのまにか仮説を守ること自体が使命となった。それがアルツハイマー病研究の当時の状況である。ハーディとセルコーはこの仮説の代弁者として、「それら［反対意見］が全体として、アルツハイマー病に対するわれわれの理解に重大な穴が存在することを間違いなく指し示している」ことは認めている。しかし、こうして当時の空気を再現してみると、その言葉がただの逃げ道づくりにすぎなかったことが見えてくる。現にあの頃、我らが外部諮問委員会の学識高い面々はこういって私を諭したではないか。「アミロイドの研究でなければアルツハイマー病の研究じゃないんだよ」

脳の炎症説はどうなった？

アミロイドにだけ目を向けるべきだといいだしたとき、我らが諮問委員会のしていたことは助言ではなくディベートだった。二〇〇二年のハーディとセルコーの論文はそうした姿勢を体現している。アルツハイマー病研究ではほかにも仮説はたくさん提起されていて、そのいずれにも見るべきところはあった。仮に異分野の研究者が外から状況を眺めたら、こうしてディベートにもち込もうとするのがどれだけ馬鹿げたことかがよくわかっただろう。なぜなら、そうした仮説のどれかを受け入れたからといって、アミロイドカスケードを捨て去る必要などなかったからである。手直しすればそれでよく、アミロイドの完全な排除を求めるような仮説はなきに等しかった。それどころか、それらの仮説のほぼすべてはアミロイドカスケード仮説と難なく共存できるものだった。その度合いに多少の差があったのは事実である。しかし、それらの有望な仮説を残らず注目させないようにしたのにも、あるいは我らが諮問委員会のようにアミロイドのみがアルツハイマー病に至る道だと主張したのにも、全体として納得のいく理由があったとはいえない。ほかのさまざまな仮説についてはほとんど全部をすでに第3章で取り上げている。ここで再びそれらに立ち戻り、アミロイドカスケード仮説とどう関係するかを考えてみたい。

すでに学んだように、アルツハイマー病の進行において脳の炎症がひと役買っていることは、遺伝学の研究からも、疫学研究からも、神経病理学的な（つまり顕微鏡を用いた）研究からも強く示唆されている。この仮説をとりわけ強力に支持していたのが、パトリック・マクギアとエディス・マクギア、ジョー・ロジャーズ、スー・グリフィスといった研究者たちである。彼らはそれぞれ一九九〇年代の半ばに論文を発表し、アルツハイマー病のプロセスに炎症が深く関与している十分な証拠があると説いた。[3]高用量の抗炎症薬を処方されている関節リウマチ患者を調べた疫学研究や、アルツハイマー病患者の脳細胞に慢性炎症を示す生化学的徴候が現れることにその証拠を見出すことができる、と。研究者たちはこれらのデータを踏まえたうえで、やむことのない炎症プロセスによって有害な影響が生じることこそがこの病気を進ませる真の原動力だと考えた。彼らが注目を促したのは、プラークもつれもそれぞれ純粋なアミロイドβや純粋なタウタンパク質ではない点である。実際にはほかに四〇種類ものタンパク質が含まれていて、その大部分は免疫反応の活性化と何らかのかたちでつながっていた。そこからどういう治療の可能性が開けるかをいくつも明確に予想した点において、炎症仮説はアミロイドカスケード仮説に引けを取らない。不幸にも、ヒトを対象に炎症仮説を試験することについては、気乗り薄の中途半端な取り組みしかなされてこなかった。アミロイドカスケード仮説の試験につぎ込まれた労力や金額と比べると違いが際立つ。

炎症派とアミロイド派のあいだでは、見解の相容れないどうしで大乱闘ともいうべき論戦が繰り広げられたと思うかもしれない。相手が全面的に屈服しなければ勝利をものにできないような死闘であったと。アミロイドカスケード仮説を推す陣営は確かにそのような見方をしていたし、炎症仮説を自分たちの説を邪魔するものとしてしかとらえていなかった。だが炎症陣営のほうはといえば、アルツハイマー病を語るうえでプラークともつれを除外せよなどとただの一度も訴えたことはない。それどころか、炎症反応を引き起こす有力容疑者のひとつとしてほかならぬプラークともつれをあげていたほどだ。つまり、炎症ベースのモデルは実際には合体モデルだということである。支持者が炎症の役割を強調したことは確かだが、アミロイドカスケード仮説の各段階をすべて自説に組み込んでもいた。いうなれば大テント方式（本来の意味は政党が幅のある政治的見解を許容すること）である。もちろん、どこに重点を置くかはアミロイド派と異なり、「この病気において観察される神経損傷は、根本的な病理自体によってではなく、それに対する炎症反応によって引き起こされるケースが多い（4）」というのが炎症派の立場だった。

炎症派は大人しく黙ってはおらず、アミロイドカスケード仮説では説明しきれない領域がいくつもあることを指摘し、その指摘の一部はハーディとセルコーの論文の反論セクションにも顔を出した。しかし、二〇年前の炎症派の言い分を読み直してみると、排他的な論調は微塵もないのがわかる。アミロイドが関与しているという考え方は捨てたほうがいいなどと、匂わせた箇所もいっさいない。にもかかわらず、アミロイド派はそのお返しに大テント方式を差し出すことがなきに等しかった。ハーディとセルコーは抗炎症薬療法の試験が必要だと（ふたつの文章で）論じはしたものの、その箇所でさえ慎重な姿勢を崩さず、抗炎症薬に効果があるとしたらγ‐セクレターゼによる切断を阻害するせいではないかと（ふたつある文章の二番目で）述べている。要するにアミロイド陣営は炎症陣営にこう告げていたわけだ――「アミロイドの研究でなければアルツハイマー病の研究じゃないんだよ」

脂質説はどうなった？

脂質、なかでもコレステロールが、アルツハイマー病のリスクに重要な役割を果たしているという考え方はじつに魅力がある。患者の脳内でいろいろな種類の脂質（コレステロール含む）が減少していることは、早くも一九六〇年代には突き止められていた（5）。だがこの仮説を本当の意味で後押ししたのは、*APOE*遺伝子が発症リスクに大きな影響を与えているのが発見されたことである。思い出してほしいのだが、APOEタンパク質は脂質の、とくにコレステロールの運び屋であり、体の水性の環境内で脂質を移動させる仕事をしている。「間違った」種類のAPOEタンパク質をもっていると、アルツハイマー病を発症するリスクは最大で通常の一〇倍になる。この劇的な影響を報告した論文は一九九三年に発表された。(6) 第一のハーディとヒギンズの論文が登場してからわずか一年後のことである。

研究者たちはすぐさまコレステロールの部分に注目した。それは、ＡＰＯＥタンパク質に欠陥があると冠動脈心疾患のリスクが高まることが心血管研究の分野で報告されていたせいもある。ＡＰＯＥ４（ＡＰＯＥの高リスクな一変種）の場合はコレステロールを運ぶ能力が著しく低いために、心疾患リスクが上昇するというのがひとつの考え方だった。だとすれば、血中のコレステロール値が高くなりすぎる可能性がある。そこで、高コレステロールのために抗コレステロール薬を飲んでいる人に疫学者は目をつけ、彼らの認知機能に関するデータを探しにかかった。この種の薬はスタチン系薬剤と総称される。ＮＳＡＩＤｓ（非ステロイド性抗炎症薬）と炎症に関するデータのときと同様、疫学者はまたも有望な鉱脈を掘り当てた。スタチン系薬剤を服用している人のあいだでは、アルツハイマー病のリスクが大幅に低いという報告が二〇〇〇年頃には現れ始めた。(7)

どれもこれも朗報に思えるのだが、生物学の方面では研究が行き詰まっていた。コレステロールだけに的を絞ったとしても、脂質管理の不具合がどのようにしてアルツハイマー病の症状につながるのかがどうしてもはっきりしない。だから、脂質管理をめぐるさまざまな考えが見事に噛み合って、一個のきちんとした「脂質がアルツハイマー病を引き起こす説」へまとまることがなかった。脂質は扱いにくい物質であり、それはあなたが細胞であれ科学者であれ変わらない。このため、研究室の環境で何かの仮説を検証しようにもひと筋縄ではいかない。ある種の脂質がある種の脳細胞の早すぎる死と関連していることや、シナプスにおける例の「ピン‐シュッ‐ピン」が脂質の影響を受けやすいことはすでにデータが示していた。しかし、それはあらゆる年齢のあらゆる脳領域のあらゆるニューロンに当てはまる。アルツハイマー病と呼ばれる特徴的な病態がいったいどこから来るのかについては、本当の意味で深い気づきを与えてくれるものではなかった。

脂質に注目する研究者はアミロイドカスケード仮説を排除していただろうか。生化学研究や疫学研究の結果が意味のわかる像を結ばず苦労していたのは事実だが、炎症派と同様、アミロイド陣営とは自分たちのモデルを喜んで分かち合うつもりがあった。どうすればアミロイドのメカニズムと脂質のメカニズムをうまく組み合わせられるかをいくつか提案しもした。脂質派が注目したのは、細胞膜を構成する脂質の組成を変えると、膜内で見つかるあらゆるタンパク質の特性が変化する点である。APPも三種類のセクレターゼもすべて膜内をすみかにしているので、やはり変化をこうむる。さらには、アミロイドβの凝集傾向というそもそもの部分に脂質が影響するのを示すデータも差し出した。とはいえ和平の象徴たるオリーブの枝の最たるものは、APOEタンパク質がコレステロールだけでなくアミロイドβとも結合できる点を脂質派が指摘したことである。この点を知ったら、アミロイド陣営の中で脂質に興味をもつ研究者が増えたに違いないと読者は思うだろう。それは間違っている。APOEに関するこの知見が実際に何をなし遂げたかといえば、*APOE4*遺伝子の変異でアルツハイマー病のリスクが上昇するのはたぶん脂質とは無関係だと、アミロイド派にあの手この手で憶測させることだった。一緒にスポットライトを浴びるのではなく、脂質にいっさいの役割を認めない立場をアミロイド陣営はとったのである。アミロイド派のテントはどんどん小さくなっていった。ほかの仮説をこうして押さえつけ続けたおかげで、いざ臨床試験でスタチン系薬剤の効果が試される段になったとき、試験終了後の主要評価項目には脳脊髄液内のアミロイドβ濃度の変化が選ばれるまでになった。認知機能などの尺度は副次評価項目だった。もはや何が真実で何が虚像かがよくわからないこの状況では、主要評価項目が満たされることは一度もなく終わり、現在では脂質（コレステロール含む）の組成や機能を変化させる薬剤については進行中の試験がなきに等しい。[8]

ミエリン鞘の完全性が失われることが原因である可能性

脂質管理とアルツハイマー病との関連にひとかたならぬ興味を抱いたのが、カリフォルニア大学ロサンゼルス校（ＵＣＬＡ）の精神医学者ジョージ・バーツォキスである。バーツォキスはＭＲＩ（磁気共鳴画像法）を使って、生きた人間の脳を研究していた。神経細胞はもちろんのこと、とりわけ関心を寄せていたのがミエリン鞘である。バーツォキスはＭＲＩ装置の磁石と検知器を調節して、ミエリン鞘が通常よりはっきりと映るようにした（これをＴ２強調という）。そのうえで、年齢も認知能力もまちまちな大勢の被験者の脳を撮影した結果、アルツハイマー病による認知機能の不具合の根本にじつはミエリン鞘の喪失があると確信するに至った。ミエリンの量は中年までは増加を続け、以後は減り始めるらしいことにバーツォキスは気づく。しかもそれは、自分の注目している脳領域の認知能力と密接な相関を示していた。続いてアルツハイマー病患者の脳も確認したところ、その結果にバーツォキスは胸を高鳴らせた。痴呆症状のない被験者のデータと比べると、予想をはるかに超えてミエリンが減少していたのである。

ここで少しヒトの科学データの現実を

バーツォキスらの論文[9]で示された実際のデータを確認しておいて損はない。というのも、アルツハイマー病の研究者がどういうたぐいのデータを相手にしなければならないかが読者にも少し味わえるからである。研究対象としてのヒトはまったくもって厄介きわまりない。なぜ厄介なのかは、ヒトを対象にしたよくある実験からどんな「生」データが上がってくるかをひと目見ればわかる。図5‐4では記号のひとつひとつがひとりの人間を表している。グラフの右に行けば行くほどMRI撮影時でのその人の年齢が高く、グラフの上に行くほど脳内（正確には前頭皮質内）におけるミエリンの量が多い。○の記号は撮影時に正常な認知能力をもっていた（痴呆症状のなかった）人を意味し、中央を走る点線はこの対照データに対する「最良適合」曲線である。■の記号はMRIに入った時点でアルツハイマー病の診断を受けていた人を示す。このデータをもとに、論文の著者らはふたつの仮説を導き出した。ひとつは、ミエリンの量は中年までは上昇を続け、それから減少に転じること。もうひとつは、健常者と比べてアルツハイマー病患者ではミエリンの減少速度が格段に速いことである。著者らはデータを統計分析して仮説が正しいことを確認した。

　とはいえ、その結論の根拠となった実際のデータを眺めてみれば、それがいかに「すっきりしていない」かがわかるだろう。これを見れば、人間の健康に関するどんな研究論文を読む際にも役立つ気づきが得られるはずである。何より目を見張らされるのは、人によってどれだけのばらつきがあるかだ。○印にだけ注目しても、分布の様子は曲線というより雲である。どの年齢をとってみても、ミエリンの量が際立って多い人もいれば、著しく少ない人もいる。■印についても同様で、アルツハイマー病に罹患していても同じ年齢の対照群よりミエリンを多くもつ人はいるし、健常者でもアルツハイマー病患者よりミエリンの少ない人もいる。中央の点線は対照群の傾向を数学的に表したものであり、それが正しいことは著者らを信頼していい。だがたとえそうだとしても、点線より上に位置している（その年齢で予想されるよりミエリンが多い）からといって知的能力に恵まれているわけではなく、点線より下だ（その年齢で予想されるより

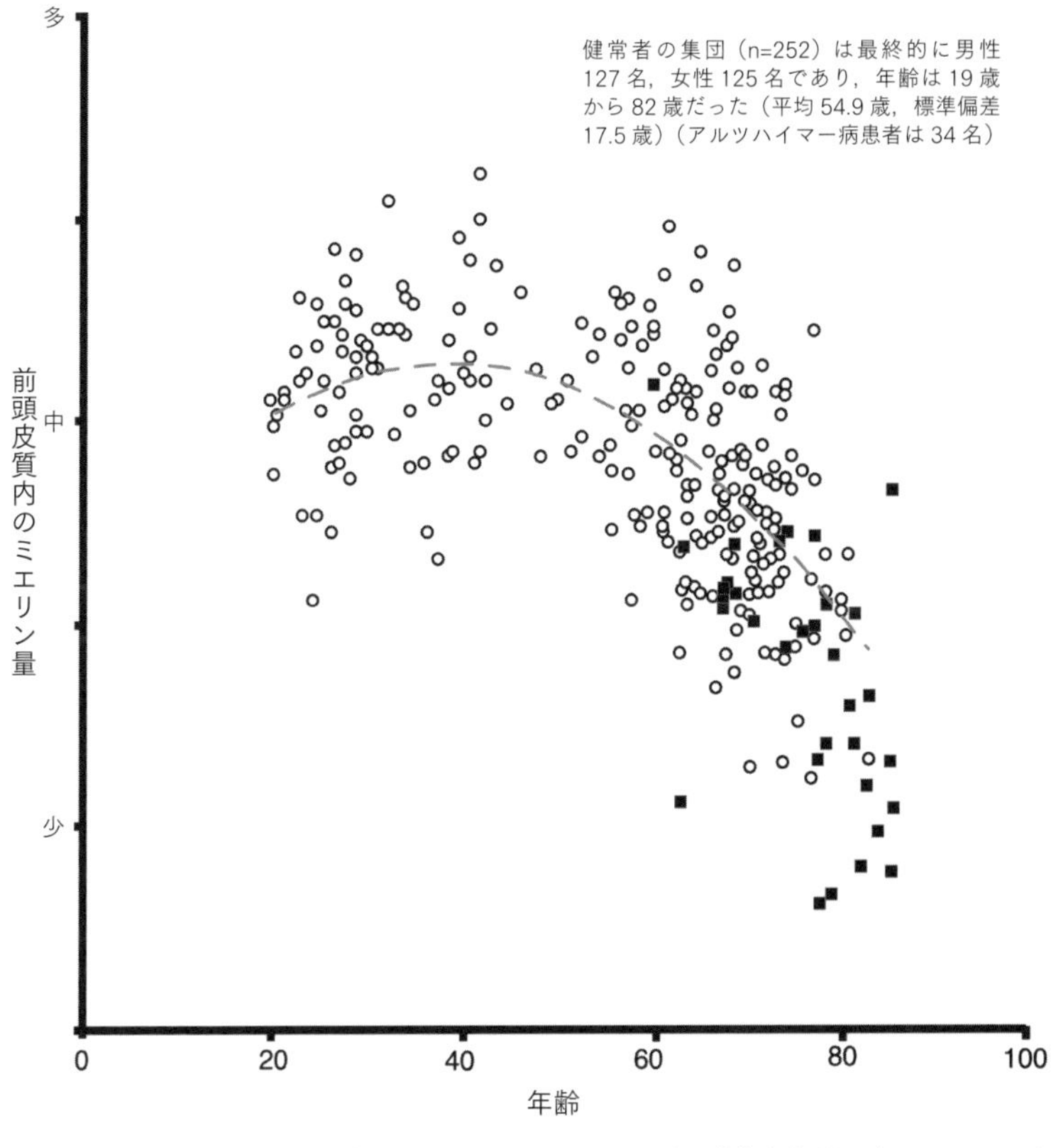

図5－4　ミエリン量の変化は年齢およびアルツハイマー病の有無と相関がある．データは出典から再プロットしたもの．

出典：G. Bartzokis, J. L. Cummings, D. Sultzer, V. W. Henderson, K. H. Nuechterlein, and J. Mintz, "White Matter Structural Integrity in Healthy Aging Adults and Patients with Alzheimer Disease: A Magnetic Resonance Imaging Study," *Archives of Neurology* 60 (2003): 393-398.

ミエリンが少ない）からといって認知機能に異常があるわけでもない。このようにいささかややこしく、個人差がきわめて大きいことから、何らかの結論を引き出す前にはことのほか厳密な統計分析が求められる。これがヒトから得られる研究データのありのままの姿である。

ミエリン鞘再び

ミエリン鞘の劣化とアルツハイマー病の発症とのあいだに相関関係が認められることは、当時に限らずいまも強い説得力をもっている。まず、脂質管理の遺伝子ネットワーク（おそらくは小胞管理の遺伝子ネットワークも）と脳内でのミエリン鞘形成は関連していて、ミエリン鞘がこの病気において大きな役割を果たしているという仮説の強力な根拠となっている。ミエリン鞘には脂質分が多く、とくにコレステロールが多量に含まれているのを思い出してほしい。また、患者の脳容積が減少するうえではミエリン鞘の喪失が大きな比重を占めていると、早くも一九六〇年代後半には研究で指摘され始めていた。顕微鏡による研究と、生化学的なプロセスと、関連遺伝子とにこれだけのつながりがあるのなら、ミエリン鞘を健全に保つこととアルツハイマー病とのあいだに重要な因果関係があると想像したくもなるだろう。この線で考えると、新しい疾患モデルを組み立てるヒントになるのはもちろん、新種の薬剤を開発する手がかりがいくつも得られる。

だとすれば次は、炎症説や脂質管理説の場合と同じことを尋ねる番だ。つまり、ミエリン説を信じたらアミロイドカスケード仮説を捨てる必要があるのか、である。「全面的ではないにせよ、ある程度は」というのがミエリン派からの答えだった。バーツォキス自身の言葉を借りるならこうなる。「ミエリンモデルは……アミロイドβ（およびタウ……）などの毒性種の寄与を度外視するものではなく、むしろすべてに影響する重要なメカニズムが『上流に』存在し、それがアミロイドβとタウの両方……を誘発していると提唱するものである」[10]

第2章の表現を用いるならこれは三体問題であり、「未知の要因X」（図2-1の星印）に相当するのがミエリンであって、それがアミロイドと痴呆症状の両方を引き起こしているとバーツォキスは説いている。また、β-セクレターゼとγ-セクレターゼはアミロイドβの生成にひと役買うだけでなく、オリゴデンドロサイトに用いられてミエリン鞘の厚さを調節してもいて、その点についてもバーツォキスは指摘した。要するに、プレセニリン（γ-セクレターゼ）の遺伝子がアルツハイマー病の原因になるのは、アミロイドβの生成にかかわっているからではなく、ミエリン鞘の働きに関与しているからだと主張しているわけである。これが正しければ、アミロイドカスケード仮説を支える太い柱のひとつに手痛い打撃を与えることになる。

こうして振り返ってみると、ミエリン派は押しが強くはあってもけっして排他的でないように私には映る。押しが強いというのはアミロイドより上に立とうとしているからであり、アミロイドやタウの変化よりもミエリン鞘の変化のほうが上流にあると訴えている。必然的にアミロイドの重要性が減じはするものの、それを除外してはいない。アミロイドの存在を否定していないし、それが病状を悪化させる一助となっている可能性についても認めている。何より重要なのは、アミロイドカスケード仮説の核となる考え方をモデルに組み込むことで、ミエリン説に深みが加わって生物学的な細部も充実することだ。

これに対してアミロイド陣営はどう反応したか。シーン、である。ミエリン仮説を展開したバーツォキスの総説論文（二〇〇四年）[11]は、発表後の一〇年間で三〇〇回強しか引用されていない。それでもなかなかのものだとはいえ、一方のハーディとセルコーの論文は発表後の一〇年で三二〇〇回あまり引用された。この回数を見るだけでも、アミロイド以外の仮説がこの分野から徹底的に締め出されていたことがおおかに推し測れようというものである。本腰を入れてミエリン仮説の検証がなされることはついぞなかった。「ディベート」のあげくに存在しなかったことにされ、アルツハイマー病のメカニズムを検討する場で席を与えられることも一度としてなかった。現在、ミエリン鞘は臨床試験の副次評価項目にすら採用されていない。

小胞説はどうなった?

遅発型アルツハイマー病が小胞タンパク質の遺伝子ネットワークと関係していることが明らかになる前から、不適切な小胞管理という要素を検討すべきであることがすでにかなりのデータによって示されていた。とくに選ばれて研究対象となったのがリソソームである。じつに一九六七年という早い時期から、通常はリソソーム内でしか見られないタンパク質(具体的にはプロテアーゼ)がアルツハイマー病患者の脳のプラークに含まれていることが確認されていた。これを受けた研究により、小胞の異常が疾患プロセスのごく初期で生じることも明らかにされた。小胞系や自食作用(同一細胞内で酵素がほかの細胞成分を消化すること)とアルツハイマー病の関係については、今日でも盛んな研究が進められている。たとえばプレセニリンタンパク質は、リソソーム内部の酸性度を細胞のほかの部分より大幅に高く保つのを助けている。そうすればリソソーム内部のプロテアーゼが最も効率よく働けるからだ。この切り口からとらえると、早発型の家族性アルツハイマー病だけでなく、もっと一般的な遅発型とのつながりも見えてくる。

炎症や脂質やミエリンの場合と同様、小胞仮説の支持者も自らの疾患モデルにアミロイドを全面的に組み込んでいた。リソソームに不具合が起きるのだとすれば、アミロイドβが蓄積するのも容易に納得がいくと彼らは繰り返し指摘している。そもそもアミロイドβはリソソームでつくられた可能性が非常に高く、この点については最初のハーディとヒギンズの論文でも提起されていたことを思い起こしてほしい。小胞陣営の姿勢はミエリン陣営とよく似ていて、押しが強いにせよ排他的ではなかった。小胞とリソソームがアルツハイマー病の問題の核心かもしれないことを懸命に示そうとする一方で、アミロイドがアルツハイマー病に伴うものであることを認識し、それを自分たちのモデルに進んで取り込む気持ちがあった。

やはりここでも、リソソームが一枚噛んでいるという見方にアミロイドカスケード派がどういう態度をとったかを問わねばならない。あいにく、この場合も結果は同じだった。何の反応もなし、である。実際、今度も敵意をむき出しにするでもなく、作意ある沈黙によってわざとこの話題を避けるまでになった。先ほども触れたように、アミロイドカスケード仮説に関する最初の論文（ハーディとヒギンズによる一九九二年の論文）では、細胞内でアミロイドβを生む根源はリソソームではないかとはっきり指摘されていた。ハーディとセルコーによる二〇〇二年の論文ではリソソームへの言及はいっさいなかった。二〇〇二年の論文の全四ページの中に、リソソームという単語は文字どおりひとつも出てこない。我らが外部諮問委員会は自分たちの考えを梃《てこ》でも変えたくないらしかった。「アミロイドの研究でなければアルツハイマー病の研究じゃないんだよ」

酸化ダメージとミトコンドリアの機能不全はどうなった?

酸化についてはこれまであまり触れてこなかったが、そろそろそれを改めたほうがいいだろう。というのも、老化のプロセスにおいて酸化が重要な鍵を握るという考え方は、老化研究では以前から提唱されてきたからである。平たくいうと、酸化とはさびだ。鉄や鋼鉄なら、酸化しているかどうかは見ればわかる。橋桁におびただしいさびがついていたら、そこを車で渡るかどうかは相当に悩むだろう。化学の視点からすると、鉄原子一個に酸素原子が一個か二個結合することがさびと呼ばれるものの正体である。生体の酸化について話をするときには、電子の追加や除去について掘り下げなくてはいけない(のだがここではやらない)。細胞の内部では何もかもがいずれはさびていく。もう少しきちんとした言い方をすると、生物学的酸化は細胞内のほとんどどんな分子にも起きる。膜内の脂質にも、細胞質内の糖にも、核に収まったDNAのヌクレオチドにも全部である。鉄骨がさびたらどうなるかは化学者でなくてもわかる。では同じ作用が細胞構造にも働いているところを想像してみてほしい。細胞は部分部分が酸化しても、橋桁がさびたときのようなかたちで崩壊するわけではない。だが細胞が酸化すると、橋の場合と同じように悪しき影響が知らぬまに進行する。

アルツハイマー病の過程で酸化ダメージが認められることが数々の研究で示されていくにつれ、このつながりを一個の仮説に発展させようという動きが強まった。いまのさびた橋の喩えを念頭に置くなら、読者にもその理由が理解できるに違いない。アルツハイマー病を酸化の視点からとらえようととりわけ熱心に訴えたのが、ジョージ・ペリーやマーク・スミスといった研究者たちである。酸化とのつながりについては理論のうえで強固な根拠があった。脳は酸素に飢えている。重さでこそ一三〇〇グラム程度なのに

(人間の正常な体重の一・五〜三パーセント程度)、私たちが吸い込む酸素の二〇パーセント近くを消費している。それだけの酸素を使用していたら、その一部が遊離して細胞の酸化につながってもおかしくない。しかも、細胞は酸化とその逆(還元という)を用いることで、自らの化学的な健康状態の変化をさまざまな生化学ネットワークに知らせていることがいまではわかっている。酸化が制御できなくなったために細胞の損傷が進み、それが大きく災いして脳の構造と機能が失われ、アルツハイマー病の諸症状が引き起こされるというのが酸化仮説の主旨である。

これは相関関係としては強力ではあるものの、因果関係の矢印の向きについてははっきりしない。アルツハイマー病の脳に見られる損傷は酸化の結果なのか。それともアルツハイマー病のプログラムの一環として何らかの独立したプロセスが存在して、それが酸化への防御能力を低下させているのか。言い方を換えれば、私たちはさびているからアルツハイマー病になるのか、それともアルツハイマー病にかかるからさびるのか。酸化は普遍的な現象であるうえに、加齢に伴って自然に起きるものでもあるため、いくら酸化仮説が理論として魅力的でも、具体的にどういう道筋で発症に至るのかを示すのは難しい。とはいえ、酸化派が指摘するように、具体性はなくても構わない。アルツハイマー病やパーキンソン病のダメージを防ぐ薬が開発できるなら、いったい誰が文句をいうだろう。

酸化に中心的な役割を与える陣営は、アミロイドカスケード仮説に対して慎重な姿勢をとっていた。それはなにも、アルツハイマー病の脳にアミロイドが存在しないと考えていたからではない。ただ、アミロイドの役割のとらえ方が違っていた。アミロイドβが厄介なのは凝集体をつくる際に金属(銅や鉄など)を引き寄せるからであり、そうなるとアミロイドカスケードではなく酸化カスケードが始まるというのが酸化派の言い分である。実際のアミロイドはアミロイド派の主張とは正反対の方向に働いていると考える者までいた。アミロイドが金属と結合する性質をもつことから、むしろ抗酸化剤の役目を果たしているのではないかというのである。だとすると、アミロイドは病理の一環として発生するのではなく、脳が酸化ストレスから身を守ろうとしているしるしということになる。いずれにしても、酸化派もほかの陣営と同じでアミロイドを排除してはおらず、ただ病気の道筋における位置づけ方が異なっているだけだった。

さすがにここまで来れば、アミロイド派の書く文章の中に酸化説が広い心で温かく迎えられたと読者は予想することだろう。もちろんいまのは冗談である。酸化派の受けた仕打ちは炎症派と変わるところがなかった。いや、こちらのほうが少し扱いがひどかったといっていい。アルツハイマー病の治療法候補のひとつとして、しぶしぶながら認めてもらうことすらなかったのだから。ここでもハーディとセルコーの論文を例にとると、酸化は第三セクション（考えられる治療法に関するセクション）の最終段落でたった一度だけ触れられている。治療法候補が全部で六つあげられていて、その六番目は次のように表現されていた。「アミロイドβの蓄積によって引き起こされると推定されるシナプス毒性的および神経変性的な影響（酸化のこと）を防ぐこと」。抗酸化剤を試すことについては、「認知機能の衰えを遅らせる効果がヒトで確認されたことはいまだかつてない」との注意書きとともに、三つある例のひとつとしてついでのように言及されているだけだった。要は、酸化であれほかの何であれ、アミロイド以外のアプローチを追究する意味はないと強く勧めていたわけである。面白いことに、臨床試験で利益を証明できていないという辛辣なコメントは、いまではそっくりそのままアミロイドベースのアプローチすべてにお返しできる。

タウタンパク質主犯説はどうなった？

ここで再びもつれに戻ろう。アロイス・アルツハイマーがアウグステ・Dの脳内で二種類の異常な堆積物を発見したのを覚えていることと思う。アミロイドプラークと神経原線維変化（もつれ）である。早発型アルツハイマー病の原因遺伝子がアミロイドにかかわるものだったことから、以後はプラークが研究のおもな焦点となってきた。それがアミロイドに集中する強力な誘因になったのは事実だが、タウへの注目を阻む要因が一度として存在したわけではない。当時であっても大勢の研究者が、タウを原因とする考え方を強く支持していた。主張の拠り所としたのは主としてふたつの所見である。ひとつは、アルツハイマー病患者のほぼすべての脳にタウのもつれが見つかること。もうひとつは、タウの分布する脳領域のほうが、アルツハイマー病で失われる機能とはるかに無理なく結びつけられることである。たとえば、プラークともつれは両方とも脳の記憶中枢で見つかっていた。記憶は病状の進行につれて深刻な被害を受ける機能なので、この勝負でプラークともつれは引き分けである。ところが、この病気による行動障害の中には、脳幹と呼ばれる脳の下部領域と密接に関係したものが少なくない。この領域にプラークは現れておらず、危機に瀕した細胞には多量のもつれが確認されている。これはもつれの勝ちだ。

そうなると不可解なのは、アルツハイマー病というショーの黒幕は何物か、である。プラークがもつれを引き起こしているのか、それとももつれがプラークを生じさせているのか。この疑問は激しい論争に発展して宗教戦争の色合いを帯び、アミロイドβが先だと考える陣営（「βaptist《バプティスト》」と呼ばれた（キリスト教の「Baptist（バプティスト）派」とβAp＝アミロイドβペプチドをかけている））と、もつれが先だと説く陣営（「Tauist《タウイスト》」と呼ばれた（道教信者を意味する「Taoist」とTau＝タウタンパク質をかけている））が対立した。これまでにあげてきたそのほかの選択肢と違って、これに関しては両方が並び立たない感のあるところに注目してほしい。見解の一致する場所を見出すのは不可能であり、自分の肩入れするアミロイドかタウを擁護することが研究者としての日課となった。これが重要な問題であって、白黒つけるべきだと当時は確かに思えていたが、いまの目で振り返ると、あの論争からはおびただしい熱ばかりがほとばしり出て、明るい光が湧き出ることはほとんどなかった。

互いに向けられた敵意はどう考えても尋常ではなかった。両陣営とも鬱憤を募らせたあげくに一部は個人攻撃に走り、そのやり口は私の科学者人生の中でその後も一度としてお目にかかったことのないたぐいのものだった。攻撃が人物に向けられていない場合でも、それは科学的な討論というより酒場の口論と呼ぶにふさわしかった。不満が溜まっていたのは理解できる。これまで見てきたように（そしてこれからさらに学んでいくように）、アミロイド以外の仮説を積極的に抑え込む動きは事実としてあった。当時この分野にいた研究者たちに私が話を聞いたとき、そうした状況を認識しつつも何もできなかったか、あえて何もしなかった人が大勢いたことに気づいた。とはいえ、「聖アミロイド教会」で祈っているといった子どもの陰口のような悪態を相手陣営にぶつけたことは、むしろ逆効果だったと思われる。笑えはするかもしれないが、それが何か有益なものを生むことはなかった。反アミロイドの議論はどれもならず者が振りかざしている証拠だと、アミロイドカスケード秘密結社に納得させただけに終わった。(12) 答えを出そうという真摯な試みをさまざまな面で貶《おとし》めたばかりか、かえって事態をまずくした可能性がきわめて高い。

◪ まとめ

アミロイドβの生化学と、アルツハイマー病の脳の神経病理学（顕微鏡を用いた研究）、そしてAPPとプレセニリンの生化学。これらがアルツハイマー病およびダウン症の遺伝学と魔法のごとく鮮やかに一点に収斂した。そのおかげで、アミロイドβがアルツハイマー病の唯一無二の原因だという考え方が、無理もないことだが強力に推進されることとなった。その考え方を初めて統合して詳述したのがアミロイドカスケード仮説であり、今日に至るまでそれがアルツハイマー病研究における主流の疾患モデルとなっている。不幸なのは、その支配的な立場がほかの仮説を抑圧するのに利用されたことである。価値ある仮説はいくつもあり、そのいずれもがアミロイドカスケード仮説の核となる考えと程度の差はあれ親和性をもっていた。にもかかわらず抑え込まれたことで、私たちの研究の守備範囲から多様性が根こそぎ奪われた。アミロイド以外の研究論文の発表も妨げられ、ほかの仮説を探究しようとするグループへの研究資金も減らされた。こうした悪影響についてはこの先の章でさらに詳しく掘り下げていく。想像にかたくないだろうが、このようにドグマを押しつける姿勢で研究に臨んだことが悲惨な結果をもたらし、悲しいかなその余波はいまなお消えていない。こんなやり方で人間の疾患を研究できるはずがない。

Ⅲ 両刃の剣

Double-Edged Swords

ここまで見てきたとおり、アルツハイマー病は信じがたいほど複雑な病態であって、医師や科学者はその全貌をつかむべく歩みだしたばかりである。もちろん多少の前進はあったが、この病気の科学的な全体像を私たちはまだつかみきれていない。本当に効果のある治療法を手にするまで進歩を続けるには、なすべき仕事がたくさんある。これは大がかりな取り組みであり、これまで話してきた研究以上の資源を要する。第Ⅲ部では、大学や医科大学の研究室ではなくその外へと目を転じていく。アルツハイマー病研究において大きな位置を占める組織があとふたつあり、首尾よく治療法を見出すための方向性と優先順位を決めるうえでどちらも重要な役割を担っている。いずれの組織も研究にプラスの影響を与えていて、たとえば研究のスポンサーとして資金やノウハウを提供してくれるし、研究の成果を実験台から移動させて、実際に臨床の場で利用できる製品に変えるのを助けてもくれる。しかしこの第Ⅲ部のタイトルからうかがえるように、どちらの組織も私たちの足を引っ張ってきたのは事実だ。私たちがいまのような混乱状態に陥った背景には、両組織がそれぞれのやり方でひと役買っている。だから両刃の剣だというのである。一方では役に立ち、他方で害をなす。

第6章　国による基礎生物医学への支援

アルツハイマー病に関する研究はただ自然に起きるものではない。十分な資金を与えられた何百という研究室と、十分な訓練を受けた何千という専門家が、それぞれの研究室や臨床の場で果てしない時間をつぎ込んで初めて成立する。これだけの一大事業は安価にはできない。問題は「誰が支払うのか？」である。たぶんそれほど意外ではないだろうが、アメリカでもほかのたいていの国でも費用を最も多く分担しているのは政府だ。つまりは納税する市民がコストを負っている。市民は納税だけでなく慈善活動として、アルツハイマー病協会をはじめとする数々の非営利団体に寄付もしている。市民としての私たちの資金協力は大変な規模にのぼる。これまでどれだけ貢献してきたかを実感するために、具体的な数字を通して詳しく見ていって損はないだろう。

まずは基礎科学研究になぜそれほどのコストがかかるのかを考えてみたい。科学はこれまでに長足の進歩を遂げてきた。そのおかげで、仮にレオナルド・ダ・ヴィンチのような人物が現代に生きていても、十分な資源やインフラや時間がない限り高い水準の研究ができそうにない状態になっている。二一世紀では、三人しかいない小さな研究室（研究室主宰者、学生、技術補佐員が一名ずつ）で現代的な研究をして何かを発見しようと思うと、初年度に二五万ドル程度がかかる。おおまかにいってその三分の二は人件費だけで消えていく。研究者は賢く、十分な訓練を受けているのだから、彼らが骨身を削る代価が安く上がるはずはない。

残り三分の一が実際に実験を行うための資源に充てられる。なぜ研究室の作業が高くつくかを具体的に見ていくため、ここではポリメラーゼ連鎖反応（ＰＣＲ）法によるＤＮＡ解析を例にとろう。ＰＣＲはテレビの犯罪ドラマでよく警察が使っているので、聞き覚えがあるかもしれない。ドラマ向けに脚本家がいささか誇張しているきらいもありはするが、たいていは正しく結果を出してくれる。昨今では、科学研究の場でＰＣＲを見ないことはまずないといっていい。だから、ほとんどのアルツハイマー病研究者がこの手法を用いているとしても驚くにはあたらない。ただしテレビが教えてくれないこともあって、それはＰＣＲを実施するのに設備がいくらかかるかだ。まず必要なのはサーマルサイクラー（高くて三〇〇〇ドルくらい）が一台と、ほかのこまごまとした機器（それぞれ数百ドル）。それからいろいろな「使い捨て用品」のほか、ＤＮＡプライマーや各種酵素などのように一回きりの使用しかできないものもいる。結局、研究室でＰＣＲができるようにするにはほぼ一万六〇〇〇ドルの初期費用とランニングコストがかかる。たとえば私自身の小さな研究室の場合、このＰＣＲというひとつの手順のためだけに三人で年間五四〇〇ドルほどを使っている。

見ようによっては五四〇〇ドルならたいしたことのない気もするが、毎年それくらいの予算があったらどれだけのものが買えるかを考えてみてほしい。しかも、基礎研究に取り組む平均的な研究室にとって、ＰＣＲという手順は費用が一番かからない部類に入る。逆にとりわけ金を食うのがＤＮＡシーケンサーや高機能顕微鏡などである。参考までにいうと、それなりのレンズの付いた低価格帯の顕微鏡でも三万五〇〇〇ドル前後はする。そこに蛍光発光機能も加えたいとか、高画質の写真を撮りたいなどと思ったら、値段は七万五〇〇〇ドル近くに跳ね上がる。共焦点顕微鏡という装置ならさらに高い解像度で作業ができるものの、一台三〇万ドルは下らない。原子レベルの解像度でタンパク質を調べたければクライオ電子顕微鏡（低温電子顕微鏡とも）を使用しなければならず、手に入れるには（ランニングコストを含めずに）一〇〇〇万ドルはかかる。これで状況がよくわかっただろう。

アルツハイマー病の基礎研究を手掛けるにはこの種の設備をそろえる予算が必要であり、首都ワシントンにいる私たちの代表者が毎年そのための小切手を切っている。長きにわたって基礎研究を支えていることに対して、私たち納税者は胸を張っていい。それをするために私たちには先見の明と、愛他精神と、なみなみならぬ忍耐力が求められてきた。この最後のひとつはとりわけ重要で、それは投資の見返りとして得られるものがきわめて間接的だからである。臨床研究ならわずか数年で製薬会社に相当な利益が戻ってくるのに対し、基礎研究への投資による納税者の「利益」は目に見えにくく、しかも手にするまでに何年も何十年もかかる。さらにもどかしいのは、投資した金額と価値ある成果を直接結びつけるのができそうでできない点だ。あなたが大手製薬会社の財務分析担当者だとしたら、意思決定の場でこんな「満足先送り方式」をスターティングゲートから出すことはないだろう。

もちろん、基礎研究が応用研究につながって利益を生むことはあり、実際にそれを裏づける話にも事欠かない。だがかならずそうなるとは限らないし、正直なところ、そうはならないのが普通である。発見から応用への道のりは曲がりくねっていて、理屈どおりに進むことはまずない。ある人からかつて教えてもらった名言ではないが、より良いろうそくをつくろうとした人が電球を発明したのではない。私がさらにつけ加えるなら、より良い電球をつくろうとした人がＬＥＤを発明したわけでもない。うわべは関係のなさそうな数々の研究成果が長年のあいだに積み重なってようやく、使い物になる電球のつくり方が見つかる。大発明は初めて目にするときには奇跡のように思えるものの、けっしてどこからともなく湧いて出てくるわけではない。どの発明にも基礎研究の土台があって、それが才気ある発明家の心の中で気づきの引き金を引く。一見しただけでは重要とは思えない奇妙な観察結果（真空中で炭素繊維に電流を流すと白熱する）が、いたって実用的な商品（電球）となって発明者に巨万の富をもたらしたことは、いまの目で振り返ればたやすく理解できる。あとから考えれば何もかもが単純明快に感じられる。しかし、進歩への鍵を握るのはやはり――どんなに突飛で些末に見えようとも――基礎研究の土台だということはどれだけ繰り返しても足りない。この土台を築くのに近道はなく、未来を覗き見られる水晶玉もない。だから研究のための資金はできるだけ幅広い領域で使う必要がある。ろうそくの研究にだけ金をつぎ込むわけにはいかない。

科学と医学のどちらを前進させるうえでも基礎研究を欠くことはできず、その基礎研究のための支出を担っているのが私たち納税者である。そこで、私たちの税金が集められて世界の生物医学研究室の実験台に送られるまでに、どんなプロセスがあるかを見ていこう。アメリカの場合、人間の疾患に関する研究のほとんどは国立衛生研究所（略してＮＩＨ）が出資している。ＮＩＨは保健社会福祉省（ＨＨＳ）の一部門だ。ＨＨＳはさまざまな方向に手足を伸ばした巨大組織であり、ＮＩＨのほかにも疾病予防管理センター（ＣＤＣ）や食品医薬品局（ＦＤＡ）、メディケアやメディケイドなどを傘下にもつ。メディケアとメディケイドに多額の予算があてがわれている（二〇二〇年の予算案では一兆ドル超）のはおそらく想像の範囲内だろうが、この種の予算は法律で定められている。一方、ＨＨＳの年間「裁量」支出は毎年連邦議会の承認が必要であり、最近ではその額は八〇〇億～九〇〇億ドルのあいだで推移している。そのうちのかなりの額をＮＩＨが呑み込んでいる。

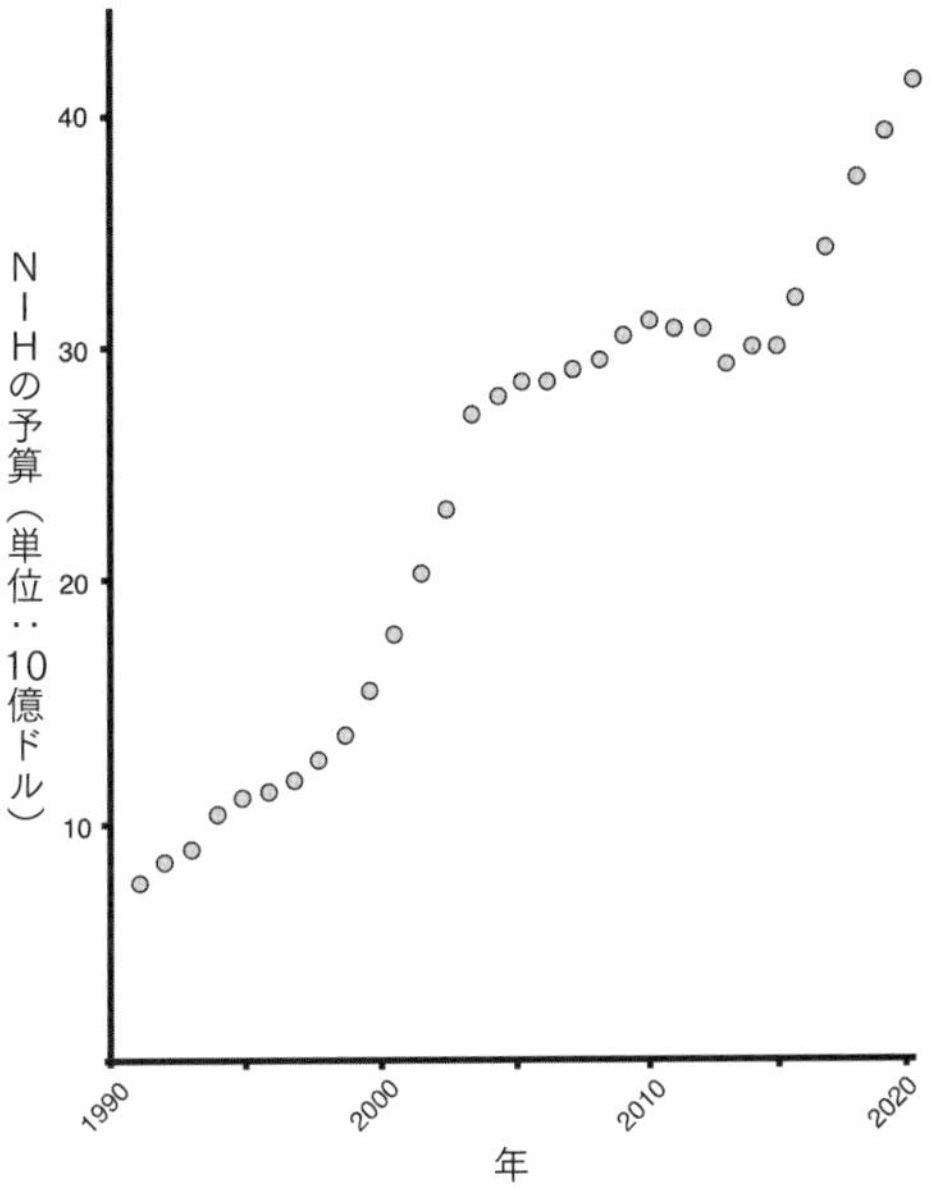

図6－1　1990～2020年までの NIH 予算の推移.
出典：データは https://www.nih.gov/about-nih/what-we-do/nih-almanac/appropriations-section-2より.

　具体的な数字は年によって上下する。図6‐1を見ればわかるように、予算が着実に増えている時期（一九九五～二〇〇五年および二〇一五年～二〇二〇年）もあれば、横ばいの時期（二〇〇五～二〇一〇年）や、減ってすらいる時期（二〇一〇～二〇一五年）もある。それでも、何百億ドルという支出をＮＩＨに認めることが適切だと、来る年も来る年も議会は決定してきた（二〇二〇年には四一〇億ドルにまで増額される予定である）。現代の世界にあっても大変な金額である。アメリカが退役軍人給付金として毎年支出している額のほぼ半分だといえば、その額の大きさがつかめるのではないだろうか。

　その金はすべてどこへ行くのか。ＮＩＨの予算は二七の機関と六つのセンターに振り分けられる。ひとつの分野全体をカバーする機関もあれば（国立看護研究所など）、特定の疾患のみを対象にするものもある（国立がん研究所など）。書籍のための機関までひとつある（国立医学図書館）。だが、そもそもこの巨大組織はどのようにして始まったのか。そしてアルツハイマー病の研究はそのどこに位置するのだろう。

ＮＩＨの起源をたどるとアメリカ合衆国の建国にまでさかのぼるが、いま目にするような数百億ドル規模の事業が形をとり始めたのは二〇世紀半ばからにすぎない。政府が医学研究に関与するようになったのは一七九八年のこと。その年、商船海員の医療ニーズに対処するため海員病院局（ＭＨＳ）が設立された。一九世紀後半になると、移民の到着で黄熱病やコレラなどの病気がもち込まれることへの不安がもち上がり、それを受けてＭＨＳの役割が拡大する。ＭＨＳはこの懸念に先手を打った。一八八七年に専属医師のひとりジョセフ・Ｊ・キニョンが、ニューヨークのスタテン島にあるＭＨＳ傘下の病院内に小さな研究室を立ち上げたのである。キニョンはそれを「衛生研究室」と呼び、感染症に関してヨーロッパで学んだ新しい考え方を採り入れた。ほどなくして、ＭＨＳで扱った複数の患者からキニョンはコレラ菌を発見した。政府が基礎研究に予算をつぎ込めば公衆衛生が向上し、船員だけでなく感染症に脅かされるあらゆる人の役に立つのだと、こうして設立からほぼ一〇〇年の時を経て証明したわけである。

その一五年後、連邦議会の承認のもとにワシントンＤＣに新しい建物が建設され、そこにキニョンの研究室が移った。これがＮＩＨの慎ましやかな産声となった。とはいえ、公衆衛生研究に国費を費やすことに議会は手放しで賛同したわけではなかった。ＮＩＨのウェブサイトには皮肉たっぷりにこう記されている。

ＮＩＨ設立のための立法措置は……通常の補正歳出予算法に帰することとなった。連邦政府が管轄するほかの数々の科学機関も〔同様の〕「財政法案」によって設立された。そうした機関が明らかに有益と証明されるかどうかに議会は半信半疑だったため、いざとなれば単に予算を更新しないことで政府がそれらを手放せるという、選択の余地を残すことを選んだのである。

(https://history.nih.gov/exhibits/history/index.html 参照)

振り返れば先ほどの予算のグラフからもわかるように、この歳出が「明らかに有益」かどうかの疑念はその後の一〇〇年で議員の頭から完全に払拭された。

公衆衛生の向上という大きな目標に取り組むうえでは基礎研究が重要であると、明確に示されたのが一九〇二年である。その年、議会はMHSの組織を再編して「公衆衛生・海員病院局（PH-MHS）」と名称を改めた。これが現在の公衆衛生局（保健社会福祉省（HHS）内の三つの部局と八つの下部組織の集合体。うちひとつの部局が国立衛生研究所（NIH））の前身である。この再編の一環としてひとつの研究計画が策定され、その研究チームの責任者として博士号保有者をPH-MHSが雇うことを議会が初めて許可した。この決定はいまにして思えば理にかなっている。しかし、人間の健康に特化した研究室を医師以外に率いらせるというのは、MHS設立時の構想を拡大する決定的な分岐点となった。これをはじめとするさまざまな施策を通して、国が健康関連の研究を重視し、そこに大金をつぎ込んでもいいと考えていることが明らかになった。しかし、まだヒヨコだったNIHがいまある姿に発展したのは、ようやく第二次世界大戦が終わってからのことである。傘下で最初に誕生したのは国立がん研究所だった。同研究所はある実験計画を主宰したのだが、それはワシントン以外の研究室に資金を投じるのを認めるものだった。実験は成功に終わり、連邦政府の研究予算を地域の研究機関に振り向けると大衆受けが非常にいいことに連邦議員は気づく。この結果、NIHの予算は一九四七年には八〇〇万ドルだったのが、一九六六年には一〇億ドルを超えるまでにふくれ上がった。

ＮＩＨ傘下の各研究所の歴史は、科学と医学における政治的駆け引きについてそれぞれが学んできた物語といえる。だが私たちが知りたいのはアルツハイマー病研究に関してだ。ＮＩＨの傘下にある全二七の研究所のうち、この病気の研究に携わるにふさわしく思えるひとつが国立神経疾患・脳卒中研究所（ＮＩＮＤＳ）である。これは第二次世界大戦の帰還兵が直面した神経学的・精神医学的問題への理解を深めるために、一九五〇年に設立された（当時の名称は国立神経疾患・盲目研究所）。ＮＩＮＤＳは脳の不具合を研究する場であり、発達障害や遺伝子疾患、てんかんのほか、筋萎縮性側索硬化症（略してＡＬＳ、ルー・ゲーリック病とも呼ばれる）や多発性硬化症のような運動障害、さらにはパーキンソン病などの高齢期の変性疾患といった分野で充実した研究プログラムを実施している。アルツハイマー病に全面攻撃を仕掛けるなら当然この組織だという気がするのだが、研究予算のかなりの部分を扱うのはここではない。

次に考えられるのは国立老化研究所（ＮＩＡ）である。アルツハイマー病研究の予算がなぜＮＩＡ経由で支給されるのか、その理由は少しわかりにくい。しかし第10章で見ていくように、この病気の基礎研究の土台を老化の生物学に置くのは、考え方として少しもおかしくはない。その理屈でいけば、アルツハイマー病研究の助成機関としてＮＩＡが選ばれても少なくとも言い訳は立つ。いうまでもないが、パーキンソン病、ＡＬＳ、ハンチントン病など、老化関連の神経疾患はほかにもいろいろある。ところが、これらの疾患についてはおもにＮＩＮＤＳ経由で研究資金が提供されている。先ほども触れたように、ＮＩＮＤＳは脳と脳疾患の研究に特化した機関だ。では、どうしてアルツハイマー病だけが抜擢されてＮＩＡから助成を受けるのだろうか。じつは答えはきわめて単純――政治である。

ＮＩＡは比較的若い組織である。もっぱら老化研究に取り組む部門はかつて別の連邦機関（国立精神衛生研究所［ＮＩＭＨ］など）に所属していたが、一九七四年に独立した組織として国立老化研究所が誕生し、ＮＩＨ傘下の一一番目の研究機関となった。連邦議会から注目と予算を得ようと張り合うなかで、若き研究所はなかなか認知してもらえずに苦しんだ。設立から何年かして、初代所長のロバート・バトラーはひとつの戦略を思いつく。その戦略を用いれば世間での知名度が上がるのはもちろんのこと、さらに大切なのは予算のみなもととなる連邦議員からの認知度も高まることだった。この取り組みを進めるうえでバトラーが手を携えたのが、ロバート・テリー、ロバート・カッツマン、ザヴェン・カチャトゥリアンといった面々であり、いずれも当時のアルツハイマー病研究を理論面で牽引する研究者たちである。老化は重要で興味深いテーマではあるものの、避けたり「治したり」はできないことに彼らは思い至る。がんが悪者だという話なら誰にも異論はなく、撲滅のためなら支出を厭うべきではないことを誰もが納得する。理屈抜きにそういう発想に結びつけられるので、いかにその戦略がうまくいくかはリチャード・ニクソン大統領の「がんとの戦争」宣言を見るだけでわかるはずだ。「がんとの戦争」とはいささか大げさに聞こえるかもしれない。そもそも病気とどうやって戦争をするのか、と。その一方で、ＰＲとしては素敵な響きをもつのもまた事実だ。

老化の場合は話が別で、売り込むのはそう簡単にはいかない。誰だって年をとりたくはないが、だからといってそれを止められるとは思えない。勝利をつかむのは不可能でないまでも楽にはいかないだろうから、老化に対して宣戦布告をするなどどう考えても馬鹿げている気がする。ＮＩＡの初期の指導者たちの言葉を借りるなら、老化にはがんほどの魅力的なアピールがない。だが――と彼らは考えた――年をとったら避けて通れないような、そして誰もが心底恐れるような病気を見つけられたらどうか。その恐怖が市民の関心をとらえ、議会の注意を引き、この分野に連邦政府の研究予算をもたらしてくれるだろう。アルツハイマー病はこの条件を見事に満たす。ＰＲに不向きだという短所は「老化」の枠組みを変えることで克服できるかもしれない。

第2章で見たとおり、クレペリンはアウグステ・Ｄの珍しい痴呆症状を一個の病気、つまりアルツハイマー病と呼ぶことで、その症状がどう語られるかに大きな影響を与えた。それによって自らの狙いを達成し、未来の医師や科学者が高齢期の痴呆をどうとらえて、どう話題にするかを方向づけた。同じように、誕生まもないＮＩＡへの支持を取りつけるには、バトラー‐カチャトゥリアン‐カッツマン‐テリーのマーケティング戦略でアルツハイマー病の語られ方を改める必要があった。これが最も一般的な認知症だと認識させなくてはいけなかった。

アルツハイマー病が広く見られる有害な病気であって、多大な費用を要することを市民と連邦議員に納得させられるかどうか。そこに彼らの作戦の命運がかかっていた。一九六〇年代にそういう受け止め方をする医師はほとんどいなかった。やはり珍しいタイプの変則的な痴呆だと見られていたからである。アウグステ・Ｄのように、七〇～八〇代でもないのに本格的な痴呆症状の患者が病院に来ることはまずなかった。確かに年をとれば認知機能は衰える。当時は老化によって知的能力が自然と鈍るものと考えられており、それは動脈の硬化が原因だとされることもあった。こうした衰えはごく普通のよくあることなのに対し、アルツハイマー病はかなり珍しい部類に入るとみなされていた。

ＮＩＡの指導部にとっては、この見方が変わってくれなければ困る。彼らはマーケティングの原則を応用し、二方面をターゲットにする戦略を立てた。ひとつ目の目標は、この病気をいま知られている以上に邪悪なものとして売り出すこと。これは簡単にできそうだ。もうひとつの目標は、「アルツハイマー病」の意味の大幅な拡大を精力的に推し進めることである。高齢期の痴呆のできるだけ広い部分を表すものとしてこの名称を使いたい。ＮＩＡは時代をさかのぼり、クレペリンとアルツハイマーの考え方に手を伸ばした。つまり、アミロイドプラークと神経原線維変化（もつれ）の蓄積こそが真の原因だという見方である。結論からいうと、この「アミロイド・イコール・アルツハイマー病」というアプローチは、誕生まもないＮＩＡにとって金鉱にも等しいものとわかる。当時、痴呆患者の脳を顕微鏡で調べる神経病理学の研究が数を増すにつれ、重度の痴呆患者が亡くなったあとの剖検からアミロイドプラークともつれが、しかも特徴的な分布で見つかるケースが増えていた。なるほどこれはアルツハイマー病に違いない、と彼らはうなずいた。稀なタイプの若年性痴呆とされていたものがいまやその段階を卒業し、加齢に伴うさまざまな認知機能の衰えの大きな部分を説明する疾患となった。全体の六割との推定もある。歴史のこの一ページを振り返ると、ＮＩＡの指導部が痴呆の定義を改めたことが、アルツハイマー病と呼ばれるものの境線が広がった二度目の事例だったことがよくわかる。そしてこれはクレペリンが最初に試みたとき以上に戦略と政治が前面に出たものであって、科学の色合いは輪をかけて薄かった。

この目論見はものの見事に当たった。それまでの認知度は低かったにせよ、これほどの恐ろしい病気を相手にするには予算もほかの資源もいる。ということで、案にたがわずアルツハイマー病研究への連邦予算は増え始めた。ひとつの重要な節目となる出来事が起きたのは一九八四年のこと。初となる複数のアルツハイマー病研究センターがＮＩＡの肝煎りで誕生した。これは全米各地の一流医科大学にいる著名な研究者に対して、多額の助成金を支給するというものである。センターの設立はこの恐ろしい（とはいえ最近定義されたばかりの）怪物を断固として打ち負かす強い決意の表れであると、ＮＩＡは鳴り物入りで喧伝した。月日が流れるうちに、ＮＩＡの研究予算に占めるアルツハイマー病研究の割合はふくれ上がっていった。二度目の定義拡張があまりに功を奏したおかげで、現在のＮＩＡは全予算二六億ドルの三分の二近くをアルツハイマー病研究に費やしている。一個の病気につぎ込む金額としては相当なものなので、バトラー＝カチャトゥリアン＝カッツマン＝テリーの戦略はうまくいきすぎたのではないかとの疑問も当然ながらもち上がっている。

確かに一五億ドルは多額ではあるが、もっと出してもいいくらいだという見方もできなくはない。というのも、投資から得られる利益が初期費用を大幅に上回るからだ。計算はいたって単純である。NIA全体の予算は二六億ドル。一方、アルツハイマー病がアメリカの医療制度（つまりはあなたと私）に年間三〇〇〇億ドル近くを負担させているのを思い出してほしい（第1章参照）。それを半分に減らすだけでも、節約できた額はたった一年分でNIAの予算の五〇年分を超える。言葉を換えるなら、私たちが現状のレベルでNIAに五〇年あまり投資し続けたとしても、わずか一年で元が取れる。しかも、治療法を見つけるという目標に向けて多少の成果が得られただけでそうなる。ちょっと私の小切手帳をもって来てもらおうかな。

問題は、巨額の利益を生むこの剣に刃がもうひとつ付いていることである。なぜ長々とNIAの歴史を説明するのかと読者はいぶかしく思っていたかもしれないが、ここに答えがある。アルツハイマー病への連邦予算を増やそうとする戦略がうまくいきすぎて、いまや本末転倒の状況になっているのだ。もともとNIAが発足した目的は、老化とその関連疾患すべての生物学的仕組みへの理解を深めることだった。全身のほぼすべての器官にかかわるさまざまな病気に対して、老化が重要な役割を果たしているというのがもともとの前提だったし、それはいまも変わらない。老化のプロセスが解明できれば、ありとあらゆる人間の疾患に大きな影響を与えられるというのが設立時の構想だった。ところが「商品」として考えた場合、老化単体ではがんやアレルギーや感染症ほど「見てくれ」がよくない。そこで、老化は闘うにふさわしい敵だと認識させるために、また連邦予算を投じるに足るプロジェクトだと信じさせるために、アルツハイマー病は老化と一体化され、老化研究という概念を売り込む一助として実際以上にその重要性をふくらまされた。しかし、アルツハイマー病が老化の顔となったとき、それはＮＩＡの顔にもなった。そして、老化に予算を引っ張ってくることが、アルツハイマー病に予算を引っ張ってくることをしだいに意味するようになった。問題に取り組む目的と手段が逆さまになっていて、これこそが両刃の剣たるゆえんである。こういう視点に立つと、私たちのなすべきことは税負担を軽減するというよりも、税金の使われ方のバランスを回復し、その目的を改めて明確にすることではないだろうか。

いま現在のバランスはどれだけ崩れているのか。それを確認するには、二〇〇〇年以降の重要な節目としてＮＩＡがリストアップした四三の出来事に目を向けるのがひとつの手だ。三分の一あまりがアルツハイマー病か認知症か、あるいは認知機能にかかわるものである。知的能力全般だけで、そしてとりわけアルツハイマー病だけで、本当に老化関連の問題の三分の一を占めるだろうか。私にいわせればこの数字は、ＮＩＡの使命の根幹部分にいかに深刻なゆがみが生じているかを示すものにほかならない。なにしろ、この分野の研究を続けられる（そして現に続けている）機関はＮＩＨの傘下でほかにもふたつ（国立神経疾患・脳卒中研究所と国立精神衛生研究所）ある。そちらに移せば、ＮＩＡは老化の生物学を研究することにもっと多くの資源を回せるようになるに違いない。なのにどうやらそうなってきてはおらず、本末転倒している。

いかに本末転倒かを実感するもうひとつの手が、ＮＩＡが自らの予算をどう使っているかに注目することである。図６‐２はＮＩＡのウェブサイトから転載したもので、大きな研究ジャンルごとの予算内訳を示している。二〇一八年の数字は実際に支出された額なので一番正確である。見ればわかるとおり、「神経科学」のくくりが全体のおよそ六五パーセントにのぼる。その大半はアルツハイマー病か、そのほかの認知症の研究に回される。しかもそれですらすべてではない。「行動・社会研究」の「行動」の部分にも多数の認知症研究が含まれている。そのうえ、ＮＩＨ本体の研究室（「内部研究」プログラム）に着目しても、その研究の一部はやはり認知症かアルツハイマー病に関連している。全部合わせると、ＮＩＡの予算の三分の二あまりが直接ないし間接的にアルツハイマー病研究に支出されている。

ひとつ指摘しておくと、度を越して認知症研究に資金を投じることには無理のない理由もある。私たちの体のさまざまな仕組みは生物学的な時間とともに劣化する。年をとれば、是が非でも避けたいような数々の問題に見舞われるリスクが高まる。筋肉は弱くなり、骨はもろくなり、心機能は低下し、免疫系の反応は鈍くなり、がんのリスクが上昇し、認知症に襲われる可能性は高まる一方になる。老化という謎が解けたら、こういう状態のすべてに途方もなく大きなプラスの影響を与えることができる。だが老化自体の研究はまだ揺籃期にあるため、臨床に応用できる実践的なツールが基礎研究から得られるまでには何年もかかるだろう。市民も、連邦議会にいる彼らの代表も、知りたいことはつねにひとつ――いますぐに何ができる？　では、どういう優先順位で資源を配分すべきなのか。この複雑な問題を攻撃するためにどこから手をつけたらいいのか。

かつて私は光栄にもあるワークショップに参加することができ、その会合の狙いは老年医と基礎研究の科学者を引き合わせることにあった。会が終わりに近づいたとき、私は室内の医師たちにひとつの問いを投げかけた。

今日はいろいろな問題について話し合いました。糖尿病、サルコペニア（老化による筋量の減少と、それに伴う筋力の低下）、認知症、転倒、感染症などです。実際に患者を診ていらっしゃる皆さんにお訊きしたいのは、もしも私が皆さんに

基礎生物医学研究に対する連邦政府の支援

	2018年度 FTE 実績	2018年度 支出実績	2019年度 成立 FTE	2019年度 成立予算
外部研究：				
老化の生物学		$262,439〔328億円〕		$317,816〔397億円〕
行動・社会研究		305,613〔382億円〕		370,100〔463億円〕
神経科学		1,575,481〔1969億円〕		1,907,922〔2385億円〕
老年医学・臨床老年医学		215,156〔269億円〕		260,556〔325億円〕
外部小計		$2,358,689〔2948億円〕		$2,856,394〔3570億円〕
内部研究	260	$148,566〔185億円〕	250	$156,209〔195億円〕
研究管理・支援	156	$64,248〔80億円〕	185	$70,808〔88億円〕
合計	416	$2,571,502〔3214億円〕	435	$3,083,410〔3854億円〕

図6－2　国立衛生研究所（NIH）歳出権限の2018年実績および2019年推定（単位：千ドル）．神経科学の数字が圧倒的に大きいことに注目．（〔　〕内は1ドル＝125円で換算した場合の，およその額）
出典：データは https://www.nia.nih.gov/about/budget/fiscal-year-2020-budget/fy-2020-amounts-available-obligation より．

魔法の杖をプレゼントできるとして、それを振ったら今日取り上げた問題のうちのひとつを、ただしひとつだけを消せるとしたら、どれを選びますか?

一瞬のためらいもなく誰もが「認知症」と口をそろえた。理由を尋ねると明快な答えが返ってきた。それ以外の症状であれば、医師として患者と家族に提供できるものがあるからだ、と。糖尿病の治療なら食事療法や薬があるし、膝関節や股関節を人工のものと取り換えることもできる。コレステロール値を下げるにはスタチン系の薬剤を処方すればよく、筋緊張やバランスを改善するための運動プログラムも提案できる。しかし認知症に対してはなすすべがない。しかも、自分たちのもとに来た患者が認知症にかかっていると、それ以外の何を治療するのも——糖尿病であれ運動協調性であれ関節リウマチであれ——臨床の観点からは格段にややこしくなり、倫理の面でも厄介さが増す。

医師がこれほどの切迫感をもって認知症という問題の解決を願っているのだとすれば、徹底してアルツハイマー病に集中したくなるのも、NIHの予算の大半をアルツハイマー病に引っ張ってきたくなるのも、理解できる気がしてくる。バランスが悪いにせよ、少なくともいますぐにできることなのは間違いない。NIAのリーダーたちが一九八〇年代に直面したのはまさしくこういう状況だった。老化の基礎科学というしっかりした土台を築けば長期的な利益がもたらされ、いつの日か新世代の治療法が誕生するだろうが、それは売り文句として心に響きにくい。私たち市民は先々ではなくできるだけ早く答えが欲しい。だから、基礎研究が役立つ問題は多々あるにせよ、まず手をつける領域としては抗いがたい魅力がアルツハイマー病にはある。こうした背景を勘案すれば、予算配分にある程度のムラが生じるのもやむを得ないと思える。

とはいえ、これと同じくらいの説得力でこう訴えることもできる——アルツハイマー病というカゴにばかりほとんどの卵を入れていたら、家に帰る途中でつまずいて転んだときに夕食の材料が何もなくなるじゃないか、と。これこそが私たちのいま置かれている状況である。アルツハイマー病研究はつまずいて転んでしまい、老化のカゴには卵がほとんど残っていない。予算配分に多少の偏りがあるくらいなら仕方がないにしても、予算全体の三分の二を毎年毎年つぎ込むのは筋が通らない。

これはＮＩＡだけの問題ではない。ＮＩＨは認知症に多額の予算を投じているうえ、すでに指摘したとおりＮＩＨ傘下のほかの研究機関でもアルツハイマー病に予算をつけている。それらが寄与する割合はＮＩＡに比べれば小さいものの、かなりの額であるのは確かだ。アルツハイマー病と、それに関連する認知症の研究に関し、ＮＩＨは外部に対して約三三〇〇件の助成金を確保している。このうちの九割（約二九五〇件）がＮＩＡ経由で支給されていることを思えば、いかにＮＩＡがアルツハイマー病研究を牛耳っているかがわかるだろう。要はアルツハイマー病研究がＮＩＡを動かし、ＮＩＡがアルツハイマー病研究を動かしている。これはアルツハイマー病への取り組み方として偏っているばかりか、人間の健康に影響を与える存在としての老化を研究するうえでもバランスを欠いているというほかない。問題の根幹は老化そのものだというのに、その老化の生物学的な仕組みを解明することから資源が遠ざけられている。

ＮＩＡの後援によるアルツハイマー病研究の具体的なテーマに目を向けてみると、偏りはなおのこと際立つ。すでに見てきたようにアミロイドカスケード仮説というものが存在し、それがさまざまな要因からこの研究分野の支配的な考え方となって、「アミロイドの研究でなければアルツハイマー病の研究じゃないんだよ」の助言へと帰結した。レーザーのようにピンポイントで焦点を絞った結果、アルツハイマー病研究がＮＩＡを動かしているだけでなく、アミロイドカスケード仮説がアルツハイマー病研究を動かすまでになっている。この点をあぶり出したいなら、ＮＩＨの助成金のうちどれくらいがアミロイドカスケード仮説ベースの研究に支給されているかを尋ねるだけでいい。もっとも、アミロイドへの予算の金額を突き止めるのはたやすいことではない。NIA内部の人間であっても、現実に即した正確な数字を割り出すのには苦労するだろう。アミロイドとプラークを原因とする考え方はこの研究分野にあまりに深くしみ込んでいるため、どれくらいがその仮説に基づいているかはなかなか切り分けられない。

NIHには「RePORTER」というソフトウェアツールがあり（https:/projectreporter.nih.gov/reporter.cfm）、NIHの助成を受けた科学論文内の単語を探せるようになっている。「アルツハイマー病」で検索すると、五〇〇件でシステムの限度に達してしまう（RePORTERは「該当」が五〇〇件見つかったら検索をやめる仕組みになっている）。そしてもちろん、これはアルツハイマー病に関する助成金三三〇〇件のうちの一五パーセントにすぎないのだが、アルツハイマー病がNIAを動かしていることがこんな単純な作業ひとつからでもわかる。この上位五〇〇件のうちの四九七件は、NIAからの助成を受けていた。それに対し、今度は検索窓に「パーキンソン病」と入力してみると、NIAの助成は上位五〇〇件中の五一件にとどまり、NINDSの助成によるものが三〇九件にのぼった。「アルツハイマー病」の検索では、「アミロイド以外」に目を向けるべく「代謝異常とミトコンドリア異常」というような検索ワードを追加したとしても、NIAによる助成が上位五〇〇件のうち八〇パーセントを超える。アミロイドに注目していない研究だけに絞り込もうと試みてみても、NIAの助成による上位二〇件のうち七件は論文のタイトルに肯定的な意味でアミロイドという言葉を使っていた。

偏りを推し測るもうひとつの手がかりは、被引用件数の多い論文「NIA・AA研究フレームワーク（NIA-AA Research Framework）」（二〇一八年）をNIAが後援していることである。(1) この論文はアルツハイマー病研究の試金石となるものであり、それはこれからも変わらないだろう。先の章でさらに詳しく見ていくように、この論文の提言は「アミロイドをベースにしている」などという生易しい表現では足りない。次の文章は論文のアブストラクトからじかに引用したものである。

> β‐アミロイドのプラークと神経原線維のタウ蓄積がＡＤ（アルツハイマー病）の原因でない可能性はあるが、痴呆症状を引き起こし得るさまざまな疾患の中で、ＡＤを独特の神経変性疾患として位置づけるものはこれらの異常なタンパク質の蓄積である［強調は原論文］。

この文章を翻訳すれば、私の所属していたアルツハイマー病研究グループが一九九〇年代にもらった助言の繰り返しになる――「アミロイドの研究でなければアルツハイマー病の研究じゃないんだよ」。この論文がＮＩＡの出資のもとに執筆されたという点は、ＮＩＨがどれだけアミロイドのレンズを通してアルツハイマー病の生物学をとらえていたかをまざまざと物語るものだ。ここまで私が懸命に強調してきたように、アミロイドが無関係だというのではない。ただ、それだけでアルツハイマー病を定義することはできないし、そうするべきでもないということである。

何に対して予算を充てるかを決めるうえで、ＮＩＡの影響力はＮＩＡ自体を超えてはるか遠くにまで及んでいる。先ほどの研究フレームワークのタイトルに入っていた「ＡＡ」はアルツハイマー病協会の略称である。これは非営利団体であり、研究と患者権利擁護の推進を目指して一九八〇年に発足した。以後、組織は発展し、非政府組織としてはアルツハイマー病研究に対して最も多額の資金を提供するまでになっている。出資の対象とする研究は全世界で数億ドル規模にのぼる。「アルツハイマー病協会」という名称である以上、その資金がほぼアルツハイマー病の研究のみに充てられるのは想定の範囲内だ。だがその助成金の大部分が、これまでもいまもアミロイドベースのアプローチにのみに使われているのは想像を超えている。こうした重点の置き方は変わり始めてはいて、アルツハイマー病創薬財団、アルツハイマー病研究基金、クリアソート財団といった小規模団体の旗振りにより、もっとはるかに多様なアプローチでアルツハイマー病に迫る試みも進められている。

アミロイドカスケード仮説が疾患モデルとして圧倒的に重視されてきたせいで、効果的な治療法を探す研究活動には背筋の凍るような影響がさまざまなかたちで及んできた。なかでもその寒気が北極級なのは認知症研究に対する予算配分のゆがみであり、それは本章で見てきた事例からも明らかである。アメリカ政府はＮＩＨを通して基礎研究に必要な勘定のほとんどを支払っている。アミロイドに関する臨床研究は製薬産業の出資で十分にカバーされているわけだから、ＮＩＡはこの機をとらえ、ポスト・アミロイドの次世代アルツハイマー病研究を見据えて広範で大きな土台を築く努力を始めてよさそうなものである。ところがそうはなっていない。ＮＩＡが多数の優れた老化研究に出資しているのは事実だ。しかし、その出資ポートフォリオには巨大なゴリラがすみついていて、そのゴリラの正体がアルツハイマー病であり、この病気のメカニズムにおけるアミロイドとタウの役割でもある。そして、それ以外の戦略的アプローチに関する出資の意思決定に対しても、このゴリラが大きな影響力をふるっている。本末転倒であることを喩えて英語では「尻尾が犬を振る」という言い方をするが、この場合はそれがさらに度を越して、アミロイドというノミがアルツハイマー病という尻尾を振り、その尻尾がＮＩＡという犬を振り回している。

こんなやり方で人間の疾患を研究できるはずがない。

第7章　製薬・バイオ産業

基礎研究に精力的に取り組む科学者たちがいなければ製薬産業は成り立たない。にもかかわず、製薬産業（原語はPhRMA（米国研究製薬工業協会）であるが、本邦訳ではこれを「製薬産業」と訳す）が基礎研究全般に充てる予算は縮小しつつあり、代わりに治験への注力の度合いを深めている。治験の費用を研究費として計上したら、その費用は推定で国の支出の二倍近くにもなる[1]。それも研究には違いなく、あっぱれな取り組みといっていいが、その資金の向かう先はいわゆる「応用」科学が圧倒的に多いことになる。製薬産業が治験に多額の支出を厭わないのは、投資に対する金銭的な見返りがわりあい早く得られるからだ（数年ではあれ数十年ではない）。ひとつの製薬会社が新しい治験を開始するときには、その薬剤が次なるブロックバスター（画期的な薬効をもち、莫大な売り上げにつながる新薬のこと）となって巨額の利益をもたらすという賭けに出ている。本社の会計担当者の視点に立ってみると、治験を実施する決断はかなりの冒険ではあれ、リスク対利益の比率はけっして悪くない。ところが、会社の金を基礎研究につぎ込むとなったら、この同じ会計担当者もそうはいい顔をしてくれないだろう。投資が回収できるまでの期間が長く、短期的利益という意味で企業にほとんど旨味がないからである。

製薬産業が治験を重視する傾向をますます強めるなか、基礎研究に出資する責任は世界中の大学や研究機関の肩にかかってきた。基礎研究に専心する研究者が中小のバイオテクノロジー企業にいないわけではないとはいえ、彼らには自分たちの知的財産権を守る必要がある。出資者を満足させるには、科学的知識より投資収益率を優先せざるを得ない。そのため、最先端の基礎研究をコンスタントに発表して、アルツハイマー病研究を前進させられるような状況にはないのが現状である。

製薬産業とアルツハイマー病の関係はひと言ではいい尽くせない。あらゆる両刃の剣の中でも、両方の刃の切れ味が最も鋭いのが製薬産業である。私たちがいまある状況に至った背景には確かにこの業界が一枚噛んではいるが、その影響には二面性があるために、本章を書くうえではほかのどの章より頭を悩ませた。この本に悪役を登場させたくはなかったものの、製薬産業はそれに近いというのが私の当初の直感だった。この業界は間違いなく悪に事欠かない。オピオイド危機（一九九〇年代後半以降アメリカで深刻化したオピオイド系鎮痛剤の中毒や過剰摂取のこと。これまでに五〇万人以上の死者を出している）を招いたことや、インスリンのようなごく一般的な薬からどれだけ利益をむさぼっているかを見ればわかるように、その背後には際限のない金銭欲がある。製薬産業ではなりふり構わぬ競争が苛烈を極め、人の健康より市場シェアが重視される。だから本書でアルツハイマー病研究について語るうえでは、悪しき存在として槍玉にあがるのにいかにもふさわしそうに見えた。しかし、これほど恰好の攻撃対象に思えるのに、アルツハイマー病研究の歴史に製薬産業が果たした実際の役割は意外にもそれとは違っている。

アルツハイマー病の治療薬を追い求める過程において、だめなやり方の見本になるような絵に描いたような悪党キャラクターは登場しない。製薬産業の研究所や重役会議室での形なき意思決定プロセスが結局は犯人ではあるのだが、それにしたって悪徳というよりは騙されやすいと表現するにふさわしい。私はオキシコンチン（オピオイド系鎮痛剤の商品名。依存性の低さを不当に強調して販売したとして販売元が訴追され、六億ドルの罰金を科された）やインスリン（製薬会社が特許を囲い込んだために薬価が高騰して社会問題化したが、批判を受けてジェ

読者カード

みすず書房の本をご購入いただき，まことにありがとうございます．

書　名

書店名

・「みすず書房図書目録」最新版をご希望の方にお送りいたします．

（希望する／希望しない

★ご希望の方は下の「ご住所」欄も必ず記入してくださ

・新刊・イベントなどをご案内する「みすず書房ニュースレター」（Eメール）を
ご希望の方にお送りいたします．

（配信を希望する／希望しない

★ご希望の方は下の「Eメール」欄も必ず記入してくださ

（ふりがな） お名前　　　　様		〒
ご住所	都・道・府・県	市・
電話	（　　　）	
Eメール		

ご記入いただいた個人情報は正当な目的のためにのみ使用いたしま

ありがとうございました．みすず書房ウェブサイト https://www.msz.co.jp で
刊行書の詳細な書誌とともに，新刊，近刊，復刊，イベントなどさまざま
ご案内を掲載しています．ぜひご利用ください．

郵便はがき

料金受取人払郵便

本郷局承認

5391

差出有効期間
2024年3月
31日まで

113-8790

東京都文京区
本郷2丁目20番7号

みすず書房営業部
行

通信欄

（ご意見・ご感想などお寄せください．小社ウェブサイトでご紹介させていただく場合がございます．あらかじめご了承ください．）

ネリック薬の販売を決めた）をめぐる問題を目の当たりにしていたので、どうしたって悪人が見つかるだろうと思っていた。ところが、アルツハイマー病の医薬品開発については話が違うことを知った。オキシコンチンもインスリンもすでに確立された商品であり、研究や商品開発や、規制当局からの承認の必要はなかった。製薬産業はただ、名の知れた人気の薬剤をできる限りたくさん売り、私たち消費者から最後の一ドルまで搾り取ろうと欲丸出しで奮闘していたにすぎない。私たちは眉をひそめ、そんなことをしてモラルはないのかと議論しはしても、しょせん商売とはそういうものである。一方、製薬産業にとってアルツハイマー病の困った点はこれまでもいまも同じ。売るべき商品が存在しないことである。アルツハイマー病市場の「潜在性」を期待してよだれを垂らすことがあっても、いまのところマーケティング担当者には出番がない。ただ座って待っているだけである。

結局、アルツハイマー病研究の現状に製薬産業がどうかかわったかを考えると、そこにあったのは無能さの物語だと表現するのが一番しっくりくる。つまり何をしたかではなく、何をしなかったか、である。彼らは自分たちのデータの声に耳を傾けず、しまいには科学的な判断ばかりかビジネスの判断をも誤った。この経緯を正しく理解するには、いわゆる巨大製薬会社がどのようにしてスタートを切ったのか、そしていまの規模と影響力をどうやって手に入れたのかを振り返っておいたほうがいい。

製薬産業の歴史

現代の製薬会社はすべて慎ましげな産声とともに生まれた。今日までの道筋はひとつとして同じでないが、共通点は多い。たとえばバイエル社を例にとろう。この会社は一八六三年に、セールスマンのフリードリヒ・バイエルと、衣類用コールタール染料（コールタールから得られるベンゼンなどを原料にした合成染料）を専門とする化学者のヨハン・フリードリヒ・ヴェスコットによって創業された。より高品質で安価な新しい染料を開発しようと、ふたりは研究に資金を投じた。また、染料の製造手法の一部を応用して医薬品も生み出した。サリチル酸にアセチル基を付加してアセチルサリチル酸をつくったのである。いまの私たちがアスピリンと呼ぶ商品だ。製造プロセスはバイエル社の発明ではなかったものの、この成分に鎮痛作用のあることが判明したために商品化して製造・販売を始めた。会社は「アスピリン」の商標を取得し、積極的な販売攻勢をかけた。いまもアスピリンは歴史に燦然と輝く奇跡の薬のひとつに数えられている。もともとは化学と販売が手を組んでスタートしたものでありながら、化学担当（ヴェスコット）ではなく販売担当（バイエル）が社名になったことはその後を暗示していたといえなくもない。現在、バイエル社は最大手製薬会社に名を連ね、年間収入はおよそ四〇〇億ドル。いまでは医薬品にとどまらず消費生活用製品にも手を広げているほか、動物の健康と作物科学の分野にも進出している。

ほかの巨大製薬会社はもっと現在地に近い分野で誕生した。米メルク社の場合は、まだ黎明期にあったビタミンの研究からスタートして世界第五位の製薬会社へと上り詰めた。イーライリリー社（世界第七位）の場合、始まりはキニーネの製造・販売だった。アルツハイマー病の医薬品開発における重要な企業のひとつであるタケダ社（武田薬品工業）は、一八世紀の日本で和漢薬商として出発し、一九世紀には洋薬の取り扱いも開始した。今日の製薬会社の中で群を抜いて最大手なのはジョンソン・エンド・ジョンソン社であり、年間収入は四〇〇億ドルに迫るが、もとは消毒剤や滅菌済みの包帯などをジョンソン三兄弟が売り歩くところから始まった(2)（右の順位はいずれも本書執筆時点であり、二〇一八年の収入に基づく）。

会社誕生の物語にはいくつか共通点がある。創業当初の守備範囲は数社が化学であったり、ほかは製造や販売であったりといろいろではあるが、創業者ないし創業者グループが独自の研究結果をもとにして健康関連商品をつくり、そこから利益を上げた例は数えるほどしかない。実際には何をおいても、創業メンバーのマーケティングの手腕が成功の決め手となった。商売に対する鋭い嗅覚を備え、むき出しの野心も少なからずそこに加わった結果、これらの企業はいまある姿になった。このことは創業時だけでなく、分岐点となる以後のさまざまな場面にも当てはまる。新製品を生むうえで科学研究が重要なことをほとんどの企業は認識していたものの、会社を動かしていたものは研究ではない。バイエル社のウェブサイトに掲載された社史からはこの点がよく伝わってくる。創業まもないバイエルと競合他社を取り巻く状況を説明して、そこにはこう記されている。「自社の研究施設ならびに国際市場での商機をつかむ能力を有する革新的な企業のみが、長きにわたって存続することができた」［強調は本書著者］

科学と販売技術を混ぜ合わせることが製薬産業のセントラルドグマである。それが製薬産業のＤＮＡの二重らせんであり、私たちに向けられた両刃の剣でもある。

なぜ彼らが必要なのか

製薬産業の販売・マーケティングの側面がこの世界から消えることはない。あの薬やこの薬に関するしつこいテレビコマーシャルもそうだし、オピオイド危機にサックラー家（前出のオキシコンチンを販売するパーデュー・ファーマ社の創業経営者一家。同社は米連邦裁判所により解散を命じられている）の果たした役割や、マーティン・シュクレリ（チューリング・ファーマシューティカルズ社の元ＣＥＯ。抗寄生虫薬の製造権を取得して価格を約五六倍に吊り上げた）の価格設定のやり方といった、悪夢のようなモラルの崩壊もそうだ。徹底して薬を売り込もうとするこの攻撃的な姿勢は医療消費者である私たちに大きな負担を強いており、大企業に薬をつくってもらう必要が本当にあるのかと疑問が首をもたげる。全米科学アカデミーズ（全米科学アカデミー、全米技術アカデミー、全米医学アカデミー、および全米研究評議会からなるアメリカの学術機関）は近年の報告書の中でこう指摘している。(3)「手頃な価格で購入できない医薬品にはわずかな価値しかない」

問題は、私たちがやはり製薬産業を必要としていることにある。右の引用は文章の前半部分のみであり、全体としてのアカデミーズの結論は次のようになる。「手頃な価格で購入できない医薬品にはわずかな価値しかない。存在しない医薬品には価値がまったくない」

この最後の部分が製薬産業の剣のもうひとつの刃だ。仮に私が明日、自分の研究室に入っていってアルツハイマー病の治療薬を発見したとしても、それだけでは認知症に対する市民の医療費負担を軽減する役には立たない。誰かが私の発見を商品に変えてくれなければ、しかもそれを大規模に実施してくれなければ、私は独り言をいっているのと同じだし、科学者仲間が何人か知るだけで終わってしまう。実際問題として私の発見には何の値打ちもない。いわゆる「発明の実施」をどこかの企業が引き受けてくれなくては薬が誕生することはなく、そして「存在しない医薬品には価値がまったくない」

概念を形にして市場に出すのは長く険しい道のりであり、小心者に向く仕事ではない。たとえば、我が家の裏庭に生えたシダレヤナギの葉をむしり、その抽出物を二種類のアルツハイマー病モデルマウスに与えたら、プラークともつれが除去され、脳の劣化が食い止められたというのが私の空想上の発見だとしよう。夢のように素晴らしい話ではあるものの、マウスを治療することが目標ではない。私たちが相手にするのは、いまこの病気を抱えている世界五〇〇〇万人の患者と、この先かかるかもしれないさらに大勢の人たちである。裏庭のシダレヤナギ葉抽出物は初めの一歩にすぎない。何らかの活性作用が明らかになったら、次なるステップは分析化学の手法で有効成分を見つけ出すことだ。そのあとは合成化学者に登場いただき、その活性化合物の構造に手を加えたら作用が増強されるかどうかを調べてもらう。先ほども触れたサリチル酸は鎮痛作用をもつ化合物だが、それを改変して誕生したのがアスピリンである。こうしたあれこれが進行しているあいだに特許弁護士を連れてきて、あらゆる化合物が――親化合物も誘導体（ある化合物の分子内の小部分の変化によって生成する化合物のこと）もひとつ残らず――特許で保護されるよう取り計らってもらわないといけない。アイデアというのはつかみどころのなさに定評があるとはいえ、特許によって確固とした合法的な商品となり、売買がしやすくなる。次に必要なのが薬物動態学と呼ばれる研究だ。これは、化合物がどれだけ長く体内にとどまるか、脳に入り込むか否か、どれくらいの頻度でどれくらいの用量を摂取すべきか、といった重要な項目を調べる研究分野である。これらのハードルをクリアしたら治験を開始する。臨床第Ⅰ相試験で安全性を確かめ、第Ⅱ相試験では少数（数十人）の被験者で効果を検証し、第Ⅲ相試験は多施設共同で大人数（一〇〇〇人以上が普通）を対象に効果を確認する。これらの試験は信じがたいほどの費用を要し、アルツハイマー病の第Ⅲ相試験なら当然のように数億ドルはかかる。すべてがうまくいけば今度は規制当局に販売許可の申請をする。ここは国によって詳細が異なるものの、商売として成功できるかどうかの分かれ目といっていい。ＦＤＡ（米国食品医薬品局）のような機関から承認が得られたら、技術者は製造手順の設計に着手でき、その手順を通して本格的な事業規模で商品を製造する。販売チームは世界中の薬局に商品を届けるべく、物流管理のシステムを考える。そして、ここでようやくマーケティングチームを呼び入れ、商品の販売促進がスタートする。

我が家の裏庭で治療薬候補を見つけてから、商品となって世界の人々が使えるまでになるには、こうして長い階段を上っていかなければならない。一連のステップをすべてクリアするには数十億ドルが必要になる。このプロセスは込み入っていて費用がかかるだけでなく、耐えがたいほどに進みが遅い。医薬品開発にかかる時間は発見から商品までで一〇～一五年と推定され……しかもこれはすべてがうまくいったら、の話だ。最後にもうひとつ苦い現実をつけ加えておこう。大元の研究をどれだけ細心の注意を払って厳密に実施したとしても、第I相試験を開始する薬剤が最終的にFDAの承認を勝ち取れる確率は一〇分の一に満たない。つまり、新薬を販売して巨額の先行投資の回収を始めたくても、一〇のうち九にはそもそものゴーサインが出ないことになる。石橋を叩いて渡る向きにはとうてい手を出せないプロジェクトである。

医薬品開発のプロセスはあまりに長く、あまりに高くつき、あまりにリスクが大きいことから、これを最後までやり通せるのは相当な資力をもつ組織に限られる。いい換えれば、アルツハイマー病の新薬が欲しいなら製薬産業が必要だということである。研究者ひとりの手には負えないし、これだけのリスクを引き受けても揺るがないような大学や研究機関などどこにもない。中小のスタートアップ企業であっても、数々の障壁を乗り越えて商品を市場に出すのは並大抵のことではない。先ほどあげたような巨大企業でなければ、優れた着想を本物の商品に変換するのは無理だ。結局、やりすぎの面は多々あるにせよ、ないならつくらねばならないほどに不可欠なのが製薬産業だといえる。

なるほどわかった。でも私たちは両手を組んで親指をくるくる回しながら治療薬を辛抱強く待っているのだから、もう少しあれこれのスピードを速められないものだろうか。いい質問である。必要とされる時間と資源についてはこれまで大勢の賢い人たちが目を向けていて、どうすればプロセスの合理化を図れるかを検討してきた。ひとつの手は治験のプロセスを短縮すること。ふたつ目は、販売前にクリアすべき規制当局の基準を見直すこと。三つ目は、問題に取り組む際の産業側の姿勢を改めることである。アメリカだけでも一分にひとりのペースでアルツハイマー病の新しい患者が生まれているので、もっと迅速にという圧力が高まっているのは間違いない。では、何が足を引っ張っているのか。治験と規制当局の承認プロセスについては次章で取り上げるとして、差し当たってここでは製薬産業がどのようにして物事を進めているかを見ていきたい。

研究開発に対する製薬産業の姿勢

巨大製薬会社はいずれも基礎研究の重要性を認識している。ただ、その認識の仕方が、ウィンストン・チャーチルにとってのベルモット（ニガヨモギなどの香草を浸出させたワイン）と同じであるところに難がある。チャーチルはマティーニにベルモットを加えるのを好まず、グラスにはジンのみを注いで、別の部屋に置かれたベルモットの方向に会釈だけしてその一杯を楽しんだという。ほとんどの製薬大手はグラスをマーケティング戦略で満たし、別の部屋で懸命に繰り広げられている研究に会釈だけして利益を享受している。マティーニならベルモットなしでも味わえるかもしれないが、新薬の利益を味わいたいなら基礎研究を欠くことはできない。

そんなふうに書くと、それは言いがかりだと息巻く産業界のわめき声が後ろから聞こえてきそうだ。全米科学財団がまとめたようなデータを見てみるといい、企業はそれ相応の資金を基礎研究に振り向けているではないか、と（図7-1参照）。こうしたさまざまなデータによれば、二〇一五年の産業界による研究開発費は全体のかなりの割合を占めていた[4]。全体への貢献度で産業が国を上回ったのは史上初めてだというから、これは特筆に値する。じつはいろいろなデータがまとめられたあとにＮＩＨの出資額が大幅に増えているのだが、まあそれはよしとしよう。しかしこのレベルの分析では、産業界の貢献のうち本物の

「基礎」研究がどれだけあるのかに疑問が残る。治験は以前よりはるかに費用のかかるものとなっている。治験が医薬品開発プロセスにおいて重要な位置を占めているのは事実とはいえ、その狙いは疾患メカニズムに関して新しい知識を得ることではない。すでに明らかになっている数量に関して、その安全性と有効性を確認するのが目的である。

研究開発費のうち、医薬品開発費がどれくらいを占めているのかを割り出すのは思いのほか難しい。企業は自社の研究費をあまり細かく分けない傾向にあるため、「研究開発費」と銘打たれた費用が実際にどのように使われたかはつかみにくい。

……研究開発費には「さまざまな」な費用が含まれる場合がある。たとえば、知的財産権の取得と保護に要する法的費用、商業活動、さらには治験に参加する医師への協力費などがそうだ。(5)

だとすれば、本物の基礎研究費全体の半分以上を産業界が負担しているとは考えにくい。米国会計検査院から連邦議会に提出された二〇一七年の報告書（GAO-18-40）はこう推定している。「二〇〇八年から二〇一四年にかけて、全世界で企業が報告した研究開発費は……［ほぼ］……（研究ではなく）医薬品開発に回された」

この同じ報告書では基礎研究と開発を分ける試みがなされている。結果として先ほどとはまったく異なる構図が現れ、基礎研究への助成には予想以上に国の出資が大きいことがよくわかる（図7-2参照）。これは二〇一五年の数字ではあるが、年によって大きく変動するものではない。企業が研究に大枚をはたいているといっても、その大半は基礎的な発見ではなく応用研究開発に振り向けられているのであり、その点がこのデータからは浮き彫りになる。

別の研究では、ファイザー社とジョンソン・エンド・ジョンソン社の二〇一七年の製品ポートフォリオを分析した。[6] この二社が販売する中でもとくに利益の大きい医薬品に注目し、それらを後ろ向きにたどっていって、土台となる研究（裏庭のシダレヤナギの研究に相当するもの）がどこで手掛けられたかを調べたものである。分析対象とした六二点のうち、自社で発見されたものは一二点（全体の五分の一未満）にすぎず、残り八一パーセントはもともとどこか別の場所で構想されたものだった。おおまかにいって、よそから手に入れた発見四件に対して自社の発見が一件、といった割合である。

この四対一の比率を変えようと産業側が取り組んだ時代もある。たとえば一九六七年には製薬会社のロ

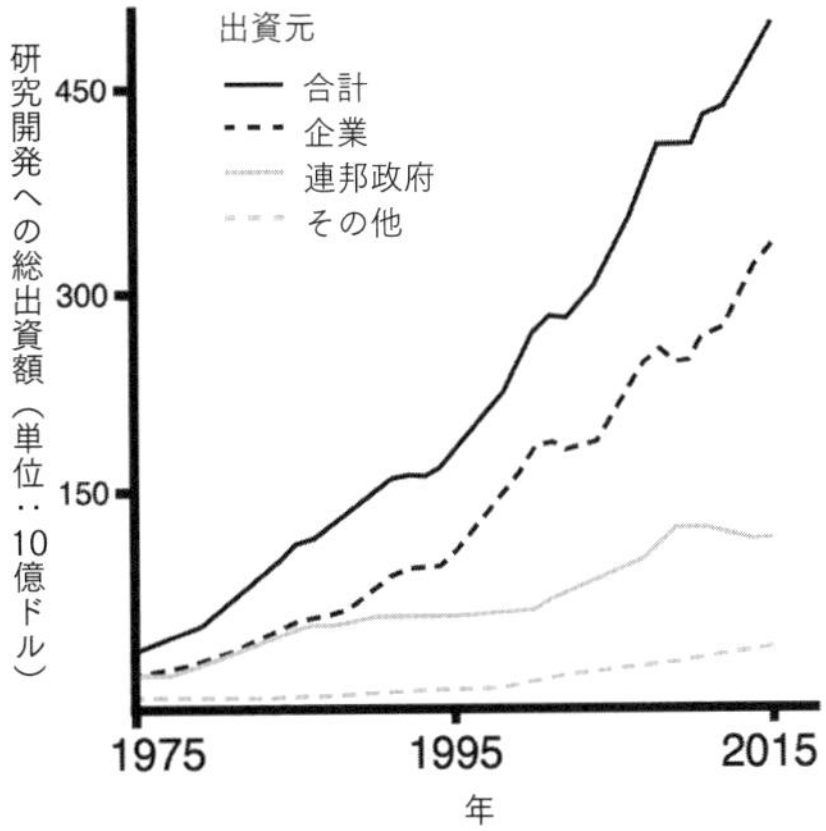

図7－1　研究費支援の負担配分.
出典：データは National Science Board | Science & Engineering Indicators 2018より.

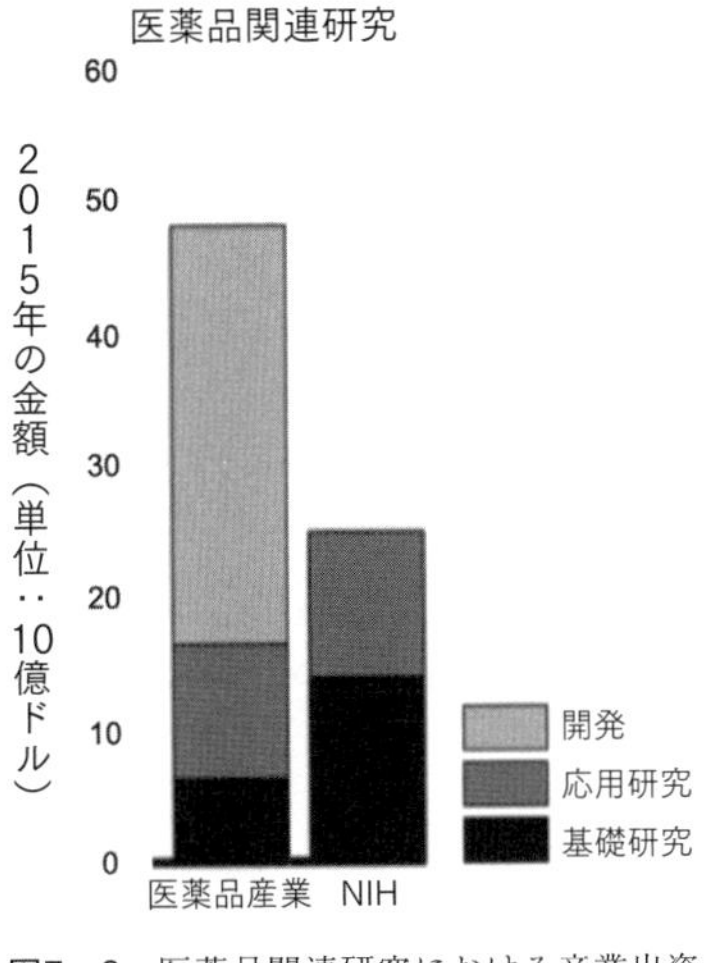

図7－2　医薬品関連研究における産業出資分と連邦政府出資分の比較.
出典：GAO analysis of NSF Business Research, Development, and Innovation Survey Data(GAO-18-40).

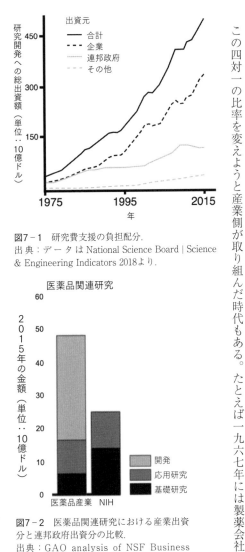

シュ（ホフマン・ラ・ロシュ社）が、ニュージャージー州ナトリーにロシュ分子生物学研究所を設立した。この施設は研究にのみ専念し、優れた研究成果を多数生み出した。研究所の基礎研究を会社の利益につながる方向にもっていけるとロシュ社は期待したものの、あいにくその望みは潰《つい》えた。研究所はわずか二八年で唐突に幕を下ろし、大勢の名だたる研究者が慌てて仕事探しに奔走する結果となった。製薬産業が基礎研究にどの程度本腰を入れるかは移ろいやすく、先が読めない。このことは自社内の研究の場合にまで当てはまる。自分たちのみぞ知る理由により、企業の上層部がひとつの事業分野をそっくり放り出すことは実際にあるのだ。なかでも特筆すべきは、アルツハイマー病研究に対するファイザー社の姿勢である。二〇一八年、ファイザーの経営幹部は医薬品開発の状況を眺め、アルツハイマー病を含むほぼすべての神経科学研究をただちに停止すると決めた。

このほど包括的な見直しを実施した結果、神経科学における発見と初期の開発活動に終止符を打ち、われわれが科学面で強力なリーダーシップを発揮して患者に最大限のインパクトを与えられる領域に［支出を］再配分することを決定した。(7)

患者を思っての決断というのがどこまで本心だったのかと、皮肉な問いが頭をよぎる向きもあるかもしれない。だが企業の論理がどうあれ、結局は才能ある科学者が何百人もいきなり解雇されて終わった。有効成分が発見されたら、企業はそれを医薬品へと開発すべく資源をつぎ込む。なにも、それがなくても世界規模で病気と闘えるといっているわけではない。一歩下がってプロセス全体について考えてほしいだけである。先ほど段階を追って説明したような「実験台《ベンチ》から病床《ベッドサイド》へ」の道のりでは、親化合物を化学的に改変してその有効性や安全性を高めるところ（もしくはその近辺）までが基礎研究の領分である。薬物動態を調べることなら基礎研究のうちとこじつけられなくもないにせよ、それよりあとのステップが商品開発に相当するのは否定のしようがない。発見のプロセスはすでに完了している。私のシダレヤナギ葉抽出物を商品に変えるには巨額の投資が必要なだけでなく、商品を初披露するまでには何年もかかる。とても私ひとりではできない。それでも、この架空の事例にはもっと大きな真実の芽がひそんでいる。それは、すべての取り組みの土台となる発見が私独自の基礎研究の結果であることに変わりはない、という点だ。その研究がなければ、製薬産業がどれだけ資力と産業力をもっていようとスプレッドシートに記載される値打ちをもたない。「存在しない医薬品には価値がまったくない」のである。

外部委託

製薬産業が基礎研究の重要性に気づいていないわけではない。製薬会社のミッションステートメントを読めば、あるいはテレビ広告やインターネットで自社をどう宣伝しているかを見れば、彼らの考え方がわかる。しかし巨大会社の幹部にとって、ロシュの研究所の一件が脳裏を去ることはなかった。彼らにしてみればあれは実物教育であり、二八年にわたって最先端の研究に投資しても利益を押し上げる効果は（仮にあるにせよ）たいしたものではないことを学んだ。科学面での成果としては疑問の余地がないものの、金銭面では高くついた失敗である。このせいで各社の会計担当者はしきりに舌打ちを始め、基礎研究事業から手を引いたらどうかと不満を漏らすまでになった。初期研究はどこかにやらせよう。ビジネスとしてはそれが理にかなっているように思え、製薬産業は基礎研究から離れる方向へシフトしていった。

ただし問題がひとつ。インスリンやオキシコンチンのように、売る商品が手元にあるならこうした経済重視の姿勢も理解できる。だがアルツハイマー病の画期的な治療薬が欲しいなら、そしてそこから天文学的な利益を上げたいなら、実際の商品がなくては話にならない。規制当局の承認を受けた、安全かつ有効な薬が。そのためのプロセスは基礎研究から始まるのに、企業はそこから撤退しつつあるため、発見プロセスも、そこに内在するリスクも、ともに外部にゆだねるようになっている。ファイザー社とジョンソン・エンド・ジョンソン社（J&J）についての例の研究論文で、自社の発見ではない八一パーセントの薬がどこから来たかを調べたところ、次のような結果が判明した。

ほかの製薬会社を買収することでファイザーとJ&Jのもとに来たものもあれば……大学や大学の研究センター由来のものもある。J&Jで最も売れているインフリキシマブ（商品名レミケード）は……一九八九年にニューヨーク大学の研究チームがバイオ企業のセントコア社と共同で合成したものだった。この薬が関節リウマチに効能を発揮することが最初に確認されたのは、インペリアル・カレッジ・ロンドンのマーク・フェルドマンおよびラヴィンダー・メイニー率いる研究［一九八〇年代前半に始まった］によるものだった。(8)

これはおなじみの筋書である。自社研究による実りを収穫することで有望な新薬を手に入れたのではない。ただセントコア社を買収した。セントコアは現在はヤンセン・バイオテク社という名称に変わり、創業時の独自性をいくらかは保っているものの、J&Jに完全子会社化されている。同じ主題は多少の差異はあれ製薬産業全体で幾度となく繰り返されてきた。発見への道は大学で始まり、それが中小バイオ企業に移され、最終的にはその会社がどれかの巨大製薬会社に吸収される。

新薬発見のプロセスをこんな道筋で構想するのはロマンのあるやり方ではないが、儲かるやり方であるのは間違いない。これがロマンあふれる発見プロセスであれば、アレクサンダー・ベルやヘンリー・フォードやトーマス・エジソンのような人物がいて、自分の名を冠した会社を率いるとともに自らも発明家として活躍する。現実の世界では、のちに新薬となる発見をする人はわずかな金額を手にするだけで、製薬産業の歴史書の中ではほぼ顧みられない。今日、あまたの小規模バイオ企業が林立するのはなぜかといえば、ひとえに金になるささやかな知的財産権をつくり出して、それを大手のどれかに売るためだ。美しいばかりではない話だが、これでうまくいく。理論のうえではかなり効率的な医薬品開発プロセスといえなくもないだろう。しかし、それほど効率的だというなら、なぜ私たちのアルツハイマー病治療薬はまだ存在していないのだろうか。

危険信号は見えていたのに何の手も打たなかった

アルツハイマー病を見事に治療する薬ができたら数十億ドルの値打ちがある。競争に勝つためなら汚い手を厭わないような企業であっても、これだけのインセンティブがあったら迅速に無駄なく研究を進め、その豊かな実りを一部でもいいから手にしたいと思う。利益が動機になる場合、企業はコストをできるだけ抑えようとするものである。新薬開発にかかわる費用のかなりの部分は治験の際に発生するので、理屈からいけば治験への出資に企業は細心の注意を払うはずだ。ところが過去二〇年のあいだ、製薬産業は高額な第Ⅲ相試験を立て続けに失敗している（本文章を書いている時点で連続三〇回近く）。いずれもアミロイドプラークの防止か除去を目指した薬の試験である。

世紀の変わり目を挟んで、陶然とした空気が支配したあの時代を振り返ってほしい。マウスにワクチンを打ってアミロイドβを除去できるという驚愕の発見がなされたとき、そんな単純な方法でアルツハイマー病を解決できるのかどうかを治験でも確かめないわけにはいかなかった。それをしないのは金銭の面からも医学の面からも無責任だっただろう。マウスを使った実験があまりに目覚ましい成果を上げたために、エラン社による初の治験が二〇〇三年に中止を余儀なくされたあとも、副作用を最小限にするよう設計し直して新しい治験を続けるのは当然とみなされた。ところが、エランの試験の被験者を五年間追跡調査した結果、ワクチン投与のうまくいった患者であっても、未投与の患者とほぼ同じペースで認知機能が衰え続けていることが判明した。それならさすがに企業戦略を見直す動きが起きただろうと読者は予想するかもしれない。別の抗アミロイド戦略にさらなる数億ドルを賭けることのないよう、財務担当者が少しは釘を刺したはずだ、と。抗アミロイドというアプローチの根拠となる前提事項が正しいのかを検討し直すために、前臨床研究をもっと充実させるのが慎重で適切な反応に思える。あるいは企業の医薬品ポートフォリオを多様化すべくアルツハイマー病のほかの特徴にも着目し、それらを標的にした化合物の試験にいま以上の資源をつぎ込むのも健全な事業戦略と考えられる。公正を期するためにいうと、この方面の取り組みがまったくなかったわけではない。しかし、そうした努力が色褪せるほど大々的なスケールで繰り広げられたのは、失敗を正当化しながらアミロイド作戦をもう一度試すというPR活動だった。

どうして？　アミロイドカスケード仮説の弱点を示す証拠は山と積み上がっていたのに、あれほど経済的に成功した企業がなぜいっさいブレーキを踏まなかったのか。そうしたデータについては誰よりもよく知っていたはずである。あとからならいくらでもいえるのは確かではあるが、あのとき支出に対してもっと慎重に判断していたら、いまの資産は現状より数十億ドルは多かったに違いない。ひとつの産業全体がどういう理由で道をこれほど外れたのか、ひと言で答えられるものではない。だが最も考えられるのは次の三つだと思う。頑なさ、強欲さ、そして誤った助言である。

頑なさは一番理解しやすい。製薬産業の巨人たちは、慧眼をもった賢い恐れ知らずに自分たちを仕立てている。この姿勢を大げさに誇張したような存在が石油やガス産業のリーダーたちであり、原油を見つけるためなら二、三のはずれを引くのもやむなしというのを自身の哲学にしている。原油を探す場合であれば、頑なさは一種の美徳ともみなせるかもしれない。二〜三度空振りに終わっても、すぐに尻尾を巻いて逃げる連中を鼻で笑う。おのれの「勘」と鋼《はがね》の精神力を信じ、委細構わずもう一本井戸を掘る。「今度こそ大丈夫」。バイオテクノロジーの分野もこういう姿勢と無縁ではない。なにしろ、医薬品開発の道を歩みだした化合物の九割は断念せざるを得ないのである。これは製薬産業版の空井戸だ。しかし、絵に描いたような石油企業家であっても、マサチューセッツ州に油田もガス田もないことは知っている。どれだけ野心があろうと、ボストン周辺で掘削が二〜三度不発に終わったらたぶんそこで作業を打ち切るだろう。製薬企業のトップには、ハイリスク・ハイリターンな投機的事業に重きを置く考え方がしみついている。赤信号が点滅しているのに注意を払えなかったのはそこに理由の一端があった。どうにも解《げ》せないのは、なぜその後もボストンで油井の掘削を続けたのか、である。

二番目の理由は強欲さだが、こちらのほうは少し説明が難しい。ビジネスリーダーは欲が深くて抜け目がないのだから、何かの事業に失敗したら引き際を心得てさらなる深みにはまらないようにするはずである。傍《はた》から眺めている分にはそう思える。数億ドルをふいにしたら、どれだけ攻めを重視するCEOでも辺りを見回し、多様化を模索しつつ生物学的な根拠をもっと固めようとするはずだ。ただしこれは長期的な思考である。「アミロイド・イコール・アルツハイマー病」のレースから製薬産業が抜けられなくなったのは、短期的な損得ばかりに頭がいっていたからだ。かつて、ある抗アミロイド薬が第Ⅱ相試験で目立つ成果をいっさい上げられなかったとき、製薬産業にいる研究仲間に私は尋ねてみた。第Ⅱ相のデータがあれだけ貧弱だったのに、どうして会社は第Ⅲ相に進んで多施設共同の治験に踏み切ったのか。返ってきた答えは科学ではなく企業の論理に基づくものだった。商品が彼らに帰属するのではなく、すでに彼らが商品に帰属していたために、第Ⅱ相の失敗を認めたらウォール街で法外な代償を払わされる羽目になるというのである。それに、第Ⅲ相ではうまくいくかもしれないし、と研究仲間は言葉を継いだ（「今度こそ大丈夫」）。

いわんとしていることは少しも間違っていない。ウォール街は良いニュースに報いるのであって、良い科学に、ではないからだ。典型的な事例としてはバイオジェン社の株価推移のグラフを見て（図7-3参照）、二〇一八年一二月から二〇一九年一二月までの期間に注目してほしい。二〇一九年の最初の半年で、株価は二二パーセントあまり下落している。ところが、二〇一九年が終わる頃にはその損失をかなり取り戻した。この上下の変動は数週間や数か月で徐々に生じたものではなく、わずか数日のうちに起きている。株価が急落したのは、抗アミロイド薬アデュカヌマブの治験が中止されたことを会社が発表した直後であり、なぜ中止されたかといえば、継続しても「成果は得られない」と試験監視委員会が判断したからだった。一〇月下旬になって数日のうちに株価は急上昇するが、それはおおかたの予想をくつがえす発表に会社が打って出たためである。治験データを見直し、その再分析の結果に基づいて、アデュカヌマブのFDA承認を申請することを決定したというのがその内容だった。あなたが企業のトップなら、このグラフがすべてを物語っている。良いニュースを届け続けろ。お前の不安を絶対に嗅ぎつけさせるな。それに、

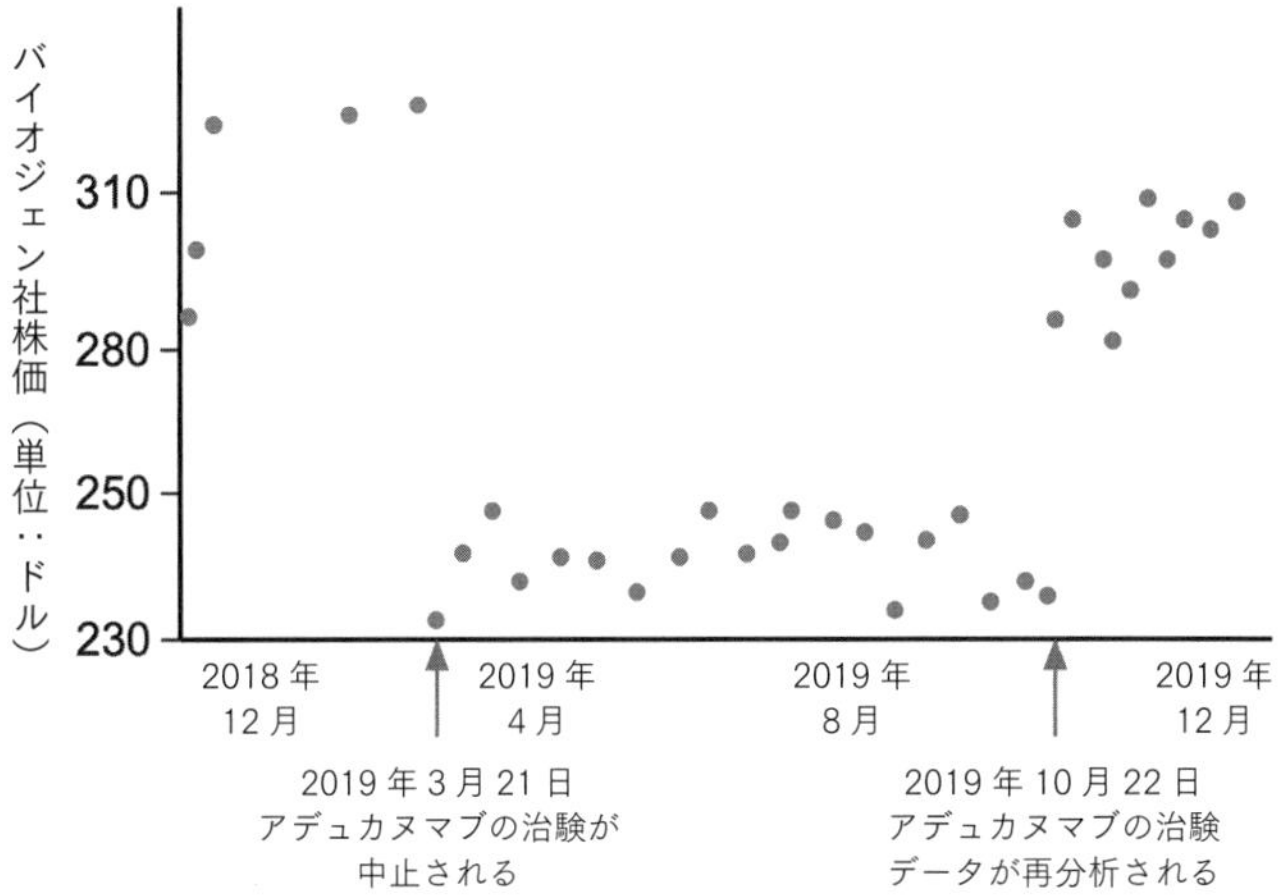

図7－3　2019年のバイオジェン社株価推移

仮に株価上昇が一時的なもので終わっても、その頃にはたぶん別の会社に移っているだろうから関係ないではないか。

製薬産業が今日の惨状に陥った三番目の理由は、単純に彼らが誤った助言を得ていたというものだ。これはアルツハイマー病を取り巻く物語の中でもとりわけ悲しい部分でありながら、とりわけ大きな影響を与えた部分でもある。この助言がどういうものかはこれまでの章ですでに学んだとおりである。自分たちを有利にするための策略として始まったものが（つまり定義を二度にわたって拡張するとともに非アミロイド研究を抑制したことが）、しまいには同系交配の専門家集団を生み、彼らのみが製薬産業のアドバイザーとして繰り返し招かれることになった。彼らは自分たちの疾患モデルに揺るぎない自信をもっていたため、完全に正しい方向に進んでいるから大丈夫だと何度もＣＥＯたちを安心させた。被験者の病状があまり進んでいない段階で治験を始めさえすれば……被験者をもう少し入念に選定しさえすれば……別の機序でアミロイドを標的にする薬を用いさえすれば……探し求めていたブロックバスターが褒美として手に入る、と。頑なで欲深い製薬会社の経営幹部にとって、えんえんと続く巨額の失敗の痛みをこうした言葉が和らげてくれた。希望を与えてくれ、慧眼をもった賢い恐れ知らずという自己イメージを強めてくれた。荒海で溺れかけている人間に救命胴衣が投げ与えられたようなものである。ただ、その助言は間違っていた。

製薬会社はもう少し分別があってしかるべきだった。データを手にしていたわけだし、その意味を読み解ける統計学者もいた。新たな第Ⅲ相試験というブラックホールに資金を投じて大損失をこうむる前に、手を引くのが経済の観点からすれば当然だった。アミロイド以外の疾患モデルがたくさん提起されていることも企業は知り得る立場にあったわけだから、情報通の相場師ならきっと手控えるところだったろう。ファイザー社のように尻尾を巻いて出口を探さなくても、ただ慎重に計算したうえで資源を切り詰めればよく、そうしておいて損はなかったはずである。マサチューセッツ州で油井を掘るのをやめ、テキサス州かオクラホマ州で掘削を開始する長期計画を策定してもよかった。最近ではこうした一大転換の起きるきざしがようやく見え始めてはいるものの、実現への道は遠い。いまなお科学顧問として働く専門家たちにしても、もっと物の道理をわきまえていなくてはいけなかった。アミロイドのみに特化したアプローチを執拗に推奨したのは、本当に思慮ある助言というよりも、自らの頑なさに根差したものである。自身の考えを売り込もうとするあまり、それがかたちを変えて他者の考えを抑圧することにつながった。治験の失敗が何を意味するかは彼らも重々承知していたはずだし、第Ⅲ相へ進むという判断の根拠がいかに薄弱だったかも把握していた。コンサルティング料をいただくなら、そのお返しにもっと客観的な情報を企業に提供するのが筋だったのだ。

しかも彼らはいまなおその仕事に精を出している。バイオジェン社とエーザイ社がアデュカヌマブの

FDA承認を求める決定を下したとき、周辺でどんな解説がなされたかを見ればそれがよくわかる。治験データをバイオジェン自身が解析した結果からは依然として数々の疑問が残されていたにもかかわらず、専門家は「今度こそ大丈夫」といって世間を安心させようとしている。

> この分野で私たちはなかなか思うようにいかずに苦しい失意を重ねてきました。アデュカヌマブの無益性解析や、ＢＡＣＥ［β-セクレターゼ］阻害薬の何度かの失敗を受けて、私たちの方向性が間違っていると信じた者も大勢いました。これらのデータ（バイオジェン社がこの記事の二か月後に発表する予定の治験の詳細データ）は確かに複雑ではありますが、アミロイドを標的にすることへの熱意をよみがえらせてくれるはずだと私は考えています。[9]

二〇一九年にあってこれは迷信や思い込みのたぐいであり、無責任きわまりない。

アルツハイマー病の治療薬を見つけるうえで、製薬産業は欠くことのできない大事な役割を担っている。しかし、確かに治療薬探しに全力を傾けてはいるものの、その理由は医療消費者たる私たちと同じではない。このように関心事が一致しない（企業は「出資者の代理人」だとする考え方から生じる）ことのつけは消費者に回されてきた。現在の事業環境において、株式を公開している大手製薬会社が法律によって定められている使命は、（会社のウェブサイトに何が謳《うた》われていようと）病気を治療することでもなければ、人々の気分がよくなるのを助けることですらない。彼らの使命は金儲けである。企業の行動がそれ以外の動機につき動かされていると、それは株主に対する受託者責任を放棄したものとみなされる。こういう原理が働いていることを頭に置けば、製薬産業の不可解な決断も多少はゆがんだかたちで意味をなす。

だが私たちはアルツハイマー病の治療薬が欲しい。製薬産業が企業利益を追求するかたわらで、私たちは時間と金を空しく費やし、命を無駄にしている。

こんなやり方で人間の疾患を研究できるはずがない。

第8章　モデルの検証と、その無惨な結果

アミロイドカスケード仮説が生まれた背景には説得力ある科学的根拠があり、それがこの仮説をアルツハイマー病研究における中心的存在へと押し上げた。仮説はほかにもあるにはあったが、おおむね抑え込まれて大きく発展することがなかった。仮説自体に欠陥があったからではないことは第5章で見たとおりである。ほかのどの仮説についても短所もあれば長所もある。しかしそれらの長所は幾度となく無視され、新たなモデルが提案されてもアミロイドカスケード仮説に分《ぶ》があるとして軒並み蚊帳《かや》の外に置かれた。これは誤りだった。

医療上のどんな問題に対処する場合でも、ひとつの解決策で事足りることはまずない。アレクサンダー・フレミングがペニシリンを発見したからといってそこで抗生物質探しをやめていたら、いま頃はどれだけの災いに見舞われていたことか。「スーパーバグ（超多剤耐性菌）」の出現する現代にあって、非常に困難な状況に陥っただろう。私たちが細菌のパンデミックにそれなりに備えていられるのは、エリスロマイシンやバンコマイシンやテトラサイクリンやバシトラシンをもっているからである。いずれも細菌を殺すことに変わりはないものの、それぞれやり方が違う。多種多様な矢が矢筒に入っているからこそ、細菌

の攻撃から身を守る確率を大幅に高めることができている。アルツハイマー病も同じだ。抗アミロイド療法に反応しない人もいれば、その療法に耐性を得て効き目が現れなくなる人もいるだろう。耐えがたい副作用の生じる人もいるし、なかにはアミロイド以外のメカニズムで痴呆症状が引き起こされるケースもきっとある。以上のことはほぼ確実に予想できる。ほかにも数々の理由により、アミロイドに代わる手がかりは絶対に捨てないほうがいい。

第5章で説明したとおり、アミロイドカスケード仮説に代わる説がいろいろ提起されても、主流の研究者はディベート戦術を駆使してそれらを確実に撥ねつけてきた。だが、そもそもアミロイドカスケード仮説自体はどれほど優れたものなのだろうか。ハーディとセルコーが論文でさまざまな反論を取り上げたことからも察せられるように、この仮説にも弱点はある。問題はそれがどれくらい重大な弱点か、だ。その点を明らかにするには、仮説から導かれる予測が正しいかどうかを検証する必要がある。

検証の方法としてすぐに思い浮かぶ仮想的な実験はふたつ。ひとつは、健康な被験者を集めてその半数の脳に多量のアミロイドを注入し、残り半数は何もせずに対照群とする。アミロイドカスケード仮説が正しければ、アミロイドを与えられたグループはアミロイドカスケードを開始して最終的にアルツハイマー病を発症し、対照群は健康なままでいるはずである。もうひとつの仮想的な検証法は、すでにこの病気に罹患している患者の集団を被験者として、半数の脳からアミロイドプラークを除去し、残り半数には処置をせずに対照群とする。プラークを取り除けばカスケードが止まり、したがって病状もそれ以上は進行しなくなるはずである。あいにく、物理的な構造が損傷したときに脳が自らを修復する能力は限りなくゼロに近いため、カスケードを中断させても失われた機能のほとんどは元に戻らない。ただ、カスケードが停止すれば、症状がそれ以上悪くならずに済むことが期待される。重度の認知症患者の家族にとっては残念な知らせであっても、まだ初期段階にある患者の家族にすれば、悪化を食い止められるだけでも医療の奇跡としかいいようがないだろう。

仮説の検証その①——アミロイドを加えてアルツハイマー病をつくる

山ほどの国際的な法律や条約はいうに及ばず、ごく単純に倫理上の問題があって、このとおりの実験を人間を対象に実施するわけにはいかない。だが肩を落とすなかれ。すでに母なる自然が私たちに先んじて作業の一部を終えてくれている。じつは、認知機能の正常な高齢者を無作為に一〇〇人選んだとすると、二五～三〇人には脳内にかなりのアミロイドプラークが認められ、その密度の高さは熟練病理学者であってもアルツハイマー病と判断したくなるレベルである。健常者の脳から初めてアミロイドプラークが発見されたのは顕微鏡研究からだった。一〇〇年あまり前にアロイス・アルツハイマーがアウグステ・Dの脳に対して行ったものと似ている。認知症の病歴がない人の脳内でプラークを探したところで、何も見つからないと研究者たちは踏んでいた。なのに認知機能の正常な人であっても、年をとると約三〇パーセントの確率で脳にかなりのアミロイドプラークが散らばっているとわかったわけだから、彼らがどれだけ驚いたことか。同じ結果は、「ピッツバーグ化合物Ｂ（ＰｉＢ）」という新開発の放射性薬剤を用いた研究からも得られている。ＰｉＢはアミロイドプラークと結合してそれを可視化するので、ＰＥＴ（陽電子放出断層撮影法）でスキャンすれば生きている人間のアミロイドプラークを調べられる。二〇〇二年にこの薬剤が発見されて以来、正常な認知機能をもつ何千人もの被験者が調査されているが、プラークの見られる割合はそれ以前の顕微鏡研究のときと変わらない。認知症はおろか軽度認知障害（ＭＣＩ）の臨床徴候すらない人でも、アルツハイマー病と診断されてもおかしくない数のプラークが全体の四分の一から三分の一に確認されている。この結果をどう受け止めたらいいのだろうか。顕微鏡やスキャンで脳を覗いたらアルツハイマー病の徴候が現れていた？　でもその人にはまったく何の問題もないんですよ、ご親切にどうも。

　認知機能は無事でもプラークの蓄積している人がいるのは、私たちの計画したひとつ目の検証実験を自然が肩代わりしてくれたようなものである。人の手でアミロイドを注入しなくても、何らかの理由で脳内に多量のアミロイドを抱えもつことになった人の集団を私たちは見つけた。それでいて彼らには顕著な記憶障害にしろ何にしろ、アルツハイマー病を思わせるものはいっさい生じていない。アミロイドカスケード仮説はどうやら第一の検証実験に合格できなかったようである。

　ここで忘れないでほしいのだが、優れた仮説はひとつの検証に耐えきれなかったとしても有益な情報を提供してくれるものである。だからもう少しデータを集めてみよう。たとえば、このプラーク陽性者はアルツハイマー病を発症する直前だったのかもしれない。あと少し待てば認知症の徴候が現れた可能性はある。しかし関係する数字を思うと、これはかなり考えにくい。大学卒業後五〇周年の同窓会に出席した人（だいたい七二歳）にＰＥＴスキャンをして、全体の三割に相当な数のアミロイドプラークが見られたとしても、その三割がその年のうちにアルツハイマー病の徴候を示すだろうか。とはいえ、脳内にプラークが発生してから認知症の徴候が出始めるまでに、どれくらいの期間がかかるかを確かめて損はない。数週間だろうか、それとも数か月？　結論をいうと、答えは数年である。

　ＰｉＢの結合を利用すれば生きている人間のアミロイドの程度を調べられるのだから、アミロイドプラークをもつその三割がどれだけ早く認知症を発症するかを比較してみればいい。少しずるをして、すでにＭＣＩにかかっている人から始めてみよう。そうすると、ＭＣＩありでアミロイドもありの人は、アミロイドなしの人より本格的な認知症に移行する期間が短い。[1] だが有利なスタートを切っているにもかかわらず、丸一年たった時点でアルツハイマー病を発症するのはアミロイド陽性グループのわずか二割にとどまる。しかも、そのうちのちょうど半数が実際にその診断を受けるまでには三年から四年かかる。これはかなり遅い気がしないだろうか。アミロイドカスケードの中でプラークの段階にまで進んでいて、しかも痴呆症状が現れ始めているのなら、いろいろなことがもう少し速く進行してよさそうなものである。まるで、アミロイドプラークが蓄積していても脳はたいして気にしていないかのような、少なくともつねに気にしているわけではないかに思える。

そうはいっても、まったく気に留めていないわけではない。アミロイドカスケード仮説を丸ごとお払い箱にする前に追加のデータを集めておいてよかったと、私たちが喜ばなくてはいけないのはここに理由がある。前の段落と同じ実験で、軽度認知障害をもっていながらアミロイドプラークの見られなかった被験者も、やはり病状が進んでアルツハイマー病を発症した。それに要する期間が格段に長かっただけである。PiB陰性（アミロイドなし）の被験者のうち、一年後に本格的な痴呆症状を呈していたのは七パーセントのみ。研究開始から六年が過ぎても、半数をゆうに超える人たちが依然としてアルツハイマー病の徴候を示さなかった。この研究の被験者数は比較的少なかったものの、もっと大きな規模で実施された研究も同じ結論を指差している。[2] 一般に、脳内にアミロイドが蓄積していると、その後の数年でアルツハイマー病に罹患するリスクはそうでない人の三〜四倍になる。これは有益な情報ではあるが、APOE4の遺伝子をひとつもっているだけでリスクがそれ以上に上昇するのを覚えているだろうか。全体で見ると、生きるうえでは脳にプラークがないほうが望ましいものの、それほど大きな違いはないということである。

すべてのデータの声に耳を傾ければ、アミロイドがアルツハイマー病において何らかの役割を果たしているという訴えが確かに聞こえてはくる。しかし、アミロイドだけで無残に人の命を奪うわけではなく、少なくとも単独犯ではないという声のほうがはるかに力強い。アミロイドがあっても私たちの脳は何の問題もなく機能できる。加齢とともに脳内にアミロイドが生じるのは、人間のありようとして少しも異常ではないようである。これはアミロイドカスケード仮説から予測されることと明らかに矛盾しており、仮説の大幅な修正を私たちに迫る。アミロイドの出現から臨床的な認知症の発症までに何年もかかるというこの時間的特徴を目にしながら、アミロイドの存在がいやおうなくカスケードを始動させて神経系の死と破壊を招くというモデルを支持するのは難しい。そのプロセスになぜ何年もかかるのか、明白な生物学的理由は見当たらない。それに、因果関係の矢印がどちらを向いているかもまだ判然としていない。アミロイドが先に現れることが多い傾向にはあり、それが病気を進行させる原動力であることを（証明するわけではないものの）うかがわせはする。しかし、第2章で説明したような三体問題である可能性もまだ捨てきれない。それどころか、アミロイドの出現と痴呆症状の発症との時間的乖離が大きいことからして、第三の要因が病理（プラークともつれ）と痴呆症状の両方をそれぞれ別々にもたらすと考えるのがデータのすべてを無理なく説明するものである。これを反証できるデータも存在しない。だが、とりあえずいまはこうした疑問を脇へ押しやっておこう。まだ仮説の検証作業が残っている。ここまでのところ、アミロイドカスケード仮説には修正の必要があるように思えるが、どの程度直せばいいかはまだ見えてこない。そこで、仮説から予想されることをヒトではなくマウスで確かめられないかどうかを考えてみたい。

ヒト疾患の実験モデル

実験モデルとしてのヒトは厄介きわまりない存在である。遺伝子はややこしいし、環境や食生活や生活習慣には個人差が相当に大きい。おかげで、不幸にも私たちは実験準備の段階で行き詰まっている。アルツハイマー病の治療薬が欲しいなら、いやがおうでも人間を対象にして試験を実施しなくてはいけない。問題はそれを「どうやって」やるかだ。治験はヒトを使った実験であるが、実施にはきわめて多額の費用がかかる。一回につき数億ドルを要するうえに、一種類の薬剤のみを一度か二度の投薬で試験するケースも少なくない。アルツハイマー病の生物学的な全体像のかなりの部分を私たちが見失っているのだとしたら（現時点ではそうなのだが）、こういうやり方では発見ツールとして効率があまりよくないし、得られるものもさして大きくないだろう。この問題に対処するために研究者たちはさまざまな動物に目を向け、実験室で扱いやすく、それでいて人間のアルツハイマー病についても重要な情報を与えてくれる動物を何種類も見つけてきた。こうした動物は作業するうえで費用がはるかに少なくて済むし、人間でないとはいっても、これらの動物を研究することが数々の注目すべき発見につながってもきた。妥協であることは間違いない。予測の精度という理論上の問題と、費用という現実的な問題との兼ね合いを考えることはどうしても必要になってくる。近年では、このバランスをまずまず許容できる範囲で叶えてくれる多種多様な生物――サル、マウス、魚、ハエ、蠕虫《ぜんちゅう》など――を利用できるようになった。どの動物をモデルに選ぶかには簡単な面と難しい面がある。そもそも、アルツハイマー病のモデルに最適な動物が一種類だけ存在するわけではない。どれを選択するかは何を調べるかで決まる。この場面で見事に当てはまるのが、イギリスの数学者ジョージ・ボックスのものとされる言葉だ。「すべてのモデルは間違っている。一部のモデルは有益である（3）」

人間の複雑な疾患を研究するのに、ショウジョウバエの脳を調べるのは馬鹿げていると思うかもしれない。ショウジョウバエがアルツハイマー病にかかることはないから、モデルとしては間違っている。だがショウジョウバエには物事を記憶する能力があるので、さまざまな薬に対して記憶機能がどう変化するかを確かめることならできる。しかもAPP（アミロイド前駆体タンパク質）とプレセニリンの遺伝子ももっているので、遺伝子操作で神経系にアミロイドを人為的に蓄積させることもできる。こうすれば、アミロイドに反応して記憶力が低下するのはどういう仕組みなのか、少なくとも基本的なところには答えが出る。ただし、あなたと私のようなもっと複雑な生物にも同じメカニズムが当てはまることをのちに証明しなくてはいけない。ショウジョウバエのモデルは間違っているが、非常に有益である。

とはいえ、アルツハイマー病研究でモデル動物として圧倒的に好まれているのは実験用マウスだ。哺乳類だから生理機能の多くがヒトと同じだし、脳の基本構造も似ている。もっとも、ふたつの脳を並べて大きさを比べるだけでもわかるように（図8‐1参照）、ショウジョウバエよりはましだとしてもやはりモデルとして正しくはない。それでも並外れて有益であることがわかっている。ショウジョウバエの場合と同じくマウスのゲノムを操作すれば、この哺乳類仲間の脳に家族性アルツハイマー病の遺伝的コピーをつくり出すことができる。このコピーは完璧ではない。タンパク質をコードするヒトゲノムの領域は、全体で見てマウスの同じ領域とDNA配列が八五パーセントしか一致しないからである。それでも、ショウジョウバエに比べればずいぶんヒトに近い。現にすでに見たように、病気の遺伝子をもらったマウスの脳にはアミロイドプラークが生じる。

アミロイドカスケード仮説は人間だけでなくマウスにも当てはまっていいはずである。これまでハーディとセルコーをはじめとする数々の論文を通して、アルツハイマー病の前臨床研究にマウスが役立てられるという話が語られてきた。事実、第4章で取り上げたとおり、重大な分岐点となった第三と第四の発見

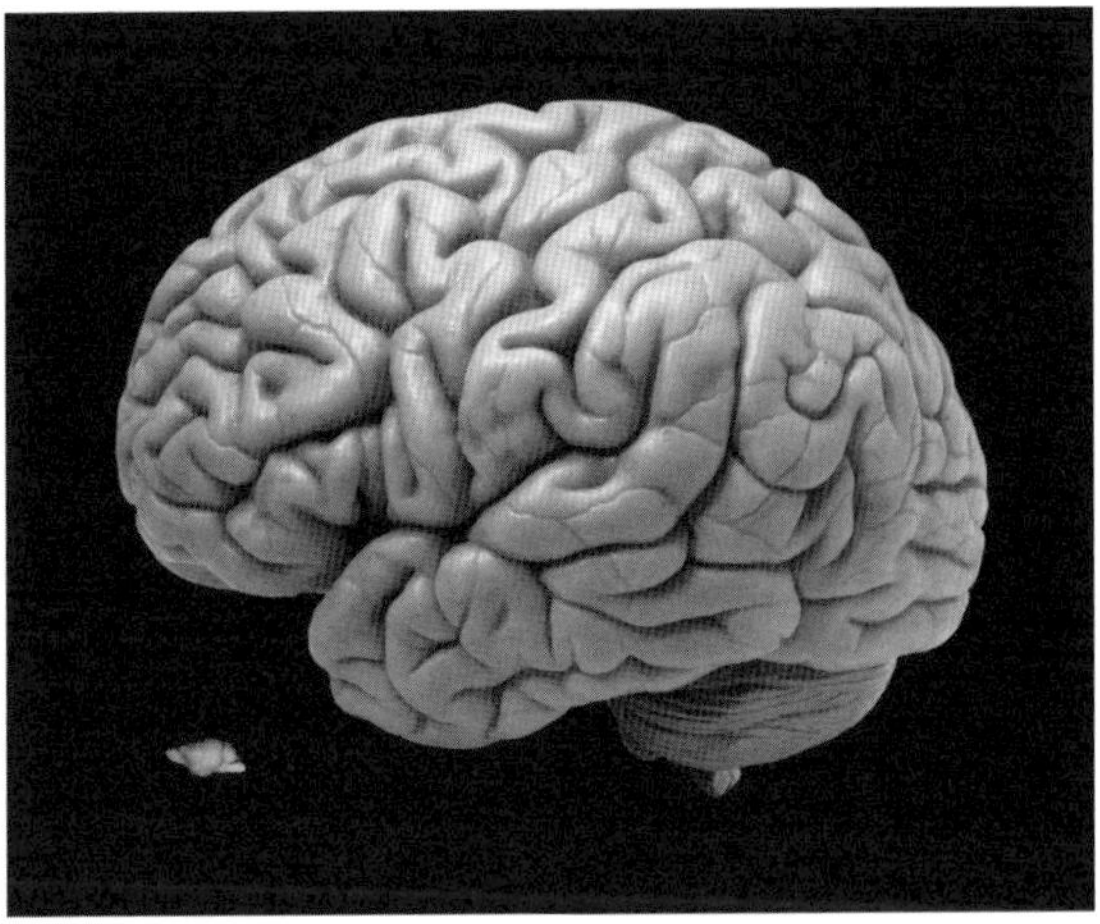

図8－1　ヒトの脳とマウスの脳の大きさ比較.

はマウスの脳でなされたものである。家族性アルツハイマー病の原因遺伝子をマウスのゲノムに組み込むと、そのマウスの脳にはプラークが発生する。プラークとともに記憶の不具合も現れたことから、マウスがモデルとして使えるという期待を初めのうち私たちは本気で抱いた。それに、いうまでもないが、そのプラークを除去して記憶障害を治せたわけだから、普段は真面目くさった顔の科学者が小躍りしたほどである。喜ぶのも無理はなかった。ボックスの言葉通り、マウスがモデルとして間違っていることは誰もが認識していた。ただ、私たちの研究のやり方のせいで、とりたてて有益でもないこともの ちにわかった。

マウスモデルの状態はマウス版アルツハイマー病とは似ても似つかない。ヒトの場合の臨床像とはまるで一致しないのである。確かにマウスは若くしてプラークを蓄積させるが、それ以外には健康上の不具合がほとんど認められない。体を身づくろいし、食べるのも飲むのも普段どおりである。ケージにいる様子を観察しても、遺伝子操作を受けていない仲間とはなかなか見分けがつけられない。一方、老人ホームのアルツハイマー病棟をどこでもいいから訪ねてみて、そこにいる人間の様子をマウスの場合と比べてみるといい。誰が入居者で誰が訪問者かは一目瞭然である。末期を迎えると患者はほとんど動けなくなり、身の回りのことを自分ではできず、摂食にも支障をきたす。マウスでは、アミロイドプラークの度合いがどれだけひどくてもそこまでの障害は現れない。つまり、「臨床」面で見たマウスモデルは控え目にいっても不完全である。

脳自体に目を向けても状況が格段にましになるわけではない。変異したヒトAPPの遺伝子をマウスに導入すると脳にプラークを生じることがわかり、それは確かに興奮を掻き立てるものではあった。しかし、徐々にあらわになったのは、人間のアルツハイマー病で見られるようなそれ以外の脳構造の変化がほとんど起きないことだった。もつれもなければ、神経細胞の喪失もなく、シナプス（ピン・シュッ・ピン）さえもたいして減っていない。結局、脳の状況も臨床面と同じように不完全だったわけだ。ヒトとマウスの状態の違いはほかの領域でも確認されている。家族性（つまり遺伝性）アルツハイマー病の原因遺伝子は三種類あることが知られている。ひとつは*APP*、あとのふたつはプレセニリンの遺伝子*PSEN1*と*PSEN2*である。プレセニリンはγ・セクレターゼの一部で、その実働部隊ともいうべき存在であるのを思い出してほしい。家族性アルツハイマー病では、*APP*の変異よりプレセニリン遺伝子の変異によるもののほうが四倍多い。だとすれば、プレセニリン遺伝子に変異をもたせたマウス系統に研究の焦点が当てられたはずだと読者は予想することだろう。はたして、ヒトの変異プレセニリン遺伝子を与えられたモデルマウスは実際につくられたものの、アミロイドプラークはいっさい発生せず、研究者たちは大きな失望に包まれた。*PSEN*マウスは無症状だとの宣告が下され、これをアルツハイマー病のモデルとして追究するのは基本的に断念された。

マウスはどう転んでもアルツハイマー病の完璧なモデルにはなれない。それでも、予断のない目でマウスのデータを眺めれば、有益な情報が得られていたことがわかる。ただ、アミロイドカスケード仮説の支持者が主張するかたちと違っていただけである。APPモデルマウスの第一号が報告されて以来、二十数種類ものモデルマウス系統が作製されてきた。これらのモデルからは貴重なデータが山ほど得られてきたが、その全体から浮かび上がる大きな構図についてはこれまでほとんど顧みられてこなかった。どういう構図かというと、アミロイドカスケード仮説に対する私たちの検証その①がすでになされていたということである。先ほども見たように、人間の脳にアミロイドを加えても、さまざまな事象がいやおうなく連鎖していって重篤な認知症を発症するわけではない。数々のマウスモデルが教えてくれることもそれとまったく同じである。どのモデルの場合も痴呆症状の徴候はいっさい確認されない。二年半の生涯の四分の三を多量のアミロイドとともに過ごすマウスもいるというのに。軽微な記憶障害が現れるのは確かだが、アルツハイマー病によるものとは少しも似ていない。そのことは仮説の検証その②に進んでみればよくわかる。

仮説の検証その②――アミロイドを取り除いてアルツハイマー病を治療する

アミロイドカスケード仮説の検証その②もすでにヒトとマウスで失敗している。脳からアミロイドを取り除くことはでき、仮説のとおりなら病状の進行が止まるはずなのに、データは別のことを告げるのである。この第二の検証がそもそも実現可能なのかどうか、当初は定かではなかった。プラークは生物学的なものというよりコンクリート板に近いと当時は考えられていて、強い酸でなければ融かせないとみなされていたからである。だが、アミロイドワクチンを投与されたマウスの脳からプラークが鮮やかに消え失せたことから、その見方が間違っていたことが暴かれた。思いがけなくはあるが歓迎すべきこの実験結果を受け、プラークをまずはマウスから、次いでヒトから取り除くための国際的な取り組みが大々的にスタートした。いってみれば、非の打ちどころのないかたちでの検証その②である。

脳からプラークを除去されたマウスに何が起きたかを詳しく見ていこう。第一陣の報告はほとんどどれもが肯定的なものだった。いろいろな種類のワクチン戦略が試され、そのいずれもがプラークの減少と記憶力の向上をもたらした。記憶力だけでなく、アミロイドの蓄積に伴うほかの行動についてもすべて改善していた。それどころか、ワクチンを与えられたマウスの知的機能はほぼ正常な状態にまで回復した。ここで少し立ち止まり、マウスのアミロイドワクチンが実際には何を治したのかを考える必要がある。そのためには、マウスモデルがどのようなもので、どういう基準のもとに作製されたかに立ち戻らなくてはならない。

まず振り返ってほしいのだが、モデルマウスの作製ツールに利用されたのは遺伝学だったので、そこから生まれたものは家族性アルツハイマー病のモデルにすぎなかった。全体の九九パーセントを占める孤発性にはほぼ手をつけていない。それでも研究者たちがこのやり方に自信をもっていたのは、なんといってもアミロイドカスケード仮説が絶対視されていたからである。この仮説の考え方でいけば、どんな方法であれ脳内にアミロイドを入れさえすれば連鎖反応がスタートし、アルツハイマー病につながる。別の手段ではなく遺伝子操作を用いた場合も結果は同じだと、少なくともそう思われた。学んだことはあらゆる形態のアルツハイマー病に当てはまるはずだ、と。自信を支えたもうひとつの理由は、遺伝性であれ孤発性であれ、臨床上や神経病理学上の症状に有意な差はないと専門家が確約を与えていたからである。結論をいうと、これは部分的にしか正しくなかった。PiBを用いて画像化してみるととくによくわかるのだが、家族性アルツハイマー病に見られるアミロイドの分布パターンは孤発性の場合とかなり違っている。(4)

　マウスモデルの二番目に重要な特徴としてもうひとつ思い出してほしいのは、アミロイドカスケード仮説をめぐる興奮が最高潮を迎えていた時期に最初のモデルが作製されたことである。アミロイドが多すぎるからアルツハイマー病が引き起こされるのだと、ほとんど誰もが信じていた。「アミロイドの研究でなければアルツハイマー病の研究じゃないんだよ」という見解に対しても、疑問の声はなきに等しかった。そのため、新しいマウス系統がヒトのアルツハイマー病をどの程度再現しているかを評価する段になったとき、主要な評価基準となったのは「プラークを生じるか否か」だった。それに加えて少しばかり記憶の不具合が見られさえすれば、何もいうことはない。モリス水迷路（プールにマウスを放ち、水面下数ミリに隠された避難用プラットフォームを探し出させる。それを繰り返すことで避難に要する時間の短縮度合いを測定する）と呼ばれる仕掛けで空間記憶を検査しておけば、それ以上のことをあまりあれこれ体系的に調べる必要はないとされた。無関心、抑鬱、実行機能障害、運動能力の喪失といったそのほかの典型的特徴については、優れたマウスモデルであるための条件に含まれることがついぞなかった。もつれが存在しないことや、神経変性が起きていないこと、あるいは状態の漸進的な悪化が認められないことまでもが、不可解だがいずれ研究すればいいこととして片づけられた。

　二〇年たったいまの目で振り返ると、遺伝子使いたちのつくったものがアルツハイマー病の疾患モデルでなかったのは火を見るより明らかである。実際にはアミロイドの蓄積した脳のモデルだった。あなたが「アミロイド・イコール・アルツハイマー病」の見方を熱烈に信奉しているなら、それで十分なのかもしれない。しかも、プラークに伴って軽度の記憶障害が現れ、ワクチンを打ったらプラークも記憶障害も消え失せたわけだから、もはや一件落着だ。それでマウスのアルツハイマー病は治ったことになる。しかし、この仮説にわずかなりとも疑念を抱いていたら、アミロイドマウスをアルツハイマー病のモデルとみなすことはできない。それは単なるプラーク付きの脳のモデルである。どちらの立場をとるかによってふたつの異なる状況が生まれ、そのふたつは関連しているのかもしれないし、していないのかもしれない。かすかな疑念をもつ私たちとしては、アミロイドの除去に対して拍手を送りはするものの、除去とともに行動や記憶力がどう変化したかを詳しく知りたいところである。結論からいうと、そうした行動面を調べた結果、マウスモデルはただ単に間違っているだけでなく、プラーク以外のあらゆる面で私たちを道に迷わせてきた元凶ではないかとの深刻な懸念がもち上がった。

マウスのアルツハイマー病を治療できたとしても、それがヒトのアルツハイマー病の治療法にどの程度読み換えられるかは慎重に考える必要がある。第1章で私たちはドロシーの物語を聞き、その知的機能がいやおうなしに衰えていくのを目の当たりにした。そうなるのは脳のごく小さな部分が刻々と失われていくからであり、アルツハイマー病に見舞われれば誰でもそうなる。この病気が典型的な経過をたどったとすると、最後には脳の四分の一がただ単に消失してしまっており、それを治すことはできない。一般には、一度喪失した脳の部位の機能は永遠に戻らない。ドロシーの人生の最後の年に、また自立した暮らしを送れるようになる薬があったとしたら、たとえ記憶力や神経に軽微な問題が残るとしても娘は何日も祝賀会を催しただろう。

マウスモデルの欠陥がどこよりもあらわになるのがこの点においてだ。機能がしだいに失われるという特徴がマウスでは再現されないのである。水迷路の検査結果が正常でないのは確かだとしても、それ以上に悪くなることがない。だとすれば、マウスに現れる記憶の不具合が何に起因するものであれ、それはアルツハイマー病と同じ劣化のプロセスによって引き起こされたものではないことになる。これについては一〇〇パーセントの確信をもってよく、そのことはマウスに対するワクチン試験の結果を見てみればわかる。脳内にアミロイドのない仲間と比べればモデルマウスの記憶障害は際立っているものの、ワクチンを与えられれば消えてなくなる。(5) きれいさっぱり治って、一〇〇パーセント正常になる。一見したところは素晴らしい発見に思えるが、少し考えればそれではおかしいことが明らかだろう。ヒトのアルツハイマー病で予想される状況とはまったく違っているではないか。アミロイドカスケード仮説の予測どおりなら、プラークの出現からほどなくして記憶の不具合が現れ、あとは時間とともに悪化の一途をたどらなくてはいけない。マウスモデルが本物ならそうなるはずである。効き目のあるワクチンを投与できれば悪化を防げるにせよ、仮にモデルがアルツハイマー病を正確に模しているなら、どれだけの治療を尽くしても失われた機能は戻らないままでなければおかしい。

治験を設計する際には、それ以上の悪化を食い止めることがほぼ決まって結果の評価項目となっている。記憶テストのスコアが正常に復するとは誰も期待していない。私自身の研究室では、そのような状態をまっとうに表すモデルマウスを作成した。私たちがモデル化したのは記憶力ではなく、アルツハイマー病のせいで死滅の危機に瀕した個々のニューロンの特性だった。これらのニューロンは分裂しようとするが、その能力をもたない。一個の細胞から二個の細胞が生まれる代わりに、プロセスの途中で立ち往生してしまう。どのニューロンが立ち往生しているかは調べればわかるので、このモデルマウスに抗炎症薬を投与したら変化が現れるかどうかを試験してみた。そのとおりの結果が得られた。マウスの脳内で、ニューロンが立ち往生する数が減ったのである。ただし、いったん分裂のための細胞周期を始めてしまっていたら、そのプロセスを逆転させて正常な細胞に戻すことはできなかった。ワクチンを投与されたマウスの記憶力もそういうふうでなければおかしかったのだ。短期的には何の効果も確認できず、効果は長い目で見たときに初めて現れるようでなくてはいけない。ワクチン処置を施されたマウスはそのまま変わらず、そうでないマウスの状態が悪くなっていってしかるべきだった。なのに実際には処置を受けていないマウスの状態がそのままで、処置を受けたマウスの記憶障害が完全に元どおりになった。

　マウスはすっかり治ったというだけでなく、その「治癒」には何か月どころか何週間もかからなかった。記憶機能は数日で回復した。処置への反応がこれだけ速いのは一見するといいニュースのようでいて、そのじつ、マウスの記憶の不具合が一過性で修復可能なものであることをさらに裏づけているにすぎない。要するに、アルツハイマー病を引き起こす変性プロセスとは遠い親戚の関係とでも呼ぶのがせいぜいだということである。その不具合を治す方法を知ったからといって、アルツハイマー病と闘う私たちが治療法に近づけるわけではない。

　ワクチンを投与されたマウスの反応にはもうひとつ注目すべき点があって、それがアミロイドカスケード仮説の分を一段と悪くしている。すでに学んだように、このワクチンはプラークの形成を防ぐだけではなく、形成後のプラークを除去する働きももっている。除去までにどれくらい時間がかかるかは正確にはわからないものの、おそらくは数週間から数か月といったところだろう。これくらいの時間を要することを思えば無理もないことだが、ワクチン治療を受けたマウスの脳を数日後に調べると、未処置のマウスと同じくらい多数のプラークが見つかる。それなのにマウスの行動は正常である。これは、プラーク自体が記憶の不具合を引き起こしているのではないことを支持する証拠だ。というより、ヒトのデータから薄々察せられるように、プラークは何の問題も引き起こしていないのかもしれない。なにしろ脳がまだプラークだらけでもマウスは異常な行動を示さないのだから。

　ここまでにわかったことをまとめてみよう。主流の研究者たちはプラークこそがアルツハイマー病の原因だと信じて疑わなかった。確信するあまり、マウスモデルの優劣はプラークをつくれるかどうかで判断された。マウスにはプラークに伴って軽微な記憶の不具合が生じたものの、それ以外にアルツハイマー病を思わせる症状はいっさい確認されなかった。アミロイドβを標的にしたワクチンをマウスに投与したらプラークが除去され、しかもプラークが完全に消える前からマウスの行動は正常に復した。この病気の臨床症状を再現しているかどうかという視点に立つと、現状のマウスモデルはただ単に間違っているだけでなく、私たちのせいでほとんど無益なものになっている。モデル自体が役に立たないといっているわけではない点に注意してほしい。そうではなく、私たちがモデルの使い方と解釈を誤っているせいで、マウスが教えようとしていることの価値を壊してしまったといいたいだけだ。マウスの語る話にきちんと耳を傾けていたら、アルツハイマー病の原因はアミロイドプラークではないという宝物のようなデータが手に入ったのに。一歩下がって眺めていたら、マウスのデータとヒトのデータがほぼ一致しているのに気づいたはずである。マウスは頭いっぱいにプラークを蓄積させることがあっても、記憶力の軽微な不具合しか起こさない。ヒトは脳内にプラークが発生することがあっても、知的能力に問題が現れるとは限らない。だとすれば、脳内のアミロイドだけではアルツハイマー病を引き起こすのに十分でないことがわかる。私たちはアミロイドカスケード仮説をじっくり吟味して、即座に却下とまではいかないにせよ大幅な修正が必要であることを認めればよかった。なのに不幸にも自分たちのデータの声に耳をふさいできた。代わりに何十億ドルもかけて治験を行ったが、そもそもその根拠となるデータは私たちの信じたがっていたこととはほぼ正反対の内容を告げていた。高額な治験はすべて、例の検証その②を人間を使って実施してくれたのと同じである。そしてそれは失敗した。失敗は予想されていてしかるべきだった。

治験はアミロイドワクチンとともに始まり、プラークを取り除くという目標に関してはマウスの実験結果がそっくりそのまま再現された。ワクチンの治験第一号――つまり被験者の脳が腫れたために中止を余儀なくされた治験――を実施した研究者たちは、被験者が（ワクチンとは無関係な理由で）死亡したあとにその脳を顕微鏡で調べてみた。するとプラークは目を見張るほどに取り除かれており、その度合いはマウスをもしのぐといっていいほどだった。この点についてはのちの治験でもっと決定的な証拠が得られている。抗体治療のあとでPiBがどの程度アミロイドと結合するかをスキャンしたところ、やはり能動免疫療法（ワクチンのように、目的とする病原体の感染に対して特異的に抵抗力をつけさせようとするもの）でも受動免疫療法（特異抗体を体につくらせるのではなく外から補充投与する治療法）でもヒトの脳からプラークを除去できることが確認された。こうした観察結果が得られたとすると、アミロイドカスケード仮説のとおりなら病状の悪化は止まるはずである。認知機能をはじめとして、ほかのさまざまな神経学的・精神医学的徴候はすべて病気の発症当初の状態をおおむね維持してよさそうなものだ。残念ながら、このふたつ目の検証も仮説を裏切る結果となった。

いままでのワクチン試験の結果を先入観抜きに読むと、それらが紛れもなく失敗だったことがわかる。被験者はワクチンを投与されても、そうでない人と比べて最終的に状態がよくなったわけではない。それどころか、抗アミロイドワクチンはいささかリスクが大きいことが判明した。初めての能動免疫療法試験はその最たる例だろう。安全性を調べる第Ⅰ相試験は成功したかに思えた。有害事象が確認されなかったので、ほとんどあいだを置かずに第Ⅱ相試験が開始された。第Ⅰ相より規模の大きいこの段階で、楽観ムードが一気に醒《さ》める結果が得られる。被験者のうち四人が重い脳炎――危険な脳の腫れ――を発症して命を落としかけたのである。治験はただちに中止され、何が起きたかを突き止めるために試験担当者はデータを詳しく調べ始めた。その結果、無害だと思ってワクチン手順の一部に修正を加えたのが、無害どころではなかったことが明らかになる。これを受けて理にかなった対処法がふたつとられた。ひとつは手順を改めて、初回試験で遭遇した問題点を回避すること。もうひとつは、脳炎の危険な状態が去ったあとも被験者のフォローを続けることである。

手順の変更はさまざまなかたちで行われた（アミロイドの形態、投与方法、および抗体生産方法の変更）。この最後のひとつは受動免疫療法を利用することを意味する。能動免疫療法とは、インフルエンザワクチンを接種したときに起きることだと思えばいい。ワクチンには不活化したウイルス、もしくはその断片が含まれており、その無害な疑似病原体を認識する方法を免疫系に覚えさせる。本物のウイルスが体に侵入してきたら、免疫系はそれを「思い出し」てただちに激しい攻撃を仕掛ける。一方の受動免疫療法は、体がきちんとその仕事をするかどうかに確信がもてない場合に実施されるものだ。研究室で人為的に抗体をつくり出し、それをじかに私たちの体内に入れる。アミロイドがどういう姿かを免疫系に教え込み、実際にそれと遭遇したときに即座に反応できるようにするのではなく、前もって作製しておいた抗アミロイド抗体を直接投与する。このやり方にはふたつのメリットがある。免疫系の学習能力が失われている人にも抗体を届けられることと、免疫反応を誘発する必要がないので脳の炎症を避けられることだ。これにより、免疫反応が手に負えなくなるリスクが低下する。

手順を改めたおかげで、命にかかわるような免疫系の暴走は起きなかったが、脳からアミロイドを除去しても素晴らしいとはいいきれないことが結局はわかっている。より洗練された治験は脳炎こそ起こさなかったものの、被験者の脳にはやはり目を引く腫れが脳スキャンで確認された。この反応は「アミロイド関連画像異常（ＡＲＩＡ《アリア》）」という何の害もなさそうな名前をもらい、この異常の中でも脳浮腫が現れるタイプをＡＲＩＡ《アリア》‐Ｅという。だが軽度の脳炎にオペラの独唱曲のような名前をつけたところで、試験監視委員会がこれを「有害事象」だと主張するのを止めることはできなかった。腫れはしばらくすると引くようではあるものの、長期的にどんな影響が及ぶかは（及ぶとして、だが）依然として未知数である。

現在までに、数百人の被験者の脳からアミロイドを除去することに成功している。だとすれば、彼らの病気の進行は止まっていいはずである。あいにくそうはいかなかった。検証その①では、正常な脳にアミロイドが存在しても認知機能に支障がないらしいことが明らかになったが、その結果から予測されるとおり、アミロイドを取り除いてもやはりたいした変化はないかに見える。いくつかの試験では認知機能の追跡調査が何年にもわたって行われていて、わずかな変化の兆しが二、三確認されてはきた。しかし、これがどれくらい重要な意味をもつかについては激しい議論が交わされている。楽観主義は素晴らしいものだとはいえ、長い目で見るなら現実主義のほうが戦略として優れている。そして現実主義の視点からいうと、予想される認知機能の低下を有意に食い止めることのできた治験はこれまでただのひとつもない。

仮説の検証その③――アミロイドが形成されないようにする

体の免疫系を使ってアミロイドを除去するのがうまくいかないなら、アミロイドカスケード仮説を違った角度から検証するのがいいかもしれない。そもそもアミロイドができないような薬を与えるのである。これを私たちの検証その③と考えよう。このやり方は実際に試されたことがあり、その結果は検証その①やその②以上に期待を打ち砕くものだった。もともとアミロイドβは、もっと大きなAPPという膜タンパク質から二種類の分子のハサミによって切り出されることを思い出してほしい。β‐セクレターゼが膜のすぐ外側を切ってアミロイドβの片方の端を自由にし、γ‐セクレターゼが膜内でAPPを切断しても う片方の端を解放する。それぞれのセクレターゼを働かなくする薬剤もすでに開発されている。片方のセクレターゼだけでもいいからその活動を妨げられれば、体はアミロイドβをいっさいつくれなくなるはずだ。アミロイドβがなければオリゴマーは形成されず、それがプラークになることもなく、理屈のうえではアルツハイマー病自体が生じることもない。β-とγ-のそれぞれを阻害する薬をヒトで試験する研究がこれまでに実施されていて、いずれの薬剤も生化学のレベルでは想定どおりの効果を発揮した。つまりアミロイドβの発生を食い止めたということである。あいにく、どちらの薬もヒトに投与すると重大な副作用がもたらされることがわかった。その有害事象があまりに深刻だったため、結果を評価する段階に達する前にすべてのセクレターゼ試験を中止せざるを得なくなった。β-セクレターゼ阻害薬の場合、副作用は気がかりなものでありはしたが、被験者の体内から薬剤が抜ければ消えるようだった。それでも治験が中止に追い込まれたのは、被験者の認知状態に関する暫定的な分析の結果、「肯定的な効果を見出せる可能性がなきに等しい」とデータ監視委員会が宣告したためである。(6) ひと筋の希望すらない。

γ-セクレターゼ阻害薬（セマガセスタット）のほうは期待外れの範疇《はんちゅう》を超えていた。副作用が現れただけでなく、被験者の知的能力がかえって低下したからである。このセマガセスタットの試験結果を説明するワークショップが開かれたとき、私は参加することができた。試験が失敗したばかりだというのに、発表者は結果に肯定的なひねりを加えて解釈し、紛れもなく注目に値する成果が得られたと述べたうえで、試験はいろいろな意味で大成功だったとの見解を披露した。聴衆を安心させるように、アルツハイマー病の治療薬が認知能力を有意に変化させたのはこれが初めてだともいい募った。私は心の中でつぶやいた。「これほど口先巧みに情報をねじ曲げる人間にはお目にかかったことがない。なるほど認知機能を変えはしたが……変える方向が間違っているじゃないか。悪くしたんだから！　よくもまあそれを成功だなんて」。だから質疑応答の際に、私は当然訊くべきだと思うことを尋ねた。「γ-セクレターゼの活動を修正することで認知能力を変えられるのが確かだとして、その活動を阻害したら認知能力が低下するのだとしたら、活動レベルを上昇させる薬を探したほうがいいんじゃないでしょうか」。この素朴な疑問は完全な沈黙をもって迎えられた。私の言い分にはちゃんと筋が通っていたし、データはそのアプローチを支持している。だが沈黙も無理はない。γ‐セクレターゼの働きを増やすというのは、アミロイドカスケード仮説に照らしてなすべきことと真っ向から対立する。γ‐セクレターゼの活動を活発にすれば、生成されるアミロイドβの量が増加するはずだからだ。アミロイドカスケード仮説を手放すなど、部屋にいた誰にとっても考える用意すらできていなかったため、沈黙以外に反応のしようがなかったのである。

ほとんど議論にのぼらなかったものの、人間での結果はマウスを使った初期研究から完璧に予想されることだった。マウスの場合、遺伝子操作か薬剤投与でγ‐セクレターゼを阻害すると健康が損なわれる。遺伝子操作によってマウスの全細胞でγ‐セクレターゼがいっさいつくられないようにすると、ごく小さな胚の段階でマウスの発達は停止する(7)。成体に限ってニューロン内でのみγ‐セクレターゼが働かないようにすると、かなりの数の神経細胞が死滅する(8)。γ‐セクレターゼが活動しなくなるとこれだけ有害な影響が現れるのであり、セマガセスタット試験が失敗した理由もそれ以外には考えようがない。

検証結果の採点――アミロイドカスケード仮説は落第

ディベートの場合、自分の立場をどれだけ知的かつエネルギッシュに売り込めるかで討論者の腕前が評価される。どちらの言い分が優れているかよりも、どちらの言い分を押す人の頭がいいかでディベートの勝敗は決する。「喫煙は公衆衛生にとって有害であるがゆえに禁止すべきである」というのが論題だとしよう。こんなテーマでもディベートは可能であり、現代であってもタバコ産業のお抱え弁護士は巧みな反論を組み立ててみせる。だが生物医学はディベートではない。新薬にしろ新しい治療法にしろ、人類全体の健康のためになるのは何かという観点から設計されるべきであって、一番いい弁護士をつけているのは誰か、であってはならない。私たちは自分たちのデータに耳を傾け、それに応じた手を打つ必要がある。どこまでいっても反論がなくなることはない。確かさは贅沢品であり、私たちには手の届かないものである。忘れないでほしいのだが、どんな仮説であれ一〇〇パーセント正しいと証明することはできない。何度も何度も検証を繰り返した末に、その仮説の当てはまることと当てはまらないことの境界線を見つけ出すのがせいぜいである。勝ちもなければ負けもない。あるのはただ、ひとつの考えの妥当性に対する信頼の度合いが大きいか小さいかだけだ。

以上の根拠により、私は次のように訴えたい。[9]アミロイドカスケード仮説はあまりに不十分であるために、実質的に無価値であることを自ら証明した。この仮説は私たちの三つの基本的な検証作業に合格しなかった。

検証その①——ヒトでもマウスでも、健康な脳にアミロイドを加えたからといってアミロイドカスケードが始動することはない。

検証その②——ヒトの場合、アルツハイマー病患者の脳からアミロイドを除去しても病気の進行は止まらない。

検証その③——前駆体であるAPPからアミロイドを切り出せないようにしても、病気を食い止められないばかりか、ヒトでもマウスでも健康状態を損なう。

これだけの欠陥がある以上、私たちはアミロイドカスケード仮説を退けるべきである。アルツハイマー病へと至るカスケードがアミロイドβによって始動することはない。アミロイドに何の役割もないといっているのではない。仮説が検証に耐えずに落第したからといって、アミロイドが体にいいことにはならないからだ。アミロイドの蓄積している人のほうが発症しやすいのは事実であり、アミロイドの生じたマウスは空間記憶に不具合をきたす。しかし、ヒトの場合は発症リスクが高まるといってもたかが知れているし、マウスの場合は不具合が軽微である。しかもその不具合は人間のアルツハイマー病患者の状況とほとんど関連性が見られない。したがって責任ある行動は、アルツハイマー病の原因を説明する新しい仮説を提起することである。

地上管制室、応答せよ、こちらトラブル発生

第11章では、ひとつの新しい仮説となり得るものを提示するつもりだ。だがその前に読者にひとつ考えてほしいことがある。ここまでの数章を通して、なんとも不穏な疑問が少しずつ形をとってきた。つまり、アミロイドカスケード仮説を排して、アミロイドが原因でないことを認めるとしたら、結局のところアルツハイマー病とは何なのだろうか。私は第1章で、インタビューした専門家のほとんどが少しずつ異なる定義をあげたという話をした。そして、ドロシーの物語に耳を傾けたあとで、次のような暫定的な定義を提案した。

「アルツハイマー病は高齢期疾患の一種であり、正常な脳機能を何年もかけて不可逆的に破壊する進行性

の病である。病状が進むあいだ、患者は自らに著しい変化が生じていることをおおむね自覚していない。新しい記憶が形成できなくなることがきっかけとなって、何か問題が起きていることが初めて察せられるケースが少なくない。その後、患者は複雑な作業を遂行する能力を失っていく。病状の進行につれて言語技能と推論能力が衰え、判断力も落ちていく。抑鬱や無関心といった人格変化が始まり、予期せぬ感情の爆発や、攻撃性や興奮も伴う。正しい方角を見つけてそこへ向かう能力が低下するため、途方に暮れて徘徊することにつながる。こうした変化のそれぞれについて、機能不全の度合いは時とともに重篤さを増していく。このように患者の知的能力は悪化の一途をたどるものの、病気が進展していっても身体面では健康がほぼ保たれる。ただし最終段階に至ると患者は寝たきりになり、排泄を制御できず、言葉を発しなくなり、反応を示さなくなる」

改めて読み返してみると、これが病気のプロセスではなくさまざまな症状を記述しているだけにすぎないことに読者は気づくはずである。愛する者の状況を家族が説明する分にはこれでも構わない。しかし、生物学者がこの定義を出発点にしたのでは、治療薬を見つける役には立たない。細胞と細胞内の分子に何が起きているのか。どうすれば細胞と分子の悪しきふるまいを止めることができるのか。こうした疑問に答えるには、生物学の視点に立ったアルツハイマー病の定義が必要になる。次章が終わる頃には、私たちがそれをもち合わせていないことを読者は納得してくれると思う。導いてくれる定義がなければ、どう考えても人間の疾患を研究できるはずがない。

第9章　アルツハイマー病とは何だろうか？

なんておかしな話だろう。アルツハイマー病に関する本の三分の二が終わったのに、いままた同じことを尋ねなくてはならないとは――「アルツハイマー病をどう定義すればいいのか」と。アルツハイマー病という言葉が最初につくられて以来、その定義は絶えず移り変わってきたことがここまでの八章で読者にも伝わったと思う。その結果、一個の症例研究として出発したものが一〇〇年あまりのあいだにふくらんで、いまや加齢に伴うあらゆる認知症の大きな部分を指す呼称となった。

「アルツハイマー病」の定義を広げたとしても、害が生まれないまま終わる可能性はあった。治療薬が見つかっていさえすれば、不誠実な言動も政治的な駆け引きも、過去の些末な逸話として大きなサクセストーリーの傍注に記されるだけだっただろう。あいにくそういう状況にはいっさいならなかった。異常な堆積物がアウグステ・Dの痴呆症状を引き起こしたという考えをクレペリンは強く推したかった。そのため、高齢期前に痴呆症状を呈していて、なおかつ脳にプラークともつれの蓄積が確認されれば、そのふたつの蓄積をもって「アルツハイマー病」という名を用いることを提唱した。この一回目の定義の拡張は比較的ささやかなものであり、その後は国立老化研究所（ＮＩＡ）とアルツハイマー病協会によって二度目の拡張が推し進められたのは第6章で見たとおりである。こちらのほうが拡張の度合いははるかに大きく、高齢期の痴呆をできるだけたくさん「アルツハイマー病」の名のもとに取り込もうとするものだった。これもやはり自分たちを有利にしたいという思惑があってのことだったが、こちらの場合は脳機能をどうとらえるかという哲学とはこれっぽっちも関係がない。念頭にあったのは、若きＮＩＡが国立衛生研究所（ＮＩＨ）の予算の分け前にいかにして少しでも多くあずかるかだけだった。

　こうして二度にわたって拡張された結果、定義のゆがむ問題が生じた。アルツハイマーとクレペリンは、自分たちがアルツハイマー病と名づけた珍しい形態の早期発症型の痴呆の原因があの堆積物にあると信じた。堆積物と痴呆がこうして初めて結びつけられたことがトロイの木馬となり、二度目の拡張という兵を放った。遅発型の痴呆のほとんどを「アルツハイマー病」と呼ぼうとするなら、この病気を特徴づけるものが堆積物だとするクレペリンの定義を受け入れるしかない。だから、遅発型の痴呆の大部分はアミロイドによって引き起こされると宣言せざるを得なかった。自分たちの集めたデータの声を聴かず、要は自分たちの予断に合うように定義のほうを修正したわけである。そうはいっても、脳内の堆積物はどんな病気ともせいぜいゆるいつながりしかない。にもかかわらず、誰かがアルツハイマー病かどうかを判断する際にそれが決め手になるなんて、そんな状況にいったいどうして私たちは陥ってしまったのか。この問いに答えるには、二度目に定義が拡張されたときの経緯に立ち返る必要がある。

　この取り組みの宣言書としてよく引き合いに出されるのがロバート・カッツマンによる論説文であり、「論説　重要な死因としてのアルツハイマー病、その蔓延と悪性について（Editorial: The Prevalence and Malignancy of Alzheimer Disease: A Major Killer）[1]」という恐ろしいタイトルが付されている。カッツマンはこの全二ページの論説文の冒頭で、当時アルツハイマー病として知られていた比較的珍しい病態と、老人性痴呆と呼ばれていたもっとはるかにありふれた病態とのあいだに、じつは有意な相違は存在しないと論じている。次いで、痴呆が死因として診断されることがあまりに少なすぎると説く。死亡診断書に肺炎と記されていても、痴呆によって障害が起きていなければそもそも肺炎にならなかったことを考慮に入れていない、と。この事実を嘘偽りなく反映するように調整すれば、痴呆はまず間違いなく「重大な死因のひとつ」だという。もっとも、この文章を書いた本当の狙いは、老人性痴呆とアルツハイマー病を同一のものとして扱おうと訴えることだった。これはいささか苦しい言い分である。本書で見てきたように、それまでアルツハイマー病は珍しい早発型の若年性痴呆の一種としてしか認識されていなかった。もっと一般的な老人性痴呆のほうは、単に老化の結果として発生するものとみなされていた。

カッツマンはこのふたつを同一視せよという自らの主張に信頼性をもたせるために、アルツハイマー病と老人性痴呆の症状が似ているという症例研究の憶測を引用した。また、何年か前の論文二報の引用もしている。[2][3]二報の著者はトムリンソン、ブレスト、およびロスであり、痴呆と診断されていた五〇人の脳と、痴呆ではないと判断された二八人の脳を剖検した結果を報告したものである。カッツマンはこの論文の内容を分析したうえで、アルツハイマー病で亡くなった人の脳と一般的な老人性痴呆で亡くなった人の脳を顕微鏡で調べた結果を比較し、次のように述べている。「病理学的研究から得られた結果は同一だった。つまり、脳の萎縮、ニューロンの著しい喪失、神経原線維の変化、顆粒空胞変性（海馬細胞の変性）、および神経突起斑（老人斑）である」

問題は、これが二報の論文の主張と完全には一致していない点である。

トムリンソン、ブレスト、およびロスによる二報の論文は重要な研究成果だった。三人は膨大な時間と忍耐力を傾け、さまざまな剖検事例で確認されたプラーク、もつれ、血管の変化、そのほかの異常（顆粒

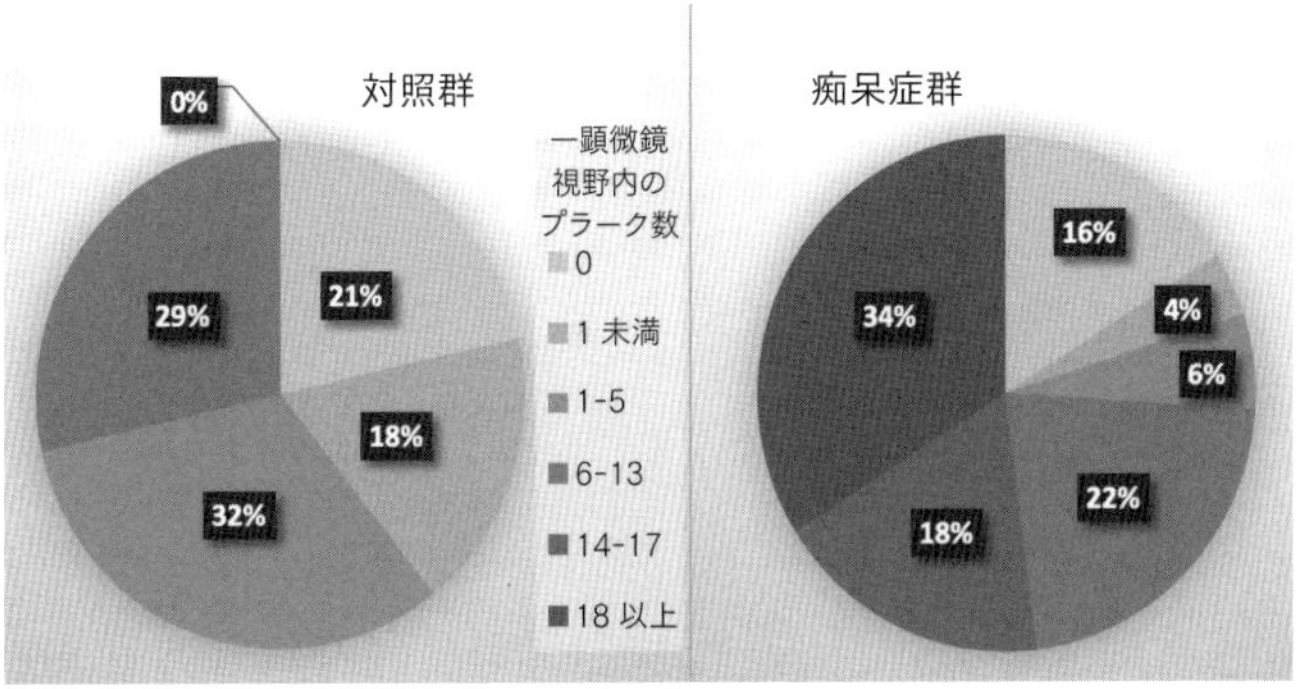

図9－1　痴呆症状のある人とない人の脳内のプラーク密度.
出典：データは B. E. Tomlinson, G. Blessed, and M. Roth, "Observations on the Brains of Non-demented Old People," *Journal of the Neurological Sciences* 7 (1968): 331-356 および B. E. Tomlinson, G. Blessed, and M. Roth, "Observations on the Brains of Demented Old People," *Journal of the Neurological Sciences* 11 (1970): 205-242より.

空胞変性［GVD］）の度合いを脳領域ごとに数値化した。ところが、同一だというカッツマンの主張にとっては都合の悪いことに、対照群の二八例のうちで「老人班、アルツハイマー病特有の神経原線維変化［もつれ］、および顆粒空胞変性……を示す脳は多数あった」と著者らは明記している。痴呆の五〇例のほうはといえば、対照群より堆積物が多かったのは全体の七割にとどまった。五例（一割）については顕微鏡で脳の外観を調べただけでは確信をもった診断ができず、四割にはアルツハイマー病以外の診断がつきそうな変化が現れていた。結局、「アルツハイマー病特有の組織的特徴を呈する老人性痴呆とみなせるのは、全体の五割」しかなかったとしている。これは、老人性痴呆とアルツハイマー病が同じひとつのものだなどと主張するにはあまりに弱い根拠である。

トムリンソンらの論文はアルツハイマー病研究における重要な試金石ではあるが、彼らのデータをどう考えればいいのだろうか。一方では、プラークが本格的に蓄積しているのは痴呆症群のみであり、痴呆のない対照群ではそこまで多くないという明白な事実がある。その反面、痴呆症群のうちで多数のプラークが見られるのは全体の半分にすぎない。また、プラークがごくわずかか皆無だった例が五分の一近くにのぼる。おまけに、正常な認知機能をもちながらも、かなりのプラークが脳内に堆積している人もいる。図9－1はデータを円グラフで表したものだ。一番色が濃いのはプラークが非常に多いことを示しており、これは痴呆症群にしかないのがわかる。とはいえ、痴呆症群には薄い灰色も含まれていて、本格的なアルツハイマー病特有の病理が確認できないことを意味している。対照群についてはそれとは逆のことが当てはまる。薄い灰色が全体の七〇パーセントを占める一方で、かなり色の濃い灰色（プラークが多い）も二九パーセントある。トムリンソンと共同研究者が気づいたのは次の点だった。

対照群には見られない組織構造上の質的な特徴……が痴呆患者で確認されることはなかった。両者の違いは、生じた変化の度合いもしくは変化の分布状況のみだった。

トムリンソンらは以上のことから、顕微鏡で確認できるアルツハイマー病的な変化は痴呆と強い相関関係にあると論じた。また、最終的な診断を決める際にはプラークの数だけでなく、もつれやGVDやニューロンの喪失といった複数の変化も検討したと明確に述べている。

この結論を第2章の図（図2－1）のようにして表現してみよう。トムリンソンらは私たちの図に新しい形――菱形と楕円――をつけ足したが、矢印についてはすべて取り払っている（図9－2参照）。彼らが問題にしたのは因果関係ではない。四つの形を一緒に見つけたら（つまり四つに相関関係があれば）それをアルツハイマー病と呼ぶことができると説いている。高齢期の痴呆の大半にはこれらの病理が共存してい

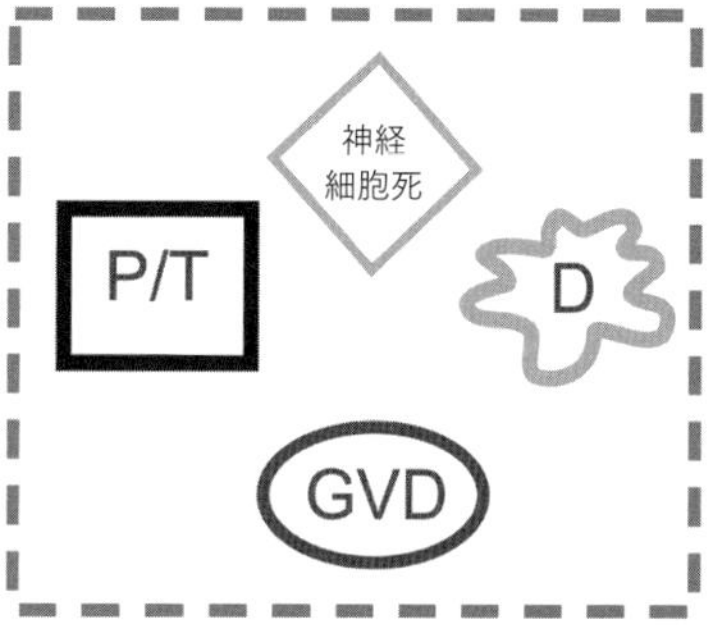

図9－2　あるのは相関関係のみで，因果関係はない．大きな点線の四角の中の形はすべて相関関係にある．形と形のあいだに矢印が見られないのは，そこに因果関係の道筋が存在しないことを示している．P/T ＝プラーク／もつれ，D ＝痴呆症状，GVD ＝顆粒空胞変性．
出典：B. E. Tomlinson, G. Blessed, and M. Roth, "Observations on the Brains of Non-demented Old People," *Journal of the Neurological Sciences* 7 (1968): 331-356 およびB. E. Tomlinson, G. Blessed, and M. Roth, "Observations on the Brains of Demented Old People," *Journal of the Neurological Sciences* 11 (1970): 205-242.

るというのが彼らの中心となる論点だった。同時に生じることが多いので、そうした変化をもつ痴呆をひとつの名称でくくってはどうかと彼らは主張した。その名称をもつ病気の原因として、プラークだけを名指しするようなことはいっさいしていない。また、因果関係の線（図2・1の矢印）をどう引いたらいいかについても言及はしなかった。つまり、アルツハイマー病へ至る生物学的なメカニズムについてはどんな立場も明らかにしていない。

カッツマンの議論はいささか巧妙なごまかしを用いている。まず、老人性痴呆は実際にはアルツハイマー病なのであって、発症時期が遅いだけだと主張する。次に、痴呆は重大な死因のひとつであり、痴呆は本当はアルツハイマー病なのだから、アルツハイマー病は重大な死因に違いないと説く。しかし、老人性痴呆患者のうちでアルツハイマー病的な病理を呈しているのは全体の半数程度にすぎないと、トムリンソンと共同研究者はきわめて明確に指摘していた。それに、痴呆の診断を受けているグループのほうにプラークが多く見られたのは確かだが、これはアルツハイマー病に限ったことではない点には触れておきたい。パーキンソン病、ハンチントン病、脳外傷、てんかんなどの場合にもアミロイドプラークは蓄積するし、子どもの脳にプラークが発生する場合もある。カッツマンの論説文から何年もたったあとで、信望あるドイツの病理学者ハイコ・ブラークが記したところによれば、さまざまな年齢の脳二三三二例の剖検結果を調べたところ、プラークともつれがまったく確認できなかったのは一〇例しかなかった。(4) プラークはそれほどありふれたものなのに、どうしてそれを基準に一個の病気を定義しなくてはならないのか。

死亡診断書に何が書いてあろうと痴呆は人の命を奪うという点で、カッツマンの考え方が間違っていたわけではない。「アルツハイマー病の悪性」というのは強烈な印象を与える言葉遣いではあるものの、けっして不適切ではない。しかし、アルツハイマー病とは何かを明確にしようと苦心したあげく、若年性痴呆と老人性痴呆が同一だと言いだしたことには欺瞞の意図が見え隠れする。そもそも、老人性痴呆の患者の半数にはプラークともつれが確認できず、それはクレペリンの定義からトムリンソンらの結論に至るまでのどの見地から見てもアルツハイマー病ではないことを意味する。そのうえ、アルツハイマー病とアルツハイマー病以外の認知症の境界線は曖昧である。図9-1の円グラフで見たように、これまでのところ人がアルツハイマー病かそうでないかの判断はプラークがあるかどうかではなく、どれだけあるかに基づいている。どの程度の「プラークっぽさ」があればアルツハイマー病と診断されるのかには客観的な基準がないといってよく、現在も研究者の見解が定まっていない。第6章で取り上げた理由から、誕生まもないＮＩＡを勢いづけるためにこの病気の定義を拡大するのがカッツマンの狙いであり、それについては見事に成功した。しかし、うまくいったことで図らずも悪しき流れが生まれ、アルツハイマー病の定義はその先もずっとアミロイドプラークと結びつけられることになった。

カッツマンの見方は定着し、一九八〇年の時点では、『精神疾患の診断・統計マニュアル』第三版（略して『DSM‐Ⅲ』）の中に場所を得るまでになっていた。その後、アルツハイマー病と診断するために必要な病理を厳密に定義する試みがなされ、[5] しまいには「権威筋」の説く診断法が乱立した。臨床の場で患者を助けたいと願う医師たちにしてみれば、この新たに拡張されたアルツハイマー病とやらはいったい何物なのか、自分の目の前にいる高齢者にその診断が当てはまるのか否かと、当然ながら苛立ちを募らせる状況になった。

この問題に対処するため、NIAとアルツハイマー病協会（当時の名称はアルツハイマー病および関連障害協会［ADRDA］）の肝煎りで研究班が発足した。目的はアルツハイマー病の臨床診断を定式化することであり、検討の結果が一九八四年に発表された。[6] 研究班は「ほぼ確実なアルツハイマー病（PROBABLE Alzheimer's）」［強調はすべて研究班による］と名づけた状態を診断するために、複数の基準を列挙した。そのリストは第1章で定めた暫定的な定義と同様、患者の示す臨床像のみをベースにしている。

アルツハイマー病診断基準

・診察により痴呆症状が確認される
・認知機能（問題解決、言語、注意など）のふたつ以上の領域に欠陥がある
・しだいに悪化する
・意識障害はない
・四〇～九〇歳のあいだに発症する。六五歳以上が多い

だが研究班はもう一歩踏み込み、「確実なアルツハイマー病（DEFINITE Alzheimer's）」の診断基準も定めた。これに該当するには、まず痴呆が現れているという臨床診断（先にあげた五つの基準）を得ている必要があるが、それだけではなく、「生検もしくは死後の剖検によって組織構造上の［つまり顕微鏡で確認したときの］証拠が得られて」いなくてはいけなかった。では、彼らは何をもって組織構造上の確実な証拠としたのか。驚くべきことに、じつは何も語られていない。その問題は取り上げられてすらいないのだ。具体的な基準一式について専門家たちが合意できなかったからではないかと私はにらんでいる。患者を助けたいと願う我らが医師たちはまだ待たねばならず、ようやく翌一九八五年になって研究班からの別の報告書が発表された。(7) この報告書に埋もれるようにして記された文章からは、結論を下すために病理学者がせっせと数えなくてはいけないことがわかる。数の基準は以下のとおり。

カチャトゥリアンによるアルツハイマー病の病理学的基準
・五〇歳未満では、一顕微鏡視野当たりプラークが二〜五個以上
・五〇〜六五歳では、一顕微鏡視野当たりプラークが八個以上
・六六〜七五歳では、一顕微鏡視野当たりプラークが一〇個以上

確実なアルツハイマー病と診断する際、患者の年齢が若いほどプラークは少なくていいとしている点に注目してほしい。これは、アルツハイマー病の過去の定義（若年性痴呆）と老人性痴呆とに有意な差はないとする、カッツマンの主張と食い違う。また、被験者の大半が七〇代半ばだったトムリンソンらの研究結果をないがしろにするものでもある。

マニアには細部が重要だが、私たちにとって大事なのは全体像だ。プラークの存在をもってアルツハイマー病を定義するといっても、プラークという特徴はアルツハイマー病の臨床診断を受けた人の一五パーセントには見られず、認知機能にいっさいの支障のないあらゆる年代の人（高齢者の三〇パーセントも含む）に確認されるものである。もつれは基準として「有用」と位置づけられはしたものの、必要とはされなかった。GVDや神経細胞死に至っては言及すらされていない。わけがわからないと思う読者がいるとしたら、それは実際にわけがわからないからである。

しかし、主流の研究者はそんなことにはいっさいお構いなしだった。研究班によって勢いづいた流れを受けて、一九八六年には「アルツハイマー病レジストリを確立するためのコンソーシアム（CERAD）」がNIAによって設立された。NIAの後援というだけで何がしかを物語っている。臨床診断を決める際に見解がばらつかないように、都合よく選ばれた医師と専門家たちは典型的な症例のビデオを見せられた。ただし、最終的な判断基準――「決定的基準《ゴールドスタンダード》」と呼ばれた――は、神経病理学的な検査でアミロイドプラークが確認されることだった。十分な数のプラークが存在していなければ、神経科医の見つけたものが何であれそれはアルツハイマー病ではない。この病気にかかわる医学界全体ができる限り同じ臨床評価を下せるようにと、CERADは細心の注意を払った。だが、年次会合を開き、綿密な演習セッションを実施し、典型的な症例の動画を復習しても、ほぼ一五パーセントの確率で神経科医はミスを犯していると病理学者はいい渡した。このため『DSM』に記載されたほかの病気と違って、アルツハイマー病は臨床所見ではなくプラークの有無で診断することになり、その考え方でCERADは連邦政府の承認を得た。

いったいぜんたいどうして病理学者が玉座に就くようなことになったのか。病理学が神経学の上に立たねばならないような、納得のいく理由はじつはなかった。複雑な脳疾患はいくらでもあり（自閉症、鬱病、統合失調症、てんかん等々）、それらについては病理学検査や脳のライブイメージング（細胞を生きた状態で可視化する手法）などに頼らなくても決定的な診断が下せる。小児精神科医が幼い男児を自閉症と診断するとき、脳スキャンをして医師の技量を検証する必要はない。治療が目的である分にはその子は自閉症である。神経科医が患者をパーキンソン病だと判断したときもそれがそのまま診断になる。脳にα‐シヌクレインが蓄積しているかどうかの結果が出るまで、息を殺して待つようなことをしなくてもいい。治療が目的である分にはその人はパーキンソン病に罹患している。パーキンソン病やハンチントン病のような高齢期疾患では確かに脳に特徴的な異常が見られるものの、医師の診断に自信を与えてくれるものは臨床症状がどう現れているかである。ちなみに、仮に剖検が行われて堆積物がまったく確認できなくても、診断に疑義が呈されることはあれ退けられはしない。[8] 臨床診断が病理学の上に来る。そうあるべきように。

なぜアルツハイマー病だけが診断に関して病理学者に王冠を授けているのかを理解するには、少し歴史的な背景を知っておくといいかもしれない。人類の歴史が始まって以来、まじない師のたぐいが病気を診断してきたが、それを治すのは厳密な科学というより、経験に頼るところが大きかった。痛みにはアスピリン、マラリアにはキニーネというのは、それらの化合物を投与すると改善することに誰かが気づいたからである。ときには、アスピリンのように化学構造を微修正することで効き目がさらに増すこともあったが、細胞レベル・分子レベルでどう作用しているのかはやはり誰にもわからなかった。ただ効いたのである。ところが二〇世紀の半ば以降、人体の生物学的な仕組みについて解明が進むにつれて、「科学的根拠《エビデンス》に基づく医療」の実現する見込みが出てきた。これは、生物学や化学の知識をもとに薬剤や治療法の設計ができるという新しい概念である。ＤＮＡの構造が解明され、のちにはヒトゲノム計画が成功した。そうした偉業に対する興奮の高まりを受けて、病気の成り立ちは原子レベルで説明できるという大いなる楽観論が支配した。

バトラー、カチャトゥリアン、カッツマン、テリーらによるアルツハイマー病の定義の拡大が根づいた背景には、こうした知的環境があった。生化学（この場合ならアミロイド堆積物）を疾患と結びつけるのは当時としては最先端の発想だったわけである。プラークが原因だとするアロイス・アルツハイマーの主張をもてはやしたことは、遺伝学に追いつこうとする気持ちの表れと受け取れなくもない。つまり、診断するだけでなくその生物学的基盤を明るみに出すべきとの圧力の高まりを受けて、生物医学研究の分野が反応した結果だったということである。分子生物学が主役の座をさらおうとしているのに、脳科学者がみみす後れをとるわけにはいかなかった。経験に基づいて治療法を探すような真似をして、古臭い研究者だとみなされるのは誰だって嫌だった。この分野は、ヒトゲノム計画にも相当するような、世界をあっといわせる成果をぜひにも必要としていた。アルツハイマー病の謎を解いたら、その驚きは間違いなく大きいだろう。

こうした歴史の流れと、アルツハイマー病の定義を押し広げたいという思いが交差した結果、アルツハイマー病研究には他に類を見ない難題が生まれることになる。アミロイドの生化学が発射台となって月ロケットの打ち上げが成功し、自分たちに名声と栄光がもたらされるという賭けに指導者たちは出ていた。このことはアルツハイマー病研究に大きすぎる影響を与えた。なぜなら、壮大な挑戦をぶち上げるという発想が、定義を拡張させる方向に圧力をさらに増幅したからである。理由づけはＮＩＡの予算を増やそうとしたときと変わらない。この研究分野には恐ろしいほどの困難な挑戦が必要だった。稀な形態の若年性痴呆という狭い定義の「アルツハイマー病」を治したところで、それは地球の低軌道に人ひとりを送り込む程度の受け取られ方だろう。「蔓延と悪性」という性質を備えた病態を治療するほうがはるかに刺激的である。本物の名声と栄光を手にするには、自分たちの敵を「重大な死因のひとつ」と位置づけなくてはならなかった。そうすれば月へ向かえる。

賭けにのめり込む

研究班が診断の決定的基準に神経病理学を組み込んだことは、アルツハイマー病とプラークを永遠に結びつけたも同然だった。もちろん但し書きはあり、さらなる研究が必要であることを認識してはいた。とはいえ予想されるように、この分野にいる研究者の大多数はそんな但し書きをほとんど意に介さなかった。その後に定義の手直しがあり、プラークだけでなくもつれも考慮に入れていいかもしれないということになりはしたが、(9) 定義を再検討する取り組みが大々的になされることはなかった。それから治験の失敗が始まり、アミロイド抗体の試験でとくにそれが顕著になる。(10) 基礎研究を手がける世界中の研究室で、アミロイドのみの定義では説明できないデータがどんどん積み上がっていった。NIAはそれを受けて、「最新の科学的知見を取り込むべく基準を改正したほうがいいという点で……広く意見の一致を見ている」ことを認めるようになる。(11) そしてきわめて包括的な見直しを行い、その結果をひとつの報告書にまとめた。この報告書は一連の四報の論文からなり、三つの研究班による論文三報と、全体の概要をまとめた序論という構成である。これらの論文は全体としては、アルツハイマー病の定義がとうの昔に見直されていていいはずだったことを正しく理解していた。CERADの研究班が初会合を開いてから折しも四半世紀。アルツハイマー病の定義をプラークの存在と切り離す発表をするにはまたとない機会になるはずだった。しかし、専門家はかえってますます賭けにのめり込み、アミロイドに全財産をつぎ込んだ。そうすることで、全体的な状況を目も当てられないほどに悪化させた。

私はこの報告書の草稿を批評するように頼まれ、その長所と短所を記した所見を送り、それはのちに学術雑誌に掲載された[12]。論文を公にする前に著者らがその見解を検討してくれるものと、私は信じて疑わなかった。なんて愚かだったことか。新しい「診断基準」が初めて公表されたときのことはいまも忘れない。二〇一〇年七月、ホノルルで開かれたアルツハイマー病の国際会議の場だった。ほかの聴衆と一緒に見守る前で、研究班の専門家は検討結果の概要を説明していった。発表が半ばに差し掛かる頃、彼らが何ひとつ変えていないことに気づいた。やはりアルツハイマー病の定義をアミロイドのみがかかわるものにしていたのである。アミロイドβに対する執着を弱めるならまだしも、強めるだなんていったいどんな申し開きができるというのか。私は頭を抱えた。あの人たちはこの一五年間、ずっと眠っていたのか？

彼らの作成した報告書は「国立老化研究所からの勧告――アルツハイマー病の診断ガイドラインに関するアルツハイマー病協会研究班（The Recommendations from the National Institute on Aging—Alzheimer's Association Workgroups on Diagnostic Guidelines for Alzheimer's Disease）[13]」というタイトルだった。この中身を細かく見ていきたい。手始めに序文の文章の一部を引用しよう。著者らはアルツハイマー病診断のためのＮＩＮＣＤＳ‐ＡＤＲＤＡ基準（ＣＥＲＡＤ基準のこと）がどのように誕生したかを振り返っている（ＮＩＮＣＤＳは国立神経疾患・コミュニケーション障害・脳卒中研究所の略。一九八八年の組織再編の際に国立神経疾患・脳卒中研究所［ＮＩＮＤＳ］と改称された）。

> もともとのＮＩＮＣＤＳ‐ＡＤＲＤＡ基準は……アルツハイマー病の場合もほかの多くの脳疾患と同様に、臨床症状と根底にある病理がつねに緊密な対応関係を示す……という期待のもとに設計された。具体的には、（一）アルツハイマー病の病理と臨床症状は同義であって、（二）個人は完成したアルツハイマー病の

病理をもっているか、いっさいもっていないかのどちらかであり、前者の場合は痴呆症状を呈し、後者の場合は痴呆症状が（少なくともアルツハイマー病に起因する痴呆症状は）見られない、ということだった。

これは歴史の読み解き方としてはずいぶんとゆがんでいた。病理と病気を結びつけることに関してはさらなる研究が必要だと、CERADの刊行物は明確に指摘していた。前の時代の研究班も緊密な対応関係という概念をもてあそびはしたが、ここで「同義」という言葉を選択したのはどう考えても残念きわまりない。同義とは「意味が同じ」ということである。だとすれば、二〇一〇年の研究班が定義していたのは要はアルツハイマーのリンゴだった。虫が食うとリンゴが赤くなるといっているのと同じで、定義であることに変わりはないものの、生物学的な根拠が欠けているのでほとんど価値はない。

三つの研究班からの三報の論文はそれぞれ、臨床の場でどのようにアルツハイマー病を診断するか、MCIとして知られるアルツハイマー病の初期段階をどうやって見極めるか、そして脳にプラークが生じている健常者をどう考えればいいかを扱っている。「病理学の論文はどこ？」と思うのも無理はない。三報とも、このアルツハイマー病の新定義を定めるうえで病理に言及してはいる。ただし、これより二七年前のCERADのときがそうだったように、それについては一連の論文の最後にあたる五番目の論文が発表されるまで丸々一年待たねばならなかった。(14)

第一の論文を書く際に著者らが苦労したのは間違いない。アルツハイマー病の臨床定義を定めるのが彼らの仕事だったが、病理学に基づく決定的基準が存在するために手足の自由を奪われていた。結局、彼らは臨床から見たアルツハイマー病と病理学的に見たアルツハイマー病を切り離すことにした。そして「あらゆる原因」による認知症を定義し、CERAD基準にいくつか有用な改良を加えもした。それから問題に突き当たった。「ほぼ確実な」アルツハイマー病も「疑いのある（possible）［そこまで確かではない］」アルツハイマー病も、どちらも「アルツハイマー病特有の病理生理学的なプロセスを示す証拠」、つまりアミロイドの蓄積があってもなくても起こり得ることを認めざるを得なかったからである。このアミロイドの有無はアルツハイマー病を指し示す生物学的《バイオロジカル》な指標であることから、バイオマーカーと呼ばれる（いわば病気の「代用」となる指標）。この研究班がどれだけ苦闘したかを実感するには、彼らの言葉を直接紹介するのがいいだろう。(15)

ほぼ確実なアルツハイマー型認知症の中心的な臨床基準を満たす人にバイオマーカーの証拠が存在すれば、その臨床上の認知症候群の原因がアルツハイマー病の病理生理学的プロセスであることの確実性が高まる。しかしながらわれわれは、日常的な診断のためにアルツハイマー病のバイオマーカー検査を用いることをいまのところは推奨しない。これにはいくつか理由がある。（一）ほとんどの患者については、中心的な臨床基準によってきわめて正確かつ有用な診断を下すことができるため。（二）バイオマーカーの使用を含めた基準を適切に設計するには、さらなる研究が必要であるため。（三）バイオマーカーの標準化が十分になされておらず、場所によってばらつきがあるため。（四）地域社会の環境に応じて、バイオマーカーの利用しやすさに差があるため。

この一段落の文章からは、研究班内部で交わされたに違いない議論が浮かび上がり、当時この分野にさまざまな見解の不一致が存在したことが垣間見られる。研究班のなすべき仕事は、開業医の目の前に座っている人がアルツハイマー病なのかどうか、医師がどうやって判断すればいいかを助言することだった。

これは現実に役立つ立派な目標であり、新たな勧告をまとめるにあたっては細部にわたって考え抜いたことがうかがえる。だが彼らの言葉を読んでいると、アミロイドにしろほかの「バイオマーカー」（タウなど）にしろ、それを定義に用いるべきだと活字で語られるつもりはさらさらなかったことがよくわかる。アルツハイマー型認知症の臨床診断と、彼らが「アルツハイマー病の病理生理学的プロセス」と呼ぶものを、研究班はそれとわかるように分けている。要するに彼らがいいたかったのは、こういうことだ。アミロイドの有無は診断に役立つかもしれない情報のひとつにすぎず、それ以上ではない。わかったか、決定的基準を振りかざす病理学博士よ。

この論文の意図を解釈するとどうなるか。「アミロイド・イコール・アルツハイマー病」レースのトラックに向けて、猛然と警告の黄色い旗を振っているとしか読みようがない。右に引用した文章の中で、バイオマーカーの使用に対する四つの反論が記された部分に注目してほしい。医師の言葉で語り直すなら、最初の反論は「臨床医はこれまで立派にアルツハイマー病を診断してきたのだから、忌々しいアミロイドなどごめんこうむる」となる。ふたつ目は、「あなたがた病理学者と生化学者は口先でうまいことをいうが、あなたがたのバイオマーカーを使ったほうがいいという確かなデータを十分に示してくれないじゃないか」である。三つ目は、「バイオマーカーの使用法については、あなたがたのあいだでも意見が一致していないじゃないか」。四つ目は、「現実に目を向けようよ。根拠となるデータを仮にもっと見せてくれたとしても、自分の診察室でバイオマーカーのデータを意味あるかたちで用いるなんて、ごく普通の家庭医にはそんな時間はないし、そんな訓練も受けていない」。アルツハイマー病はその臨床症状で定義できるものなのだと、論文の著者らは力強く訴えている。その症状がどのような生物学的原因によるものなのかについて、アミロイドカスケード仮説はひとつの見方を提示してはいる。ただ、二〇一一年の時点ではとにかくデータが足りないために、それを受け入れるべきか撥ねつけるべきかの判断はできない。

当時の私は同じ考えだったし、それは一〇年近くたったいまも変わらない。

一連の論文の中で二番目に発表されたものは、[16] ＭＣＩ（軽度認知障害）の定義を研究班が試みたという点で大きな意義があった。二〇一一年にはこれはまだ比較的新しい領域であり、個別に定義・研究できるような初期段階がアルツハイマー型認知症に存在するという当時の確信の高まりを反映している。彼らが目指していたのは有益な目標だった。臨床の場で少しでも早くアルツハイマー病を発見できれば、有意な影響を最大限与えられる段階で治療を開始できる。この論文の著者らは第一の論文とは別の神経科医チームだった。彼らもやはり勧告にバイオマーカーをどう組み入れるかで苦慮し、最終的にはこう結論づけている。「バイオマーカーを用いる基準の正当性を立証し、地域社会の環境で使用できるようにバイオマーカーの分析法を標準化するには、相当程度の研究が必要である」。彼らも第一論文の臨床医たちと同様、アミロイドやタウが確認できなければアルツハイマー病によるＭＣＩに罹患している「可能性は低い」と認めていた。しかし、次のような但し書きを添えている。「……そのような個人もアルツハイマー病に罹患している可能性は否定できない……［だがそういう患者については］……ＭＣＩ症候群につながる別の原因を探す必要がある」。第一の研究班と同じくこのＭＣＩに関する論文も、アミロイドやタウの有無は有益な情報だが、決定的ではないという立場をとっている。

被引用数の多いこの一連の論文のうちの第一と第二はともに、アルツハイマー病の定義において臨床像を前面に出そうと苦闘した結果として読むことができる。第1章を振り返ってほしいのだが、「アルツハイマー病とは何か」という問いと最初に向き合ったときに、私たちの選んだアプローチがこれだった。友人や家族としての私たちにとって、一番大事なのは臨床症状である。ほかの何よりも、この症状に対して治療法を見つけてほしいと願っている。正直にいって、愛する者たちのバイオマーカーがどういう状態にあるかなんて、結局のところはどうでもいい。頭がはっきりしてくれさえすればそれでいい。「あのね、生物学は興味深いが、私はおばあちゃんとスクラブル（英単語を使ったボードゲーム）をしたいだけなんだ。アミロイド負荷の話なんか知ったことか」。それがアルツハイマー病研究に対する私たちの思いである。最初の二報の論文はそういう現実を認識していた。そこへ第三の論文がやって来た。

三度目の定義拡張

研究班による最初のふたつの勧告が発表されたことで、「決定的基準博士《ドクター・ゴールドスタンダード》」の旗色は悪いように見えた。二報の論文をひと言でいえば、病理学データは診断に至るために検討すべき項目のひとつにすぎない、ということである。ところが、第三の論文が「決定的基準博士」に救いの手を差し伸べた。[17] アルツハイマー病の定義において、病理生理学を舞台の前面かつ中央に位置づけたのである。だがそれだけではなく、この論文はアルツハイマー病に関する定義を爆発的に拡大し、ほとんど見分けがつかないまでに変えてしまった。これはアルツハイマー病の歴史において定義が広げられた三度目の出来事であり、クレペリンやその後のカッツマンによるものよりも程度が大きく、アルツハイマー病研究に対する破壊力も強かった。

何の変哲もなさそうな全一二ページの論文がどうしてそこまでの害を与えられたのか。それは「アルツハイマー病の最初期段階を定義し直した」からである。この再定義により、事実上まったく新しい段階がアルツハイマー病の進行プロセスにつけ足された。それが「前臨床アルツハイマー病」である。「前臨床」と名づけたのは、脳内にプラークの生じている人（もしくは脳脊髄液内に異常な量のアミロイドが確認される人）は健康ではないといいたいからだ。そういう人はすでにアルツハイマー病にかかっていて、ただ症状が現れていないだけだと説く。これはきわめて巧みな柔術の技である。アミロイドカスケード仮説最大の弱点を逆手に取って、それを強みに変えようというのだから。高齢者の三割はプラークが見られても脳機能は正常だというのに、この著者らの主張どおりならそういう人たちは「プラークができているだけの健常者」ではなくなる。「症状がないだけの病人」になる。

単なる言葉の問題に思えるかもしれないが、じつはこれは信じがたいほどに大胆不敵な主張である。現在、六五歳以上のおよそ一〇人にひとりがアルツハイマー病の何らかの症状を示している。つまり、ほかの九割は年相応の正常な脳機能をもっている。しかしすでに見てきたように、認知機能が正常であってもその三人にひとり程度は脳内にかなりのプラークを抱えもつ。したがって、この拡大された新定義に基づけば、彼らは前臨床アルツハイマー病に罹患していることになる。要は、アルツハイマー病の患者数の推定を三倍にせよと訴えているのと変わらない。自分の言い分を通したいがために私が大げさにいい立てていると感じるようなら、プラークももつれもいっさい確認できない脳は全体の一パーセントにも満たないというハイコ・ブラークの指摘を思い出してほしい。この第三の研究班の計算が正しいなら、私たちは漏れなくアルツハイマー病にかかっているのかもしれないのだ。三倍にふくらませただけでも大幅な定義変更なのに、さらに嘆かわしいのは、アミロイドが本当に原因かどうか合理的な疑いが残るにもかかわらずそういう勧告をまとめたことである。「なるほどね、でもその疑いというのは、頭のおかしい傍流のはみ出し者が数人でわめき散らしているだけなんじゃないの？」読者がそう思っているとしたらそれは違う。

何ページか前、最初の二報の論文の中に同じ疑念を目にしたばかりではないか。念のために補足しておくと、何かの病気に「前臨床期」を設ける考え方自体に価値がないわけではない。

私たちはインフルエンザウイルスやコロナウイルスに感染しても、症状が出始めるまでには何日も、場合によっては何週間もかかる。そのあいだに何らかの医療処置を講じられれば、患者を守るのはもちろんのこと、患者が接触する可能性のある人たちを保護することにもつながる。腫瘍にしても同じで、最初の結節ができてからがんと診断されるまでには、数週間から数か月を要してもおかしくない。手術にしろ、放射線治療や化学療法にしろ、うまくいく可能性が一番高いのがこの時期である。前臨床アルツハイマー病という概念も、病気の定義に用いる特徴が間違いなく病気の原因であるなら——というより原因である場合にのみ——役に立つといえる。インフルエンザの症状の原因がインフルエンザウイルスであることは一〇〇パーセント確かだ。肺の中で分裂する細胞にごく小さな結節が生じ、それを放置すればいずれ広がって肺がんの診断を受けることも一〇〇パーセント間違いない。だが、アミロイドの存在がアルツハイマー病につながるのかどうかは、一〇〇パーセントどころか、それに近い確信をもつことすらできない。著者らはその点を重々承知していながら、委細構わず突き進む。そこがこの第三の論文のことのほか腹立たしい部分である。

アルツハイマー病の原因がいまだ定まっていないことはわれわれも認識している。また、この病気の発生においては、加齢に伴う変化がシナプス、ミトコンドリア、代謝、炎症、ニューロン、細胞骨格などに生じることのほうが、アミロイドβよりもっと初期段階での役割、もしくはもっと中心的な役割を果たしている可能性があると提言する研究者もいる。

申し訳ないが、どれだけ逃げを打っても、したことの罪の重さからは逃れられない。アミロイドがアルツハイマー病の原因だと一〇〇パーセントの確信をもっていて、戦ってでもその見方を死守するつもりがあるのならともかく、そうでないなら「病理生理学」を使ってアルツハイマー病の前臨床期を、いやどんな段階であれ定義するなどもってのほかである。アミロイドの蓄積を一個の病気と呼ぶことはできない。すでに本書で見てきたように、脳内に多量のアミロイドが存在していてもマウスもヒトもそれに対してきわめて高い耐性を発揮する。アミロイドがあっても障害などなきに等しい。参考までにこれとは対照的な例をあげると、コレステロールのプラークが心血管に蓄積した場合には私たちはそれを冠動脈疾患と呼ぶ。これは非常に有用な分類だ。脳内のアミロイドプラークと違って、心血管にプラークが生じると重大で測定可能な健康上の問題が付随すると予見できる。もっとはっきりいうなら、冠動脈疾患の人が病院に行くのは具合が悪いからである。しかも、コレステロールの蓄積によって血管が狭くなると代謝異常が起き、しまいには電気信号が危機的な状態に陥って、それがすなわち心臓発作だ。もう一度いうが、心臓内のプラークは人の具合を悪くするし、心臓発作の原因になり得る。脳内にプラークがあっても人は具合が悪くなることはないし、不快感すら感じない。リスクの上昇とつながりはあるものの、それ以外にはいかなる問題も知られていない。不幸にもこの第三の論文が発表されたことにより、アルツハイマー病の定義を三倍にふくらませていいというお墨付きをＮＩＡとアルツハイマー病協会から得てしまった。

止《とど》めの一撃

第三の論文の著者らは自分たちがアルツハイマー病の定義を変えようとしていることを認識し、それに対する葛藤をありありとにじませている。グループ内にどれだけ強い不安が渦巻いていたかは、論文の全編を通して用いられている言葉遣いを見ればよくわかる。弁解がましく、ほとんど詫びているかのようなのだ。論文の最終段落ではこう認めている。「研究を通して決定的な結論が出るまでには……おそらく一〇年以上かかるだろう」。平たくいえば次のようになる。「私たちは以上のように考えていますが、それを裏づけるデータをもち合わせていません。それでも直感を頼りに進み、基礎研究の結果も臨床研究の結果もくつがえします。あなたがた研究者にも我慢してもらわねばなりません。だってあなたがたの助成金のほとんどはＮＩＡとアルツハイマー病協会から出ているわけですし、この論文にはその両組織の名前が載っているんですから」

きみのところ、いい研究室じゃないか。研究資金がどうにかなったらみんな悲しむだろうね。

それは少しいいすぎにしても、この一連の論文に強い拒否反応を示したのは私だけではなかった。それでも多くの研究者は上から下された宣告を受け入れた。研究資金が途絶えたら困るし、自分たちの論文を発表し続けたい。それでも対立は激しさを増した。ＮＩＡとアルツハイマー病協会は、内部だけでなく広く研究者コミュニティ全体に軋轢が生まれていることに気づき、二〇一八年に新たな研究班を招集して定義に関する新しい論文を発表した(18)。そして今度もまた、状況をどうしようもないほどにひどくした。

論文の冒頭には、自分たちの目標が「二〇一一年のガイドラインを更新・統合することだ」と記されている。しかし、そこまではっきりとは明示しないかたちで著者らがやろうとしていたのは、この病気を臨床上の特徴によって定義し続けたい陣営と、ほとんどプラークともつれのことしか気にしていない陣営との対立に決着をつけることだった。意見の一致を図るための文書という発想自体は悪くない。真剣な議論の口火を切り、この分野を本当の意味で団結させる機会ともなる。それに、覚えているだろうか、二〇一八年の時点ではアミロイドカスケード仮説を検証する治験はすでにほぼすべて失敗していた。β - セクレターゼ阻害薬とγ‐セクレターゼ阻害薬の試験からは、アミロイドβの形成を妨げると患者の状態が悪化することが示されている。アミロイド抗体の試験も繰り返し実施されたが、認知機能に有意な影響が確認できぬままに終了するか、もしくは中止されていた。明らかに旧来の定義とやり方を全面的に考え直す潮時だった。悲しいかな、アルツハイマー病研究を推進するうえで最も重要なふたつの組織は、またしてもそれまで以上にアミロイドの役割に賭ける道を選んだ。論文のアブストラクトにはこうある。「アルツハイマー病（ＡＤ）を定義するものは、その根底にある病理学的プロセスである」。これほど明快な記述があるだろうか。プラークがなければアルツハイマー病ではないのである（ＣＥＲＡＤ基準以降、「病理学的プロセス」はプラークの蓄積と解釈されていることに留意）。もっともここまでのところは、この分野をつねに支配してきた考えの偏りを口に出したにすぎない。それまでは大っぴらに語られてこなかっただけだ。本当の意味での爆弾発言は次の一節だった。「［この枠組みにおいては］診断は疾患の臨床結果に基づいて下されるのではない」

この臆面のなさは筆舌に尽くしがたい。論文の副題が「アルツハイマー病の生物学的定義に向けて（Toward a Biological Definition of Alzheimer's Disease）」であることを思うと、この論文は傲慢であるだけでなく不正確でもあった。全二八ページの文書の中には生物学の切れ端も出てこない。プラークともつれは単に病理を記述しているだけであって、その生物学的な仕組みが実験で解明されたわけではない。いうなれば、生物学系の科学者全体と、アルツハイマー病研究に携わるほとんどの基礎研究者を向こうに回して、その目の中に指を突っ込んだようなものだった。論文の著者らのいわんとしていたのは、アルツハイマー病を定義するものはプラークともつれだけだということである。科学雑誌にはこれに対する批判がすぐにいくつも発表された(19)。そのうちのひとつであるマリオ・ガレットの文章を見れば、この論文の主張がどれだけ馬鹿げたものとして受け止められたかがよくわかる(20)。

一個の臨床的な疾患、つまり実際に罹患されたり、観察可能な結果を有したりする疾患が、いまやもっぱら生物学的な疾患であるという主張がなされている。しかし、アルツハイマー病が重要なのはそれが臨床的な疾患だからにほかならない。……疾患が経験されたり、観察されたりしないのであれば、その生物学になど何の価値もない。この自明の理を逆転させ、疾患の転帰（病気経過の行き着くところ）より生物学のほうが重要だとするのは、健康と疾患に対する私たちの見方を変容させようとするものである。

これは私が先ほど述べた「生物学は興味深いが、私はおばあちゃんとスクラブルをしたいだけなんだ」をきちんとした言い方で表現し直したものである。二〇一八年の論文をさらに詳しく見ていって、主張の論理を切り刻んでもいいのだが、すでに読者はここで何が起きたかを理解したものと思う。著者らは相も変らぬ裁定を下した――アミロイドが蓄積していなければアルツハイマー病ではないのだ、と。「アミロイドの研究でなければアルツハイマー病の研究じゃないんだよ」という例の外部諮問委員会の警告が、三〇年近くたってまた蒸し返されたわけである。ガレットは批判の中で、論文の著者らが金銭的な動機で動いているとし、ほぼ全員がＮＩＡから多額の助成金をもらっているか、製薬産業と強いつながりがあるかのどちらかないし両方だと指摘した。私は彼らのほとんどを個人的に知っている。そうしたコネクションによって考え方が影響された可能性がないとはいわないものの、論文を執筆したときには善意をもって誠実に行動したものと信じている。

ただ、どうしようもないほど間違っていただけだと思う。

ここで思い出すのが、私たちが先に投げかけた重要な問いである――私たちの治療薬はどうなったのか。

いまならわかるように、アミロイドに執着し、執拗なまでにそれを基準にアルツハイマー病を定義しようとしてきたおかげで、私たちは道をそれてしまったというのがその答えの大きな部分を占めている。これは非常に由々しき問題だ。というのも、病気のさまざまな属性の中でも、定義はきわめて重要なものだからである。どんな疾患であれ、厳密で正確な定義がなければ治療薬の探しようがない。どこが壊れているのかがわからなければ修理などできないのと同じである。残念なことに、アルツハイマー病研究の長い歴史を通して戦略と政治が科学を抑え込み、加齢に伴う認知機能の低下と老化を少しでも多くアルツハイマー病という名でくくろうとしてきた。その結果、私たちは定義がなきに等しい状態に置かれている――少なくとも意味のある定義が存在しない状態に。これでは治療法に向かって実のある前進をしようにも、それを阻まれているのと同じである。そのことを確かめたいなら、多額の費用を投じた治験が途切れることなく失敗し続けているのを見るだけでいい。政治的な計算によって常識が無効とされ、私たちは自分たちのデータに耳を傾けるのをやめてしまった。

こんなやり方では絶対に人間の疾患を研究できるはずがない。

Ⅳ　では、ここからどうする？

Where Shall We Go From Here?

ここまで読んでくればアルツハイマー病研究の現状に気が滅入り、治療法は見つかりそうにないと悲観したくなるのも無理はない。最後となるこの第Ⅳ部では、本書の議論に少しだけ明るい見通しを取り戻すことを目指している。認知症という災いとの闘いにおいて、本当の意味での前進を期待させる道筋はいくつかはっきりと見えており、その一部をこれから具体的に紹介していきたい。とはいえ、そのルートを記した地図へと向かう前に、まずは回り道をしなくてはならない。腕まくりをして、老化に関する短期集中入門講座を受けるのである。なぜなら、高齢であることは孤発性アルツハイマー病を発症する明らかな前提条件のひとつであり、認知症の問題を解決したいなら老化の生物学を理解することを避けては通れないからだ。とりわけ大事になってくるのは、老化が脳にどう影響するかである。体内で着々と時を刻む老化時計から脳を切り離したいだけだとしても、やはり時計の構造や部品をすべて把握しておく必要はある。それをしなければ、私たちの脳がどうやって「時計を読んで」いるのかを見出すことはできない。老化に関する次章が本書にとってきわめて重要な意味をもっているのは、そこに理由がある。

老化とはどういうものなのか、その背景情報がもっとしっかり固まれば、新しい疾患モデルを組み立てることができる。そのモデルにはアミロイドもタウも含まれるが、いまより目立たぬ脇役となって、現状よりはるかに詳細な生物学的メカニズムに埋め込まれることになる。どちらも重要な要素として登場しはするものの、もはや病気を押し進める唯一の原因ではない。この新しいモデルを手に、基礎研究と臨床研究のポートフォリオを眺め渡し、賢いプロジェクトマネージャーなら資源のバランスをどうとり直すか、そして私たちの血税投資からのリターンをどうすれば最大化できるかを考える。専門機関にも目を向け、それらがどのように変わらねばならないかも見ていく。なぜならそれらはアルツハイマー病研究の生態系の中で重要な位置を占めているからである。

ひとつだけ警告しておくと、本書の最後の言葉は「そしてみんな幸せに暮らしましたとさ、めでたし、めでたし」ではない。私たちにできることはいろいろあるにせよ、結局は受け入れねばならないこともたくさんある。永遠の生命などというものは少なくともこの地上にはない。自分の人生をできるだけ長く良いものにする方法なら学べるとはいえ、老化は漏れなくついてくる。だが老化プロセスの仕組みを理解すれば、いつの日かアルツハイマー病が人生のオプションにすぎなくなり、丁重に、しかしきっぱりと断れる対象に変わってくれるかもしれない。

第10章　老化の生物学から始めよう

私たちはなぜ、どのようにして年をとるのか。これは生物学における最大級の謎であり、いまだ解明されていない。そういわれると不思議な気がするのは、老化を認識するのがたやすいからという理由もある。とくに同類の人類に関して、私たちは年齢の微妙な違いを見分けるのがじつにうまい。図10-1の六枚の写真を見て、それぞれの人物と年齢を結びつけられるかどうか試してほしい。六人とも違う人間なので、同じ人を別々の年齢で撮影した場合よりも数段難しくなっている。性別や民族もばらばらにしてあるため、かなり一般化された基準で判断する必要もあり、これで輪をかけて識別は面倒になる。おまけに写っているのは顔だけで、それ以外の体の特徴から手がかりを読み取ることはできない。もろもろを総合すると、大変な難問のはずである。

私は学部生向けの生物学講座で老化の講義をしたとき、この写真を「クイズ」として生徒に見せた。ほぼ全員が全問正解したわけだが、そう聞いても読者はきっと驚かないだろう。読者自身の結果も同じだったに違いない（念のために答え合わせをしておくと、Aが一歳、Dが五歳、Fが一〇歳、Cが二〇歳、Bが四〇歳、Eが六〇歳）。どういう手がかりのおかげでこれだけ楽に謎が解けたのだろうか。決め手はいくつもあり、

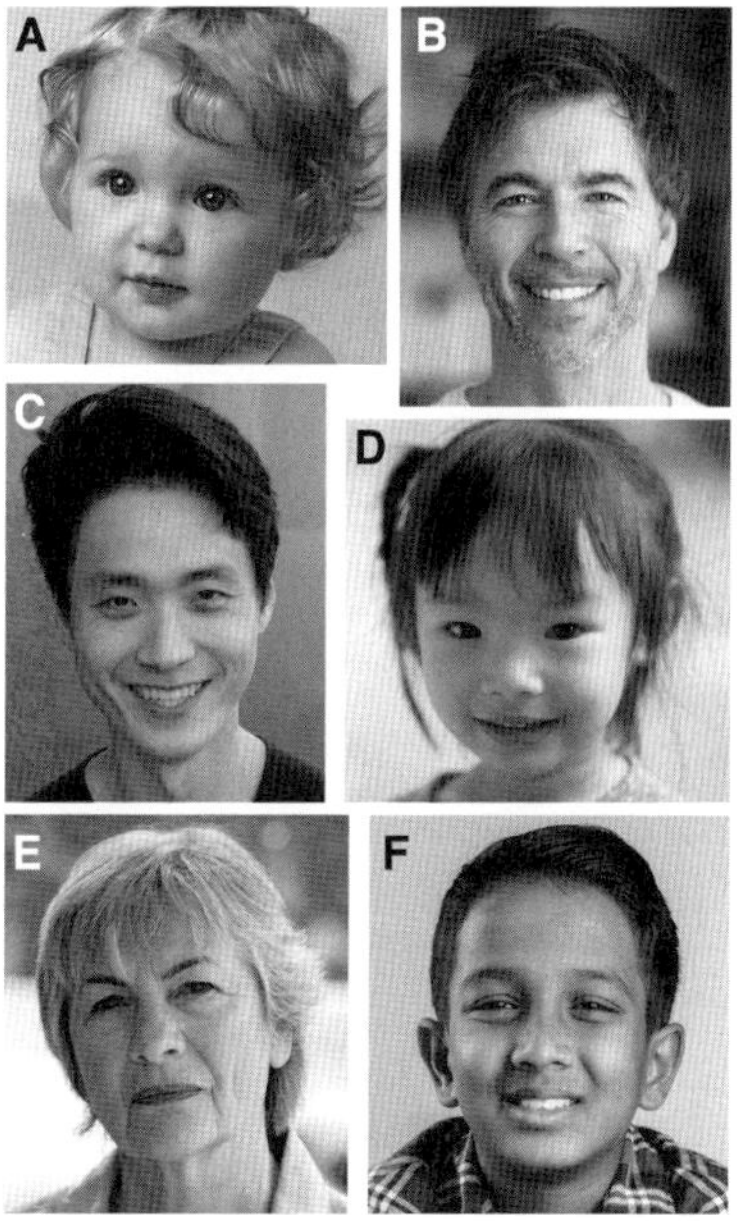

図10－1　6枚の顔写真をそれぞれの人物の年齢と結びつけてみよう．1歳，5歳，10歳，20歳，40歳，60歳のいずれかである．

まずは人物Eの白髪がそのひとつである。容貌をつくりあげる個々の造作については、そのほぼすべてに対して老化が起きるといっていい。髪は細く白くなる。皮下脂肪が失われるせいで皮膚の張りがなくなり、たるんでしわが寄る。しみができ、目、耳、鼻の感度は鈍くなる。体内についても同じだ。年をとるにつれ、ありとあらゆる臓器の働きが衰え、筋肉が落ちる。肝臓や腎臓は体の求めに迅速には応じきれなくなっていく。脳も無事ではいられない。情報の処理に手間取るようになり、短期記憶力が低下する。加齢とともに脳構造がどう変化するかを調べると、たぶん誰もが予想するとおり、神経細胞から伸びる枝が短くまばらになっていくのがわかる。それとともにシナプス（ピン－シュッ－ピン）の数も減少する。年を重ねていくと、私たちにはこうした特徴のすべてが当てはまるようになる。だが、そもそも老化とは何だろうか。おおかたの予想に反して、この問いに答えるのは生物学者にとって生易しいことではない。目で確認するのはこれほど簡単なのに、生物学の言葉のみで定義しようとすると腹立たしいほどひと筋縄ではいかない。

私たちはなぜ年をとるのか

老化研究の分野でとりわけ不可解な謎は、きわめて素朴な疑問でもある——私たちはなぜ年をとるのか。ひとつの特徴が生物に何かの利益を授けるのでなければ、その特徴が世代を超えて保たれることはない。利益を求めるこの闘争においては、生殖に成功することが「基軸通貨」に相当する。つまり、自らの遺伝子を誰よりもうまく次の世代に渡すことが重要になるということだ。これは進化の原則であり、だから生物としての成功は大小の集団レベルではなく個体のレベルで測定される。隣人が何をするかも関係がないわけではないものの、隣人は助けてくれもすれば敵にもなり、そのどちらなのかを完璧に見極めることはできない。結局、私たちが残そうとするのは自分の遺伝子なのだから、大事なのはあくまでそれであって隣人のものではない。では、老化は個体にどんな利益をもたらしているだろうか。現存する生物のほぼすべてに老化という特徴が現れることを思うと、何らかの利益がなければおかしい。核をもつ細胞であれば、もしくはそういう細胞が多数集まってできている生物であれば、老化を経験する。ヒトもイヌもネコもハエも魚も蠕虫も、酵母のような単細胞生物にすら老化が観察される。老化は世代を超えて受け継がれるだけでなく、果てしなく長い生命進化の歴史を通して維持されてきた。だとすれば何らかの利益があるはずだが、そんな馬鹿なことがあるだろうか。老化がいったいどんな利益を私に対して、いや、それをいうながわかるのだろう。


ら誰に対してでも与えてくれるというのか。その謎を解くことで、アルツハイマー病についていったい何がわかるのだろう。

老化する理由を進化論の詳細に立ち入ることなくわかりやすく答えるなら、要は老化を止めるものがないから、ということのようである。私たちは年をとらない選択をすることができない。こういう見方をすると、野生ではほとんどの生物が自然な寿命の終わる前に死を迎えるところに老化の問題があるのがわかる。たとえば、五〇〇〜六〇〇年前という比較的最近になるまで、ヒトの平均寿命は三〇歳から四〇歳のあいだくらいだった。おそらく人類の半数程度が二〇歳になる前に、たいていは感染症で命を落としていた。だとすれば、五〇歳を過ぎてから利益を与えてくれる特徴があってもあまり役には立たなかっただろうし、最大寿命を多少なりとも延ばすための戦略を私たちが発達させることもできなかっただろう。何らかの遺伝子操作をすることで、二〇〇歳になったときの私たちの状態がいまより良くなるか悪くなるかは検証のしようがなく、それは確かめたくてもそこまで到達することがけっしてないからだ。六〇代か七〇代になるまでアルツハイマー病が発症せず、ほとんどの人が三〇代か四〇代までに死ぬのだとしたら、この病気を避けるための方法が自然に進化するはずがない。現実問題として、それは人類が悩む必要のない問題だった。もちろん、いまは昔とは環境が異なり、公衆衛生に関する行動が大きく変化して人類の平均寿命は劇的に向上した。この変化が起きたのはごく最近のことなので（進化の歴史の中ではほんの一瞬前）、それに呼応して体の生物学的仕組みが意味のあるかたちで変わりたくても変わりようがなかった。

こう聞くと単純な話に思えるかもしれないが、実際はもっとたちの悪いものではないかと考えられている。老化の進化に関する仮説のひとつに、「拮抗的多面発現説」という不気味な名前のついたものがある。私たちが若くて生殖年齢にあるときに利益をもたらす遺伝子変異であれば、仮にそれが後年になって私たちをひどく傷つけるとしても能動的に維持（自然選択）される。それがこの仮説の基本的な考え方だ。遺伝子を次世代に伝える競争においては、若い時分に利益が得られればそれが大きく物をいう。しかし、その素晴らしい遺伝子が回り回ってのちの私たちに仇《あだ》をなすわけだから、私たちは急速に劣化していって老化は避けられないものとなる。なぜ遺伝子がそんなふうに働くのかがわかりにくければ、若いうちに幹細胞から余分な筋肉を多量に発達させる遺伝子変異があると考えてみてほしい。このおかげで若いあいだの筋力や持久力は高まる。人より筋肉が大きく短期間で成長すれば、食料やすみかや交尾相手を見つけるうえで有利になる。最終的には遺伝子受け渡し競争で勝者となる見込みが大きいので、その遺伝子変異が淘汰されることはない。ところが、その遺伝子変異によって幹細胞の総数も増えるならいいが、そうでないなら、その変異をもたない隣人よりはるかに早い時点で幹細胞が底をつく。いい換えれば、私たちの筋肉は時とともに急速に萎縮していく。拮抗的多面発現説によれば、それが老化である。にわかには納得できないかもしれないが、筋肉量が早期に失われて普通より早く筋肉が老いるような不利益をもたらすものであっても、遺伝子を残せる若い時期に有利に働くならその遺伝子変異は能動的に選択される。さらに残念なことに、筋幹細胞の数を増加させてくれる変異であっても、若いうちはそれを存分に利用できないような場合、たとえ寿命の延びる可能性があってもその遺伝子変異が自然選択されることはない。この情け容赦のない世界では、プラスアルファの幹細胞による利益を享受するはるか手前で私たちは別の原因で命を落とすだろう。

このように老化は生体の中に練り込まれている。そのことにけっして気づかないまま終わる可能性もあったのだが、そうはならずにヒトは賢い生物へと進化した。おかげで、理論上の限界に迫る勢いで自分たちの寿命を延ばす方法を見出してきた。だがそれは多分に両刃の剣でもある。いまの私たちは昔よりはるかに長く生きている。その一方で、拮抗的多面発現によって押しつけられた遺伝子が高齢期の不利益をことごとく明るみに出している。だからアルツハイマー病などの老化関連疾患が大きな問題となった。こう考えると、アルツハイマー病の存在はじつは現代医学の勝利とも読める。つまり、アルツハイマー病にかかれるほど長生きするすべを見つけたということだ。十分な時間があれば、生体の仕組みは間違いなくこの状況に適応し、若々しい活力と健康をできるだけ長く維持できるような遺伝子変異が選ばれるようになるはずである。しかし、いま現在この病気が差し迫った問題であることを思うと、一〇〇世代かけてどうにか老化を攻撃するというのは解決策としてとうてい受け入れられるものではない。

生物学者からすると、老化に関するこうした理解は重要であると同時に、もどかしさを募らせるものでもある。重要だというのは、加齢による身体の機能低下の多くに生物学的な理由を与えてくれるからだ。それらは時とともに必然的に生じる自然な現象であることがわかるし、そうなるように「設計されて」いたわけではなかったことも明確になる。ただ単にそうなったのである。つまり老化は厳密な調節のなされたひとつのプロセスなどではなく、私たちを若いうちに助けるような遺伝子が進化の過程で選択されてきた結果だということである。アルツハイマー病は実際には病気でも何でもなく、脳の加齢に伴う正常な現象が誇張ないし加速されただけだとこれまでたびたび主張されてきたが、いまの見方に照らせばその理由もある程度は納得がいく。もどかしさが募るのはどうしてかというと、心身が永遠に生きられるように最適化されていないのだとしたら、その理屈は体のあらゆる部分に当てはまるはずである。私たちをつくりあげるいろいろなシステムはすべて、構成要素の修正が必要となって支障をきたしやすくなる。だとすれば、考えるのも恐ろしいことだが、老化を遅らせたければそうした要素のほぼすべてに対処しなくてはいけないことになる。

老化を進める力は何か

老化はさまざまなレベルで認められる。一個の生物全体のレベルにも老化の特徴は現れ、だから先ほどの六枚の写真を楽々と年齢順に並べられた。臓器のレベルで老化を記述したり、測定したりすることもできる。細胞レベルでも老化を説明できるはずだが、一個の細胞のみに目を向けるとき、そもそも何が老化かがよくわからない点が厄介である。一個の神経細胞は自分が何歳かをどうやって知るのだろうか。細胞にとっての時間の概念はどこから来るのだろう。個々の細胞内に時計があって、それが毎日刻々と時を刻んでいるのか。それとも体のどこかに親時計があって、各細胞はそれを「見る」ことで時間を把握しているのか。私たちはその答えを見出しつつあるが、あくまで謎を解く端緒についたにすぎない。

現時点で受け入れられている考え方に基づけば、アルツハイマー病は独自の生物学的基盤をもった本物の疾患であって、正常な老化が加速しただけの存在ではない。とはいえ、老化プロセスがいくつものレベルで進行することを思うと、人が知的機能を失った場合はどこまでがアルツハイマー病によるもので、どこまでが年相応の衰えにすぎないのかを見極める必要がある。老化と闘うこととアルツハイマー病と闘うことが、ふたつの異なる闘いであるのはまず間違いない。しかしそのふたつの闘いは分かちがたく絡み合っているために、まるで人口の密集した都市の全域に反乱軍の兵士が散らばっていて、それに対して市街戦が繰り広げられているような様相を呈している。緻密な戦術を用いることで、アルツハイマー病をもたらすプロセスだけを破壊し、正常に老化している脳はそのままにすることが求められている。では、私たちが攻撃すべき生物学的・化学的な敵はいったい何物なのだろうか。

本書では、アルツハイマー病の原因の候補としてすでに酸化を取り上げているので、老化についても重要な容疑者のひとつがやはり酸化であるのは想像にかたくないだろう。酸化を老化の原因とする仮説からすれば、私たちは屋外に放置された鉄の棒も同然である。だから少しずつさびていく。年をとると酸化の度合いは増すが、それは相関関係を示しているにすぎず、酸化が老化の原因であるとも、老化が酸化をもたらす（酸化する余地を生み出す）ともいっていない。因果関係がどうなっているかに的を絞るなら、なぜ加齢とともに酸化ダメージが増加するのかに着目する必要がある。酸化を促す力が増大するとは考えにくい。「鉄の棒」の喩えに戻るなら、棒がさらされている天候は良いときもあれば悪いときもあるが、全体で見たときに年ごとの違いがそうそう大きいわけではないからである。だとすれば、変化しているのは酸化に対する防御力ということになる。細胞内では多種多様な酵素など数々の物質によって、酸化が起きるのを防いだり、酸化したらそれを修復したりしている。健康を保って命をつなぐうえで、この酸化修復システムを欠くことはできない。ところが年を重ねるにつれ、この体内のきわめて重要な仕組みはうまく働けなくなっていく。また、修復のしようがないかたちで細胞の一部が酸化してしまう場合もある。アルツハイマー病自体と同じように、酸化と老化が具体的にどういう関係にあるかはまだ定まっておらず、相関関係はあっても因果関係の線で結べるのかどうかははっきりしていない。

因果関係がはるかに明確なのは栄養の領域である。考えてみれば、老化はじつに普遍的な属性なのだから、私たちの最も基本的な仕事、つまり食べることと結びついていても少しも不思議はない。ただし、どう結びついているかを知ったら読者は驚くのではないだろうか。じつは食べる量が少ないほど長生きする。食物と寿命のつながりを初めて明らかにしたのはふたりの生物学者、デイヴィッド・フリードマンとトーマス・ジョンソンだった。ふたりは線虫と呼ばれるごく小さな蠕虫の一種を使い、その寿命を延ばす遺伝子があるかどうかを調べる研究に着手した。線虫はトマト農家にとっては厄介の種だが、生物学的なモデルとしては非常に有用である。フリードマンとジョンソンは、線虫の寿命――通常は二〜三週間程度――を変えられそうな遺伝子を探すことにした。(1) すると意外にも、変異すると寿命が二倍以上になる遺伝子を見つけた。

考えてみるとこれはちょっとした衝撃である。一個の生物の遺伝子群は繊細なバランスのうえに成り立っているので、変異によってそれが乱れれば、普通ならその生物が大変な病気になるか、少なくとも状態が通常よりはるかに悪くなることが予想される。なのにここでは遺伝子を壊すと状態が良くなるという。ということは、その遺伝子の本来の役割は寿命を短くすること？　この発見に駆り立てられ、科学者たちはほかにも同様の遺伝子がないかどうか探索に乗り出し、実際に見つけた。その結果、老化遺伝子の多くはインスリンシグナル経路と関係していることがわかった。これはすぐには呑み込みがたい話である。インスリン経路が壊れたら、細胞は血糖値の変動に正しく反応できない。だがさらに詳しく調べたところ、遺伝子変異によって支障をきたすのはインスリン経路の全体ではなく、一部にすぎないことが突き止められた。それなら少し安心できる。このことから、重要なのはインスリン経路のスイッチがオンになっているかオフになっているかではなく、どれだけ速く働けるかだという見方が浮上した。何らかの（未解明な）理由により、インスリン経路の流れが速く進みすぎると老化が早まる。

遺伝子変異によってインスリン経路を遅らせることができるなら、別のことによっても同じ結果が得られるのではないか。読者にもすでに答えはわかっているに違いない――できれば避けたいところではあろうが。そう、たくさん食べると血中にブドウ糖が充満して、高い血糖値がインスリンの放出を促し、その余分な血中のインスリンがこぞってインスリン反応経路を速く進ませる。だから進行をゆっくりさせたいなら、食事の量を少なくしさえすればいい。私を含めて食べるのが大好きな人たちにとっては、考えるだに恐ろしいことである。そんな理屈にはどこかに穴があるはずだと思いたくなるところだが、あいにくそうではない。食事のカロリー制限が老化を見事に遅らせることは、酵母から哺乳類まで、これまでに調べたあらゆる生物で確認されている。

夕食のデザートを我慢しさえすればアルツハイマー病に打ち勝てる、などと勘違いしないでほしい。寿命を延ばす効果を実際に得ようと思ったら、相当なカロリー制限を実践する必要がある。ほとんどの生物で、一日当たりに推奨されるカロリー摂取量を三割減にしなくてはいけない。私たちの大半はただでさえ推奨量より多く食べているわけだから、一日一四〇〇〜一八〇〇カロリーで暮らすのは（性別や活動レベルにもよるが）かなり大変である。おまけに、栄養摂取のやり方をそこまで大幅に変更したら、どんな副次的影響が生じるかについても十分なデータは得られていない。たとえば、感染症や環境ストレスに反応するための余力が減少してしまうとも考えられる。現実の世界に生きる私たちにとって、カロリー摂取量を減らすことでどんな影響がもたらされるかは結局のところはっきりしていない。

このように不確かな点はあるにせよ、老化に対する私たちの認識がこの発見によって飛躍的に前進したことには確かだ。ただ、解明すべきことはまだたくさんある。たとえば、つねにカロリー制限をするのとときどきカロリー制限をするのとで、効果は同じかどうかもまだわかっていない。何から摂取するカロリーであっても関係はないのか、それとも糖からのカロリーだけ、もしくは脂肪やタンパク質からのカロリーだけが重要なのかも不明である。さまざまなかたちのカロリー制限をどう組み合わせればいいかについては現在詳しい研究が進められていて、結果のデータが明らかになったら非常に価値あるものとなるだろう。ここまで繰り返し強調してきたように、アルツハイマー病のことを気にかけるなら老化に目を向けないわけにはいかず、老化に目を向けるなら、インスリン経路の流れがその両方の生物学的基盤に重要な手がかりを与えてくれるということである。

検討すべき魅力的な手がかりはほかにもあるが、とりあえずいまはすでに取り上げたふたつについて考えてみたい。つまり酸化と栄養である。それぞれは老化プロセスと強く結びついているだけでなく、じつは互いに関連し合っている。具体的には、第3章で見たミトコンドリアを介したつながりである。細胞がブドウ糖を取り込むと、一連の酵素が順に仕事をしていってブドウ糖を分解する。この過程でエネルギーが生まれ、それがATP（アデノシン三リン酸）という分子に蓄えられる。ミトコンドリア内にはじつにうまくできた酵素の回路があり、それを通してほとんどのATPが生成される。この回路が一巡する間《かん》に、摂取されたブドウ糖から残らずエネルギーが搾り取られる。ATPをつくり出すためにミトコンドリアは相当に複雑な電気化学反応を用いていて、それはさながら原子の手品だ。タンパク質の大きな複合体が、分解されたブドウ糖の中の原子から電子を盗み始め、残された陽子でタンパク質のタービンを駆動してATPを合成する。しかし、私たちにとって重要なのはこの盗まれた電子のほうである。電子の受け渡しは慎重に行わなくてはいけない。くびきを解かれるのが早すぎて野放しになると、強力な酸化剤になってしまう。栄養と酸化がつながるのはここだ。血糖値を下げると血中のインスリン量が減り、細胞の取り込むブドウ糖は減少する。すると糖分解の速度が遅くなり、酵素の回路の活動レベルが低下し、剝ぎ取られて野放しになる電子の数が減るおかげで酸化ダメージが少なくなる。ばらばらだったパズルのピースがこうしてはまり始める。

もしもあなたがいま白衣に手を伸ばし、今夜はこうした手がかりを調べて夜遅くなるから先に寝ててとパートナーに告げようとしているなら、ちょっと待ってほしい。伝えておきたい手がかりはほかにもまだある。とくに重要なのが、老化プロセスにおいてDNAの損傷がどういう役割を果たしているかだ。体内のほぼすべての細胞には、ゲノムの完全なコピーが一セットずつ核内に収まっている。分子生物学のセントラルドグマ——DNAからRNAがつくられ、RNAからタンパク質がつくられる——に基づけば、DNAが損傷したら厄介事を招き入れているのと変わらない。一個の遺伝子内でDNAの配列が乱れたら、間違ったRNAができる。RNAが間違っていたら、タンパク質も間違ったものになる。タンパク質が間違っていたら、そのタンパク質に依存していた細胞機能は通常どおりに滞りなく働くことができない。結論はいたって単純——自分のDNAは無傷の状態に保っておいたほうがいいということである。いうまでもないが、それをするにはDNAをどこか安全な場所にしまい込んで、削られたり壊されたりしないようにするのがいちばん手っ取り早い。あいにくそういう選択肢はない。なんといってもDNAは使用するために存在するのであって、体中の細胞という細胞がそれを知っている。毎日、一瞬たりとも休むことなく、私たちの細胞は正常に機能するためにDNAを用いてRNAとタンパク質をつくり出している。ところが、ひとつの遺伝子からRNAを生み出すたびに、遺伝子の本体であるDNAは危険にさらされる。タンパク質に巻きついた状態のDNAをほどき、二重らせんのねじれをまっすぐにし、遺伝子に沿ってRNA製造装置を走らせ、それからDNAを再びねじってタンパク質に巻きつけ直さなくてはいけない。細胞分裂の際にもDNAは使われる。臓器内では死んだ細胞が絶えず新しいものと入れ替わっており、それをするには健康な細胞が分裂して一個が二個になる必要がある。そのためにはゲノム全体をほぐし、複製し、それを二個の娘《じょう》細胞に均等に分け、それから元の状態に梱包し直す。こうした段階のひとつひとつがDNAを危うくする。進化は長い歳月をかけてこうしたプロセスに改良を重ねてきたものの、どれひとつとして完璧ではない。事故は起こり、DNAは傷つく。

とはいえ、細胞の一番の取柄は臨機応変に工夫できることである。細胞はＤＮＡの複製とＲＮＡの合成をスムーズに行えるようにし、そのプロセスに磨きをかけてきた。さらには、さまざまなタンパク質を用いてＤＮＡを修復するメカニズムも発達させてきた。ＤＮＡが壊れたら直す。この修復システムは私たちが若いうちには問題なく作動するようなのだが、年を重ねるにつれ、損傷と修復の正常なバランスが修復から離れる方向に傾いていく。こうしてＤＮＡの修復に失敗することと、結果的にＤＮＡに永続的なダメージが残ることは、まず間違いなく老化を押し進める要因のひとつである。両者のあいだには因果関係の矢印がある。なぜそれがわかるかというと、母なる自然による実験ともいうべき稀な遺伝性疾患のおかげだ。この疾患はＤＮＡ修復タンパク質自体の遺伝子の変異が原因で起こり、どの修復タンパク質が変異しているかに応じて複雑な症状がさまざまなかたちで現れる。だが、ほぼすべてに共通しているのは患者が早期老化を示すことだ。つまり、ＤＮＡの修復機能が何らかのかたちで損なわれると生物の老化は加速する。

こうしたすべてとアルツハイマー病はどう関係しているのだろうか。

まず、修復不能なＤＮＡ損傷が加齢とともに細胞内に蓄積することには確かな証拠があり、しかもアルツハイマー病の脳細胞内ではその蓄積のペースが速い。加齢とアルツハイマー病が合わさると、ＤＮＡの一部が失われたり、その化学的な性質が変化したりする。ＤＮＡの酸化のような変化は年とともに増加し、その変化が修復メカニズムを妨げるかたちで起きた場合はとりわけ増加が顕著になる。このようにしてＤＮＡが永続的に変化してしまうと、細胞による調節のバランスは崩れ、ＲＮＡとタンパク質のつくられる量が正常から逸脱する。それだけでなく、ＤＮＡの断片が加齢とともにますます失われていく。ＤＮＡという繊細な磁器にひびが入ったり欠けたりするわけである。私の研究室では、その欠けた破片自体が悪さを働くことを明らかにした。(2) ミクログリア（脳の局所免疫系の一翼を担う細胞）のゲノムからＤＮＡ片が離れると、核を出て細胞質にしみ出していく場合がある。すると、その場違いなＤＮＡ片をミクログリアはウイルスの侵入だと思い、ただちに全面的な炎症反応を仕掛ける。これが本物のウイルスの侵入であれば、炎症プロセスは脳を守る役目を果たす。プロセスの最中にさまざまな物質が放出されて、ニューロンを傷つけたり死滅させたりするにせよ、幸いその反応はウイルスが退治されれば停止して問題はなくなる。しかし加齢は停止できないので、ミクログリアのゲノムからＤＮＡ片が細胞質に漏れ出すのもやまず、ミクログリアはそれがウイルスだとの勘違いを続けて炎症反応を止めない。本書ですでに取り上げたことを思い出してほしいのだが、これはちょうどアルツハイマー病の脳に見られる低レベルの慢性炎症に似ている。こういう視点でとらえれば、アルツハイマー病の原因に対する理解は化学のレベルで格段に解像度が上がる。だが悦に入るのはまだ早い。謎はまだたくさんあるのだから。

こうした事例からよくわかるように、私たちの細胞のＤＮＡは安全な場所にしまわれてはいない。それどころか、絶えず使用されるために加齢とともに損傷を蓄積させ、結果として遺伝子を正しく符号化する仕事に支障をきたしている。このＤＮＡの損傷によって、遺伝子からつくられるものの質と量がともに変化する。間違ったＲＮＡが写し取られる（そして間違ったアミノ酸がタンパク質に組み込まれる）だけでなく、ＲＮＡの生成されるタイミングがおかしくなったり、細胞の需要に見合わない量が生み出されたりもする。また、これらの事例からは、老化を進行させるさまざまな要因のあいだにつながりのあることが改めて見えてくる。たとえば、加齢とともに蓄積する損傷のひとつがＤＮＡの酸化だったことを覚えているだろうか。このタイプの損傷はけっして珍しくないうえに、ＤＮＡ損傷の蓄積を加齢による酸化状態の変化とじかに結びつけ、したがって栄養とも結びつけるものである。ＤＮＡの損傷と炎症反応のつながりも同様の例といえる。

ここまで老化の生物学の初歩を駆け足で説明してきたが、老化の原動力となるいろいろな要因どうしはこのようにつながり合っており、そのことこそがきわめて重要な学習ポイントといえるだろう。私たちの体は外部からのさまざまな困難に直面しても、うまく反応できるような仕組みになっている。それは、器官や細胞系がすべて協力して働くようにつくられているという理由によるところが大きい。食物からエネルギーを取り出すのも、新しい細胞を成長させるのも、細胞の部品が壊れたときにそれを直すのも全部そうだ。一緒に活動するとうまくいくのは一緒に進化したからである。単独で進化したシステムは存在しないし、ほかと切り離されて機能するシステムもない。このため、老化の生物学的なメカニズムを説明するなら、どれかひとつの器官や、どれかひとつの細胞プロセスの視点から語ってはならない。栄養が代謝と、炎症がＤＮＡの損傷と、あるいはそのすべてが老化と関連していると知って驚くのではなく、それが当然だと思うようでなくてはいけない。いろいろな生体プロセスが結びついているからこそ、生物学的な難題に直面しても途方もない柔軟性を発揮してそれに対処できる。しかしながら、体内のあらゆるシステムは若い時分に機能するよう最適化されていて、そこにアルツハイマー病の問題がある。もともとの設計プロセスに老化がいっさい考慮されていないのだ。年をとるにつれ、つながり合っていることがかえって裏目に出る。ひとつのシステム（ＤＮＡの損傷）に支障をきたすと、それが一見すると無関係な別のシステム（栄養）の異常と影響を及ぼし合い、それぞれが互いの不具合に拍車をかける。このフィードフォワードの状況により、いくつもの流れ――ＤＮＡ損傷、酸化、炎症、栄養、その他の損傷――が脳システムに注ぎ込まれ、機能不全の渦巻きができる。老化が脳に突きつける難題はまさしくこれであり、アルツハイマー病がもたらすさまざまな問題の根源である。

老化と一個の細胞

老化のプロセスからはひとつのきわめて興味深い側面が浮かび上がり、アルツハイマー病の疾患モデルをつくるならそれを組み込まないわけにはいかない。図10-1の六人の写真が教えてくれたように、個体全体のレベルであれば老化は苦もなく確認できる。人体の機能に関する研究からは、一個の器官（脳、心臓、骨格筋など）の老化もたやすく検知できることがわかる。その一方で、未修復のDNA損傷が積み重なることが老化を押し進める大きな要因のひとつであることには、たったいま見てきたようにきわめて強力な証拠が存在する。しかし、DNAの損傷は個々の細胞レベルでしか起こらないわけだから、老化は細胞単位で生じると結論づけるしかない。とすると、細胞ごとに老化の速度は異なるはずである。これを脳に当てはめてみると、私たちが年を重ねるあいだはいついかなるときにも、まだ若々しくて活力旺盛なニューロンと、老いぼれてシステム全体の足手まといになるニューロンの両方を相手にしていることになる。脳内のネットワークは柔軟性が高いので、ネットワーク中継点の一部が異常をきたしても機能を続けられるが、全体としての作業遂行能力はいやおうなしに低下する。私たちの目に映るのは平均的な衰えだ。だが、細胞ごとの、さらには器官ごとの老化プロセスには、ばらつきがきわめて大きいと予想される。実際、まさしくそのばらつきが現れているのが、たとえばミエリン量を表した第5章のグラフ（図5-4）である。

老化が一個の細胞レベルで起きているという考え方については、それを裏づける強力な証拠がもうひとつ得られている。「細胞老化（senescence）」という生物学的現象だ。日常会話での「senescence」は単に

「老齢」という意味なのに対し、生物学でこの言葉を使う場合は細胞の特定の状態を指している。その状態を初めて記述したのは、レナード・ヘイフリックとポール・ムーアヘッドによる一九六一年の論文だった。(3) ふたりはヒトの皮膚細胞を培養し、しばらくするとどんな処置を施しても細胞が分裂しなくなることに気づいた。死滅するわけではなく、いわばそのままそこでじっとしている。この特異な状態は「内在する要因が細胞レベルの老化として現れたものと考えられる」とふたりは判断した。このようにヘイフリックとムーアヘッドは六〇年近く前に、いましがた私たちがたどり着いたのと同じ結論に到達していたわけである。つまり、老化は細胞レベルで起きる。

以来、細胞のこの奇妙な状態についてはいろいろなことが明らかになってきた。ヘイフリックとムーアヘッドの細胞のように、分裂を継続する能力が使い尽くされることでこの状態に至ることもあり、その種の細胞老化を複製老化という。一方、腫瘍が形成され始める場合のように、不適切な細胞分裂によって細胞老化が起きるケースもある。細胞にはセンサーがあって、細胞周期の機構が異常な働き方をしたらそのことを細胞に告げる。センサーによって絶対確実なメカニズムが始動し、それが細胞を能動的に老化状態へ追い込む。その結果はヘイフリックらの皮膚細胞と同じで、細胞分裂は停止される。この種の細胞老化はがん遺伝子誘導性細胞老化と呼ばれ、がんに対する体の重要な防御法のひとつであることがわかっている。

細胞老化はおそらくがんと闘うためのメカニズムとして進化したものと見られるが、老化プロセスとのつながりは強い。年をとるにつれて老化細胞の数は体中で増えていき、その多くは複製老化の結果である。というのも、人体のほとんどの組織には幹細胞群が存在し、それが絶えず分裂して古い細胞と置き換わっているのだが（筋幹細胞がその好例）、ヘイフリックとムーアヘッドの細胞のように幹細胞群には分裂能力に限りがあって、その限界に達すると細胞老化を始めるからだ。[4] つまり、加齢とともに私たちの筋肉が萎縮するのには、筋幹細胞群を使い果たしたという理由もある。それが起きると新しい細胞を補充できなくなり、筋肉量が減少し、筋組織に巣くう老化細胞は数を増す。

細胞老化がこれだけの存在であったなら、残念な現象ではあるが害はそれほど大きくなかっただろう。不幸にも細胞老化には邪悪な側面があって、それはおよそ無害とはいいがたい。ヘイフリックとムーアへッドが気づいたように、老化細胞は死滅しない。一九六一年当時のテクノロジーでは確かめようのなかったことながら、じつは老化細胞はただ大人しくしているわけではなかった。生物学的にまったく新しい状態へと自ら突入し、周囲の細胞とは完全に様相を変える。細胞老化のプログラムが始動すると、問題が起きたことを近隣細胞に知らせるためにありとあらゆる化学物質のカクテルがまき散らされる。このカクテルの放出を細胞老化随伴分泌現象（ＳＡＳＰ）といい、付近の細胞に深刻な影響を及ぼす。なぜかというと、先ほど触れたミクログリアの場合と同じ炎症性タンパク質の多くがこのカクテルに含まれているからである。カクテルはニューロンにとってありがたいものではなく、消えてくれない限りはニューロンを弱らせたり死滅させたりしかねない。だが老化細胞は死なないわけだから、ＳＡＳＰが終わることもない。これもまた老化を進めるフィードフォワードループである。時とともに幹細胞群は使い尽くされ、組織の再生は遅れるか止まるかのどちらかになる。分裂をやめた幹細胞は細胞老化の状態に入り、ＳＡＳＰを選ぶ場合がある。これが脳内の慢性炎症環境を増悪させ、脳の健康を損なう。

この話には最後にもうひとひねりあるのだが、これもやはり体内のシステムどうしがつながり合っていることを浮き彫りにする。それは私自身の研究室が明らかにしたことであり、[5] 老化とアルツハイマー病に対して意味するところは大きい。すでに学んできたように、アルツハイマー病のリスク因子としてよく知られているひとつが2型の（つまり大人になってから発症する）糖尿病である。この両者をつなぐものはインスリンではないかと前々から推測されていて、実際にそうだったことが判明している。年をとるにつれて血中のインスリン濃度は上昇し、そうなってから何年もしたのちに血糖値が高くなって糖尿病と診断される。血中のインスリン濃度が上がると脳内のインスリン濃度も高くなり、やがてニューロンはインスリンに対して抵抗性を獲得する。これは非常に深刻な問題である。というのは、ニューロンがインスリン抵抗性を得ると、状況を勘違いしてがん遺伝子誘導性細胞老化プログラムをスタートさせてしまうからだ。そして正しい老化細胞の例に漏れず、ＳＡＳＰのスイッチを入れて周囲の細胞を死滅させ始める。こうなると老化細胞はまるで神経のゾンビであり、完全に「死に切って」いない。本物のゾンビよろしく足を引きずって脳内をよろめき歩くわけではないものの、ＳＡＳＰは付近のニューロンに届いてそれらを殺しはじめる。アルツハイマー病の脳内ではただでさえ炎症に悩まされているのに、そこにＳＡＳＰカクテルが加わるわけだからたまったものではない。この最終段階では、さまざまな相互作用がどれだけ重なり合っているかを考えてみてほしい。栄養が一枚嚙んで、血中のインスリン濃度を高める。炎症もひと役買って、アルツハイマー病の慢性炎症をＳＡＳＰがエスカレートさせる。しかも、まだ暫定的なデータとはいえ、ニューロンが細胞老化するとＤＮＡの損傷が増加するらしき形跡も研究からは確認されている。(6) 細胞間の相互作用は脳内だけでなく、全身にわたって信じがたいほどにもつれ合っており、おそらくはこれこそが老化という物語の大きな部分を占めていると考えられる。つまりそれはアルツハイマー病の物語でもある。

◪ まとめ

本章ではアルツハイマー病研究の過去と未来を結ぶ本筋からそれたものの、この回り道は必要なものだった。アルツハイマー病において老化は欠くことのできない一部である。したがって、アルツハイマー病の生物学を十分に理解するには老化の生物学を知る必要がある。老化がいくつもの要因によって進行することを私たちは本章で学んだ。たとえば栄養や酸化などであり、とりわけ注目すべき要因はＤＮＡ損傷の蓄積かもしれない。老化の影響は生物の個体全体から体内の一個の細胞まで、あらゆるレベルで認めることができる。意外に思えるかもしれないが老化は個々の細胞レベルで起きていて、しかもその度合いは細胞によってばらつきのある可能性がきわめて高い。

この第Ⅳ部が全体として目指すのは、アルツハイマー病研究が迷い込んだ袋小路から抜け出す道を描き出すことである。進路変更の道筋をはっきりと示すには、アルツハイマー病の定義を考え直すとともに、その複雑な生物学的仕組みを説明できる新しい仮説を提案しなくてはならない。このふたつ目の課題に取り組むのはことのほか大変である。というのも、これまでの研究には大きな偏りがあって、アミロイドβを主役に据えたモデルばかりが重視されてきたからだ。次章では新しい仮説の構築に向けて私自身の考えを提示しようと思う。私のモデルの土台には、老化なくしてアルツハイマー病なしという不動の真実がある。本章で老化の生物学を取り上げたのはそこへ向けた第一歩だった。ＡＰＰ（アミロイド前駆体タンパク質）や各種セクレターゼの生化学と遺伝学をアルツハイマー病の生物学的基盤の根幹とするのではなく、代わりに老化を根幹に位置づけるのが私の狙いである。

第11章　アルツハイマー病の新しいモデルをつくる

これは本書で一番重要な章になるかもしれない。老化の生物学に関する理解の土台ができたので、アルツハイマー病研究がこれまで壊してきたものを築き直す作業にようやく取りかかれる。前章までに見てきたように、アルツハイマー病の意味するところが繰り返し拡大されてきた結果、この病名はほとんど意味をもたないものになってしまった。アミロイドカスケード仮説はアルツハイマー病の主流モデルでありながら、精査に耐えてきたとはいいがたい。この仮説を前提に設計された治験はひたすら失敗を重ねており、治療薬に近づく望みを打ち砕いてきた。初めて提唱された一九九二年には独創的で説得力ある仮説だったものの、二一世紀にはすでに新鮮味が薄れ、原因を説明する力も足りなければ、現象を予測するモデルとしての価値にも欠ける。この仮説が主流の座に居座ってきたせいで、アルツハイマー病の定義自体がめちゃくちゃになってしまった。

本章から先は、研究と治療の未来に向けて新たな計画を立てる番である。それにはまず新しい疾患モデルが必要だ。すでに収集してきた数々のデータは手放さなくていい。そんなことをするのは馬鹿げている。ただ、私たちの先入観と、それに伴う無批判な思い込みはすべて捨て去らなくてはいけない。そのためには、アミロイドカスケード仮説を脇へ追いやるだけでは足りない。それより骨が折れるが同じくらい重要なのは、臨床の場でも研究室でも役に立つような意味あるアルツハイマー病モデルを構築することである。それができて初めて作業環境が整い、「アルツハイマー病の悪性」と闘うための前進がついに叶う。

アルツハイマー病の定義——来るべき研究すべての土台

三度にわたって定義を拡張してきたせいで、何がアルツハイマー病で何がそうでないのかが私たちにはわからなくなってしまった。自分たちの相手にしているものを正しく説明するには、共通の言語を定めなくてはいけない。思うに、私たちはアルツハイマー病を純粋に臨床上の存在としてとらえる定義に戻るべきである。第9章で取り上げたマリオ・ガレットの「アルツハイマー病が重要なのはそれが臨床的な疾患だからにほかならない(1)」という言葉と私も同じ意見であるし、二〇一一年の勧告をまとめた著者らと同様に診断ツールとしての「[バイオマーカー使用の]信頼性は十分に確立されていない(2)」と考えている。

まずはカッツマンの論説文(3)から攻めてみよう。過去四五年間に集められた生物学的データに基づく限り、早発型の家族性アルツハイマー病と孤発性アルツハイマー病が同一だとの言い分には合理的な疑いを投げかけざるを得ない。両者の現れ方は異なるわけだから、別々の病態だという認識に立ち戻る必要がある。とはいえ、このふたつを大きく引き離すには及ばない。臨床症状には共通点が多いので、糖尿病のようにそれぞれを1型・2型のアルツハイマー病と呼んでも差し支えないだろう。

皮肉なもので、こうして両者を分けようという提案が違和感なくできるのは、それだけカッツマンの作戦が見事に成功していたことの裏返しでもある。もう一度整理すると、異常な堆積物の見られる珍しい早発型の痴呆（クレペリンの教科書に記されていた神聖な定義）という位置づけを広げ、アルツハイマー病という分類名をあらゆる種類の老人性痴呆に適用できるようにするのがカッツマンの狙いだった。一九八〇年代半ばにCERAD（アルツハイマー病レジストリを確立するためのコンソーシアム）が定めた基準から始まって、二〇一八年のガイドラインに至るまでずっと、この定義拡張が完全に受け入れられてきたのは明白である。いまや老人性認知症はアルツハイマー病とほぼ同義であり、その扱いは最先端の研究センターから僻遠の地の家庭医まで変わらない。だからむしろこの状況は受け入れてしまおう。率直にいっていまとなっては、来た道を逆戻りしてクレペリンのもともとの定義に立ち返るのはあまりにも混乱を招きすぎる。それでも、定義を病理学（つまり顕微鏡で覗いた脳の姿）から切り離し、症状のパターンに基づかせることだけは絶対にしなくてはならない。

臨床基準のみを用いてアルツハイマー病を定義すれば、加齢に伴うほかのほぼすべての複雑な神経疾患と同列になる。その点を考えると、第1章で定めた暫定的な定義は十分に使い物になる。臨床医向けにもっときちんとしたかたちにするなら、二〇一一年の臨床研究班による診断基準[4]が参考になる。それを簡潔にまとめると次のとおりである。

・その病態によって患者の生活が支障をきたしている
・機能がかつてのレベルよりも衰えている
・ほかの理由では説明がつかない
・明白な認知機能障害が見られる
・以下の状態がふたつ以上当てはまる

- 短期記憶に難がある
- 複雑な課題に対する実行機能が失われている
- 空間記憶と方向定位能力が損なわれている
- 発話や読み書きを含む言語機能が低下している
- 無関心、気分の変動、興奮などの行動変容が認められる

ここで厄介なのがアミロイドである。クレペリンがもともとアルツハイマー病と定めたものは、異常なパターンのプラークともつれの見られる進行の速い早期発症型の痴呆だった。「アルツハイマー病」という分類名がその狭い範囲の痴呆――いわばアルツハイマーのリンゴ（虫の食った赤リンゴ）――に適用されている分には、その定義でもよかった。ところが定義を広げたために、老人性認知症の患者と、脳にプラークともつれをもつ人とが、一〇〇パーセント一致しなくなったところに問題があると私は考えている。高齢者のおよそ三〇パーセントにはプラークはあっても認知症がなく、一五パーセントには認知症があってもプラークがない。間違いなくアミロイドが原因だと断言できるのなら、その三〇パーセントのグループは単に前臨床アルツハイマー病にかかっていることになる。しかし、そこまでの確信などとうていもてないことはどれだけ強調しても足りない。したがって、新しい定義にアミロイドやプラークを含めることはできない。

同じ分野の同僚から反論が聞こえてきそうなのでいまのうちにつけ加えておくが、診断プロセスからアミロイドを完全に排除せよと訴えているのではない。認知機能が正常であっても脳内にアミロイドが蓄積

していると、この病気を発症するリスクが上昇するのは事実だ。アミロイドの存在は、*APOE4*遺伝子のコピーをひとつもっているのと同程度のリスクにはなる。だから、診断をつけるうえでアミロイドの蓄積状態を確認することには意味がある。ただし、プラークともつれの有無はリスクを計算する際にのみ参照すべきであって、それを診断の決め手にしてはならない。死後に脳の剖検でアミロイドの蓄積が発見されたら、患者の生前の認知症がビタミンB12の欠乏などの代謝異常によるものでなかったと確信が深まりはするだろう。だがアミロイドがいっさい見当たらなかったとしても、その人がアルツハイマー病ではなかったという証拠にはならないし、見つかったからといって、その人がアルツハイマー病に罹患していたことが確実になるわけでもない。二〇一一年の研究班による基準の「ふたつ以上当てはまる」項目の中にプラークともつれを加えられなくはないが、その場合は三つ以上の項目に該当することを求めたほうがいいと思う。

私たちの新しい定義にはもうひとつ問題があって、それは適用範囲が広くなりすぎるおそれのある点だ。過去三〇年の研究からわかるように、かつて老人性痴呆と呼ばれていた大ぐくりな分類の中には、臨床上のアルツハイマー病とは明らかに臨床症状の違う患者も含まれている。よく知られているのは血管性認知症であり、ほかにもレビー小体病や進行性核上性麻痺のような年齢関連認知障害もある。これらは臨床症状の面で区別できるだけでなく、顕微鏡で脳組織を確認したときにそれぞれ特徴的な外観を呈してもいる。だとすれば生物学的な基盤が異なることが強く疑われるので、これらをすべてアルツハイマー病としてひとくくりにはしないほうがいい。どう扱えばいいのか、明快な解決策は見当たらないものの、差し当たっていまはこの議論を先送りにしておこう。後ほどアルツハイマー病の生物学的基盤を説明する試作モデルが形になれば、この問題にもっとうまく取り組めるようになっているはずである。

アルツハイマー病の生物学的モデル

私たちは長いあいだアルツハイマー病の新しい疾患モデルを必要としていたにもかかわらず、それを構築しようとする取り組みは抑制されてきたも同然だった。その理由は、アミロイドカスケード仮説の支持者がアミロイド以外の考え方を排除すべきと考えたのと同じ理由だった。いま手にしている情報をもとに、そしてアミロイドベースの治験が失敗し続けている現状を受けて、私たちにはようやくアルツハイマー病の新しい概念を組み立てる準備が整った。これから綴っていくのは、この分野の研究をなんとかアミロイドの先へ進めようとするひとりの人間の試みである。

まずは、私たちの向き合っている問題がとてつもなく複雑であることを認めるところから始めよう。人間のかかる疾患の中で、アルツハイマー病ほど複雑なものはないといっていい。おもな標的となる器官は脳であり、その構造と機能に広範な影響を及ぼす。短期記憶もそうだが、影響される機能はほかにもたくさんある。なぜアルツハイマー病が複雑かといえば、脳そのものが信じがたいほどに複雑だからだ。重さ一三〇〇グラムほどの脳がもつ計算能力ときたら、ほとんど想像を絶するレベルである。平均的なヒトの脳には八五〇億個のニューロン（神経細胞）が詰まっていて、それぞれが一万個程度のニューロンと接続している。ということは接続部分――つまりシナプス（ピン - シュッ - ピン）――が八五〇兆個存在することになる。いついかなる瞬間でも、この接続が活動したり沈黙したりすることがひとつの情報の単位となり、脳はそれを使って途方もなく複雑な計算作業をこなしている。生体のなし遂げるこの偉業がどれほどのスケールかをつかむには、脳内のプロセスをコンピューターで再現する取り組みに目を向けてみるといい。スイスのローザンヌを拠点とする「ブルー・ブレイン」はEUの後援によるプロジェクトであり、総額二〇億ユーロ近くを投じて、大脳皮質内の皮質カラムという構造のモデル化を目指している。開始から一〇年、プロジェクトは一〇〇カラムからなる計算モデルの構築に成功した。これはおおよそニューロン一〇〇万個分に相当する。プログラム内にはじつに複雑な相互作用が組み込まれており、まさしく驚異の成果と呼ぶにふさわしい。しかし、人間の脳と同じ規模に達するにはブルー・ブレインが八万五〇〇〇個必要になる。そこまでしたら一六〇兆ユーロくらいはかかるうえに、そうまでしても手に入るのはニューロンだけで、脳全体ではない。

脳のモデルをつくる際にこれまではなかなか顧みられてこなかったことだが、脳内にはニューロンだけが存在するわけではない。これはまさしく本書で強調してきた相互接続にかかわるものであり、アルツハイマー病の問題とも大いに関係がある。カリフォルニア大学サンディエゴ校のドン・クリーヴランドはかつて、ALS（筋萎縮性側索硬化症）という変性疾患のことを「地区（neighborhood）の病気」と称した。どういうことかというと、脳ではさまざまな種類の風変わりな細胞が寄り集まっており、その集団が協調して働くことで、私たちが脳の活動として知覚するものをつくりあげているという意味だ。アルツハイマー病はこの《地区》に属するすべての細胞に影響を及ぼしており、そこからこの病気の複雑さが立ち現れる。

脳のひとつの《地区》を図解してみよう（図11・1参照）。単純化するために、図には基本的な五種類の細胞しか登場させていない。この五種類のほとんどについては、程度の差はあれすでに本書で触れてきた。どの種類の細胞にも、そこへ向かう矢印とそこから遠ざかる矢印が描かれているのに注目してほしい。これは細胞どうしがどのように影響を及ぼし合い、また助け合っているかを示したものである。ニューロンはアストロサイトおよびオリゴデンドロサイトとのあいだで信号のやり取りをし、そのふたつからサポー

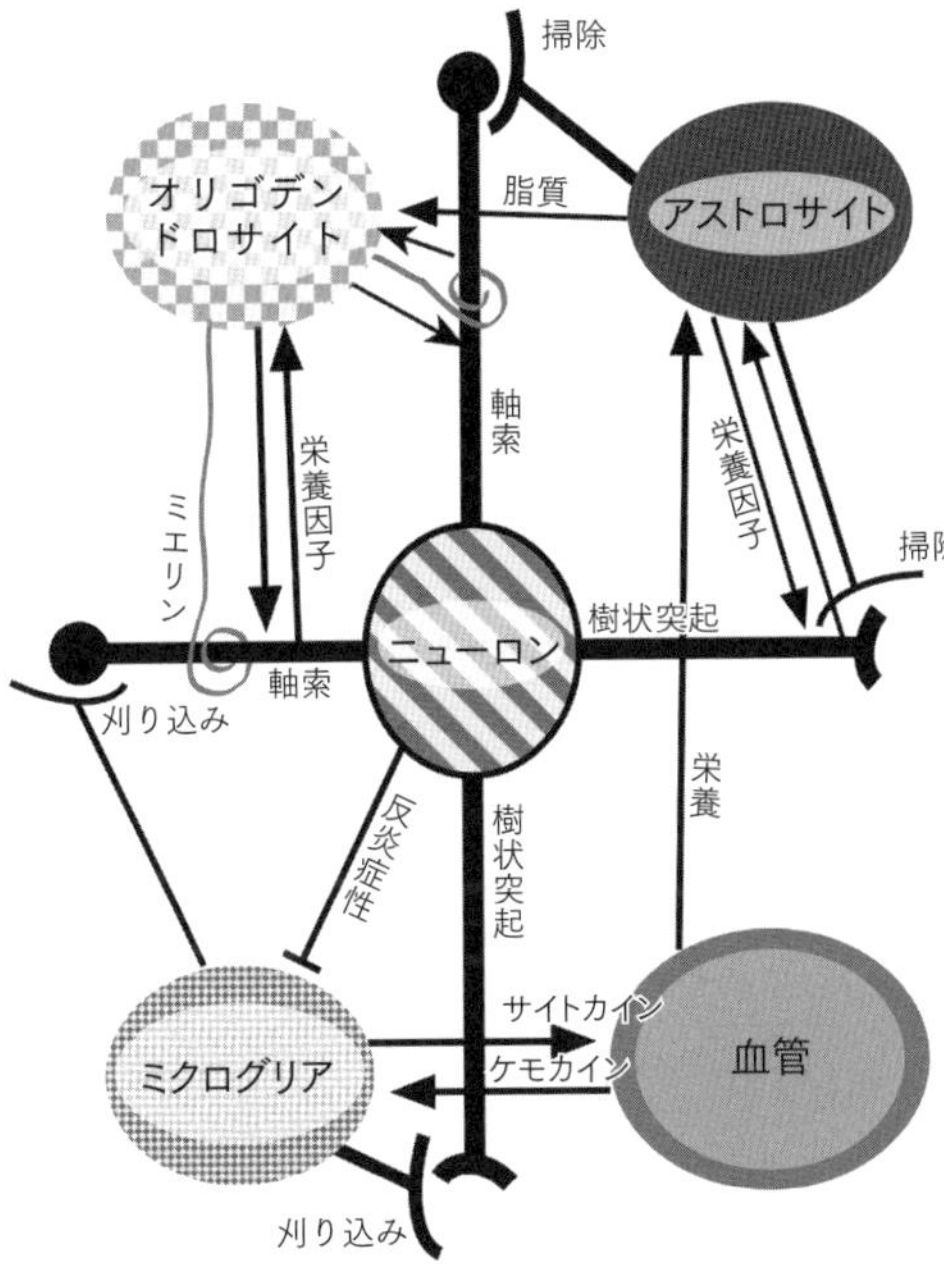

図11－1　5種類の細胞からなる脳の《地区》と，細胞間の局所的な相互作用．

トを受けている（アストロサイトとオリゴデンドロサイトはマクログリアに分類され、マクログリアとミクログリアを総称してグリア細胞と呼ぶ）。また、オリゴデンドロサイトの仕事はニューロンの軸索を包むミエリン鞘をつくることなので、メッセージが次のニューロンに伝わる際の速さを左右している。オリゴデンドロサイトは脂質などの物質をアストロサイトから受け取る。アストロサイトとミクログリアは、シナプスの健康と機能性の維持を助けるためにゴミや神経伝達物質を掃除している。ミクログリアはニューロンの影響によって炎症のない状態に保たれている。脳血管の細胞が血液から栄養を運ぶ際には、おもにアストロサイトを経由してニューロンに届けている。脳血管の細胞は脳の外側から来るホルモンや炎症性物質も放出する一方で、ミクログリアの炎症性物質のような脳の特定の化学信号を拾い上げて体のほかの部分に送り出してもいる。

ひどく複雑に思える？　だとしたら、それは図11-1の意図した重要なことを正しくくみ取った証拠である。脳の計算能力のかなりの部分はまさにこれだけ複雑だからこそなし遂げられている。この図のもうひとつの重要ポイントは、脳がニューロンだけでなくいろいろなもので成り立っているという点だ。ニューロンどうしの接続がどれほどの数にのぼろうとも（ブルー・ブレイン八万五〇〇〇個分）、ネットワーク全体の能力はこれらすべての細胞の働きによって決まる。情報伝達の速度をミエリン鞘が調節していることはすでに学んだが、それは手始めにすぎない。相互作用（図内の矢印）のひとつひとつが計算ネットワークに影響を及ぼしている。

図の意味を理解しやすくするために、ミクログリアとニューロンの相互作用に目を向けてみよう。これまで見てきたことを踏まえる限り、ミクログリアはニューロンの瞬間瞬間の機能にたいした役割を果たしていないように思えるかもしれない。だがインフルエンザにかかったときのことを考えてみてほしい。具合の悪さを感じることはあっても、インフルエンザウイルスを感じるだろうか。そんなことはない。その感覚の正体は炎症性物質の影響であり、それはウイルスを攻撃するために免疫系が活性化して放出したものである。そういう状態でテストを受けたら、気力が湧かずに気持ちが沈み、複雑な課題をうまくこなすことができず、短期記憶にまで支障をきたしかねない。それじゃまるでアルツハイマー病みたいだ、という気がするようなら、まさしくそのとおりである。幸い、インフルエンザのせいで認知機能が低下しても、それは一時的なもので終わる。ウイルスが退治されて免疫系が活動をやめれば悪影響は過ぎ去っていく。しかしいまの例からは、いわゆる認知機能というものがいろいろな種類の細胞の共同作業であることがあぶり出される。ミクログリアの過剰反応によって一過性の痴呆症状が引き起こされることからもわかるよ

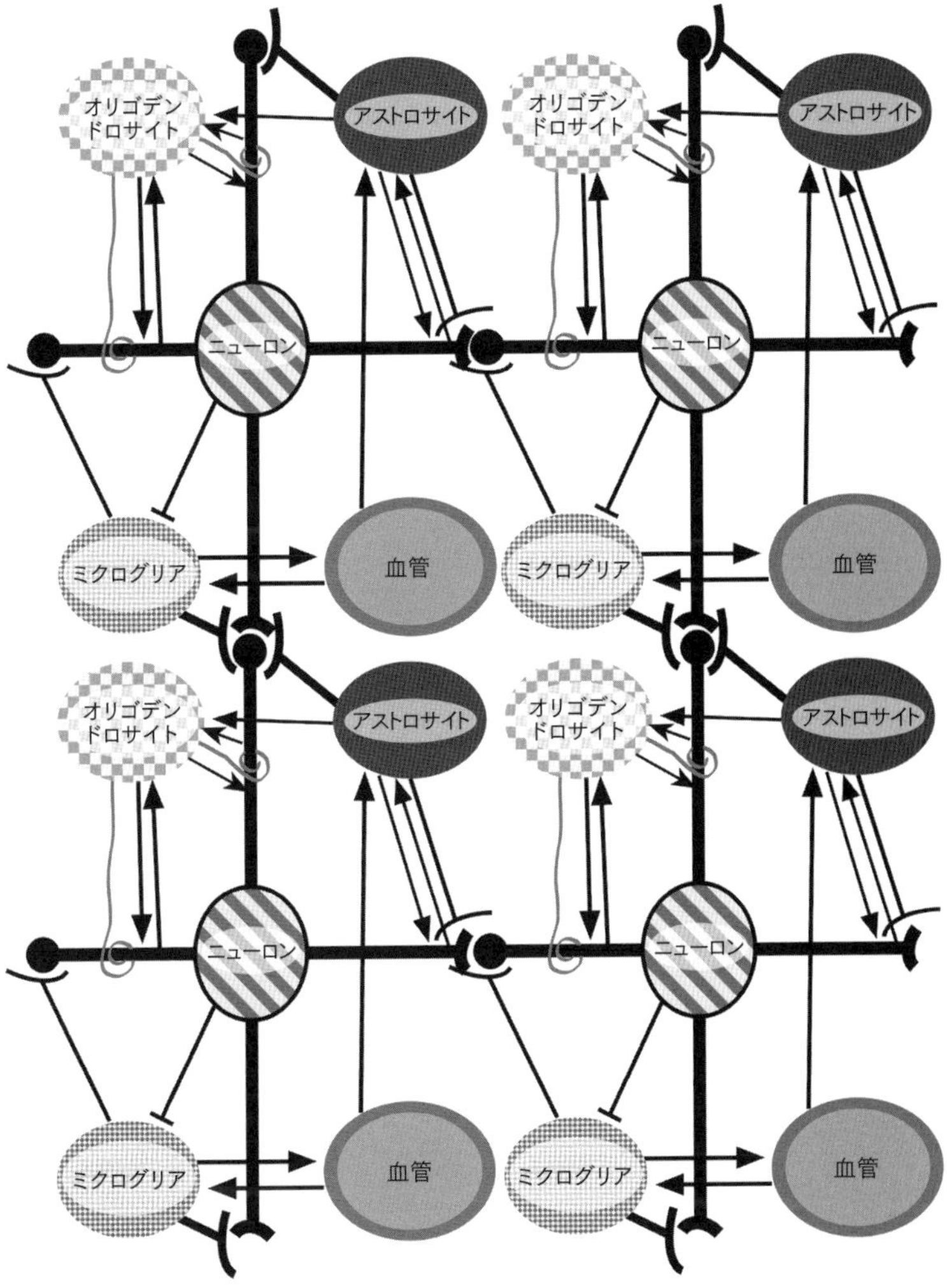

図11－2　脳の4つの《地区》からなる脳の《都市》.

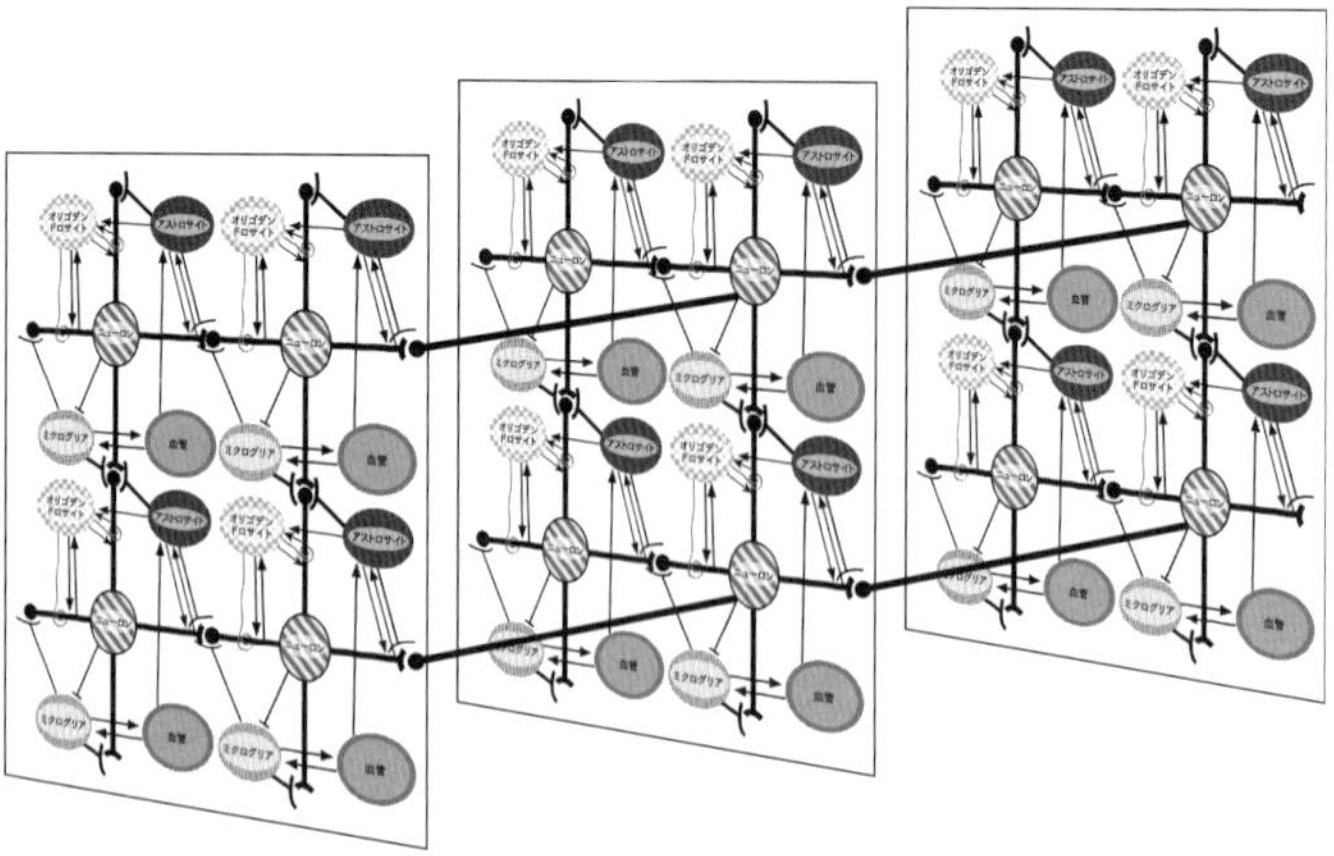

図11－3　3次元での《地区》どうしの相互作用.

うに、アルツハイマー病の疾患モデルを構築する際には脳内のすべての種類の細胞を考慮しなくてはいけない。

だが病気の脳へと向かう前に、まずは正常な脳のモデルを組み立ててみよう。図11-1が出発点だ。ニューロンに限らず図中のすべての細胞を使っていくので、接続だけでなくさまざまな「色」をもった脳モデルをつくりあげることになる。単にニューロンとニューロンを結びつけるのではなく、脳の個々の地区をつないで脳の《都市》を築くところから始めたい。図11-2にはもう矢印の説明書きがついていないものの、地区どうしがどのように並んで、どういうふうに協力し合うかが示されている。個々の地区は地区としてのまとまりを残しつつも、今度は地区どうしで相互作用することでそれぞれの影響の範囲を広げている。図ではさまざまな影響の範囲を単純化しているので、その点はとりわけ伝わりづらいかもしれない。だが実際のニューロンは非常に遠くまで軸索を伸ばす場合があるし、ミクログリアや血管細胞からのサイトカインとケモカイン（サイトカインの一種）は地区の境界を越えて拡散できる。アストロサイトによって吸収・供給される栄養についても同じことが

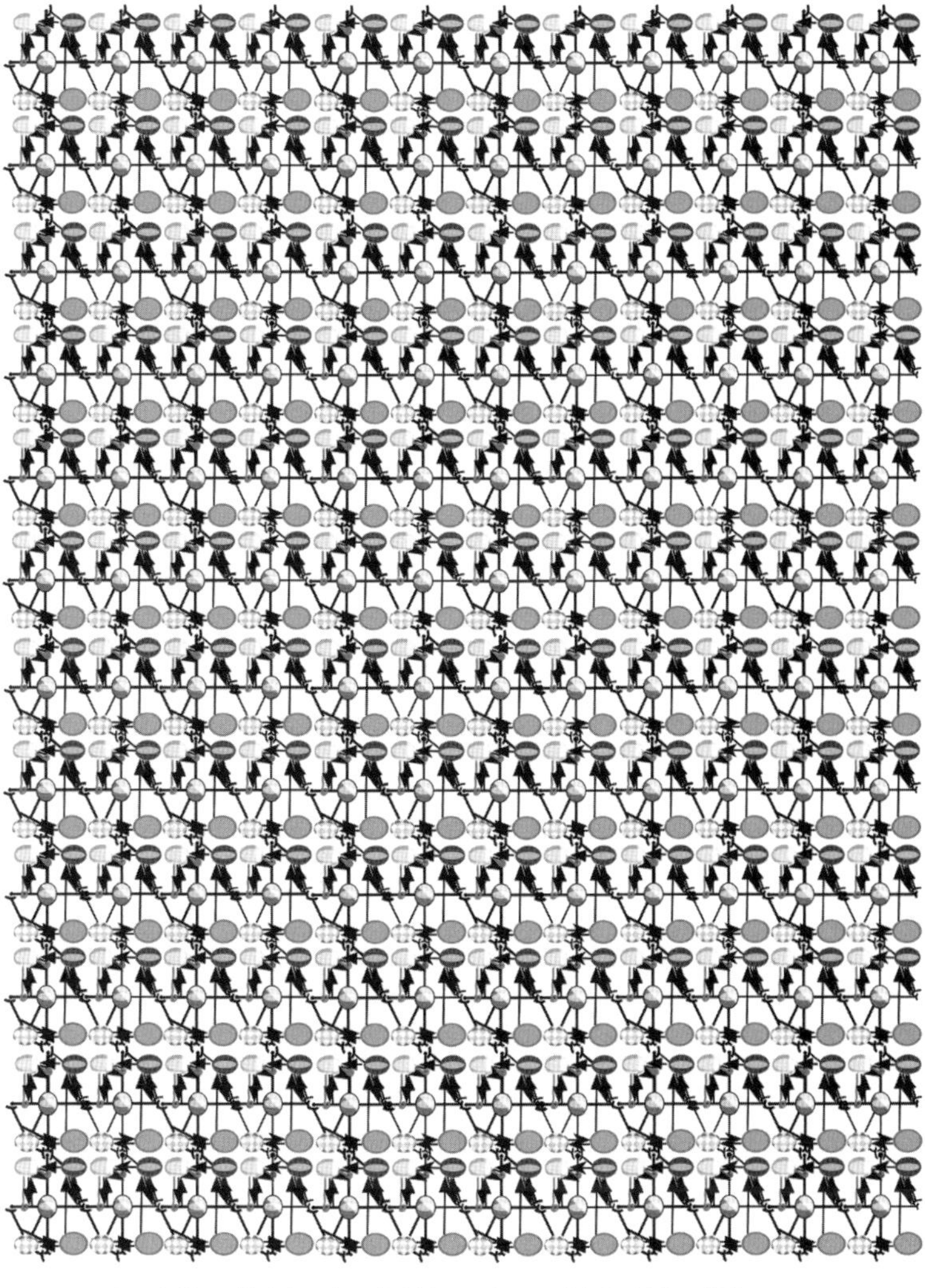

図11－4　脳の多数の《都市》が相互作用することでつくられる脳の《国》.

いえる。つまり四つの地区の複雑さは、ひとつの地区の複雑さを四倍するより大きい。

ここでは二次元レベルの複雑さで止めておくが、本物の脳内では図11‐2のような平面の細胞シートが立体的に相互作用している。同僚のカイ・ヘイ・ツェがそのイメージをイラスト化するのを手伝ってくれた（図11‐3参照）。この先、モデルを完成させていく過程ではこのような三次元化が難しくなるにせよ、頭の片隅に置いておいてほしい。

次のステップは、脳の《都市》をいくつも集めて脳という《国》をつくることだ。これを図解したのが図11‐4である。目を細めれば個々の地区が見分けられはするものの、全体の印象としてはツイードのような色柄がついていてざらざらした手触りがありそうに見える。各地域の強度は時間とともにわずかに変化していて、この脳の《国》全体がその変化につれて表面を脈打たせているところを思い浮かべてほしい。いま読者が手にしているような本のページにはうまく描けないとはいえ、この絵を（文字どおり）一〇億倍に増幅すればヒトの健康な脳の概念モデルに肉薄する。やはりここには示されていないが実際には長距離の接続も存在して、それが個々の要素の相互作用をよりいっそう豊かなものにしている。その最たる例がニューロンだろう。軸索をきわめて遠くまで送り出して、離れた地区や《都市》のふるまいに働きかけている。研究室でモデルづくりの作業をするなら、そういうプラスアルファの複雑さがモデルにどう影響するかを詳しく記述しなくてはいけない。だが本書の話を進める分には、モデルは単純なままで構わないだろう。新しい仮説を組み立てるのに必要な要素はすべてそろっている。

これだけ単純化しても、相互作用は込み入っていて把握しにくいかもしれない。理解しやすくするために、このモデルをLEDディスプレイだと考えてみてほしい。比喩としては不完全な面が多々あるものの、共通点に目を向けると役立つ視点がいくつか浮かび上がる。LED画面は光の三原色（赤、緑、青）の出力を変化させることで、ピクセルごとの色を生み出している。いましがた組み立てたモデルの構成単位は、相互作用する細胞の小さなグループであり、それを私は地区と呼んでいる。ＬＥＤディスプレイの喩えでいくと、脳のひとつの地区が画面の一ピクセルに相当する。画面が白く見えるとしたら、個々のピクセル内の三原色が同じ明るさで出力されている結果だ。緑色の光が弱まると、画面は紫色になる。赤色が薄れると、画面はアクアマリン色に変わる。私たちの脳モデルの場合は個々の地区に五種類の細胞が存在するので、ピクセルの三要素より複雑である。では、ＬＥＤディスプレイの比喩をさらに広げてみよう。ＬＥＤテレビはたったひとつの色を表示するために居間に置かれるわけではなく、動く映像を映すのが目的である。脳もそれと変わらない。脳のピクセルの明滅が連動することで、脳の映画に相当するものを私たちに見せる。繰り返しになるがこの比喩は完璧ではないけれど、理解を助けてくれる。

こういうふうにして脳をとらえると、ピクセルの「色」に意味があるという重要な点が浮かび上がる。ほかの四種類の細胞に目もくれずにニューロンの明滅にだけ注目するのは、モノクロ映画を観ているのと同じだ。もちろん、モノクロの名画もたくさんありはするが、カラーになったことで映画鑑賞が格段に素晴らしいものになったのは否めない。私たちの脳も計算の際には色を用いることができるし、実際にそうしている。なぜなら脳の個々のピクセル内では、ニューロンの白黒出力に対してほかの四種の細胞――オリゴデンドロサイト、血管の細胞、アストロサイト、ミクログリア――の出力が色を与えているからである。色という次元が加わることで、正常で健康な脳の計算能力は大幅に向上する。

次のステップは老化がモデルにどう影響するかを検討することだ。配置された細胞のひとつひとつは、独立した存在として老化プロセスを経ることを思い出してほしい。仮に、第１３４７０１番地区の緑色のアストロサイトが、酸化ダメージの蓄積のせいで死滅したとしよう。ピクセルは緑色の要素を失うので色が変化し、そのピクセルを含むすべてのネットワークの計算出力も前とは違ったものになる。たとえば本来は一面が緑色でなければいけないのに、そのピクセルだけが赤色を表示するようなものである。さらに、ミトコンドリアの機能不全によって同じピクセル内のニューロンも活動を停止したとすると、ピクセル全体が暗くなるおそれがある。いうまでもないが、一個のピクセルの色が変わったりピクセル自体がなくなったりしても、脳全体には同じものが何百億個と存在するから心配には及ばないし、不具合が気づかれすらしないかもしれない。だが時とともに細胞機能の喪失が積み重なっていくと、脳の映画の全体的な画質が劣化する。老化によって私たちの知的機能が移り変わっていく際には、まさにこれに近いことが起きている。

このモデルであれば、構成要素に応じて傷つきやすさに差があることも理解しやすくなる。たとえば老化の過程で生じる変化によって、ほかの四つの要素よりもオリゴデンドロサイトのほうが影響されやすいとしよう。そうしたら、機能不全や死滅はオリゴデンドロサイトに偏ることになる。結果的に、脳全体の色からオリゴデンドロサイト特有の色合いが失われる（通常のオリゴデンドロサイトがピクセルにピンク色を与えていたとすると、脳全体が青味がかる）。このモデルを用いると、老化しつつある脳の重要な特徴をこういうかたちでもとらえることができる。

次は私たちのモデルを使ってアルツハイマー病の生物学的基盤を説明する番である。ここまで目を向けてきた事例では、個々の地区／ピクセルの完全性が損なわれる現象はモデル内でランダムに散らばっていた。しかし実際にアルツハイマー病が進行しているとき、脳の生物学的な変化は一律でもなければランダムでもないところが厄介である。患者が短期記憶を失うのは、特定領域（海馬、嗅内野、および前脳基底核）で脳量が減少するためだ。行動が変容するのは、別の特定領域（青斑核と背側縫線核《はいそくほうせんかく》）における細胞喪失の結果である。領域の名称は気にしなくていい。大事なのは、病変や症状のこうした局所性を表現しようと思うと、ほぼすべての疾患モデルが満足なレベルに達しないという点である。それはアミロイドカスケード仮説の場合も変わらない。アミロイドカスケード仮説で語られるさまざまな変化はいずれも、脳のどの領域で起きてもおかしくないものばかりである。特定の脳構造、特定の脳機能に限定されるのは何に起因しているのか。同じ老化しつつある脳でも、ひとつはアルツハイマー病に、別のひとつはパーキンソン病に、さらに別のひとつは血管性認知症に傾いていくのはどうしてだろう。いまだ答えは出ておらず、今後の盛んな研究が待たれる分野といえる。しかし私たちの新しいモデルなら、この問題について実のある考察を行うことができる。

ＬＥＤの比喩に戻り、それを旧式のブラウン管（ＣＲＴ）に置き換えてみよう。この古いタイプの画面もやはり三原色の足し算で色を生み出しているが、重大な欠点がひとつある。画面が切り替わらないまま長いあいだ放置されると、映像の残像が画面に永久に「焼きつけられて」しまうことだ。地区モデルでアルツハイマー病をどう描くかを考えるうえでは、この「焼きつき」がまたとないヒントになりそうである。ここまで見てきたように、一個のピクセルは五種類の細胞で構成されている。焼きつきはそのどの細胞に起きてもおかしくはない。ここで鍵になるのが、脳を使用すると、その使われ方に応じてネットワーク内で特定の要素の劣化が進むという見方である。行動や栄養や感染が何らかのパターンを示すと、劣化のしやすさが病気固有のパターンで焼きつけられるのかもしれない。そうなれば、それが今度は老化プロセスによる全般的な不具合と影響を及ぼし合うと考えられる。地区どうしが接続されていることによってこの相互作用の影響は広がっていき、ある一線を越えたら、ついには地域限定のフィードフォワードループによって特定の機能が破壊されるおそれがある。

これを私たちのモデルに具体的に当てはめてみるために、私たちの脳テレビの小さな一角で、少してんかん様の活動が起こりやすいとしよう。すると画面のその領域では、ニューロンの色の失われた状態がグラデーションとなって焼きつけられる。それと部分的に重なる別の領域では、ウイルスや細菌などの刺激原によっていくらか余分な炎症活動が生じていたかもしれない。このせいで、重なりの領域内ではミクログリアの色の抜けた状態が縞模様で画面に焼きつけられる（図11－5参照）。今度は視点を脳全体に広げ、刺激原や活動の特定パターンが日常生活を送っているだけでごく普通に生じると考えてみてほしい。回復力や、刺激原によるストレスに適応したりそれを相殺したりする力は、ピクセルによってばらつきがあり得る。また、若いうちは不具合を修復できても、加齢とともに何らかの焼きつきパターンへと誰もが移行する。こうした理論であれば、病気特有の変化が現れる理由を妥当なかたちで説明できる。

今度は別の脳で、血圧の上昇によって複数の微小脳卒中が特定のパターンで起きたとする。このストレスのせいでいくつかの地区の血管細胞が消耗し、やがて加齢とともにその地区の色が変わって、脳血管特有の焼きつきパターンを呈するようになるかもしれない（図11－6参照）。ではここで、本章の初めのほうで先送りした問題に立ち返ってみたい。いろいろな種類の老人性認知症をすべてアルツハイマー病と呼んでいいのか、いい換えれば、レビー小体病や血管性認知症のように臨床症状の違うものは異なる疾患なのか、という疑問である。いまならこの問いに向き合うことができる。新しいモデルに従うなら、その答えはきっぱり「イエスとノー」だ。このモデルによると、脳の使い方に異なる二種類のパターンがあれば、そこから私たちの画面に二種類の焼きつきパターンが生み出される。たとえば血圧をうまく調節できないと、脳の特定領域で血管の細胞に悪影響を及ぼすおそれがある。焼きつきパターンは先ほどとは異なる色の変化として現れる（この場合は市松模様）。血管性認知症の脳内で市松模様の領域が分布する様子は、先

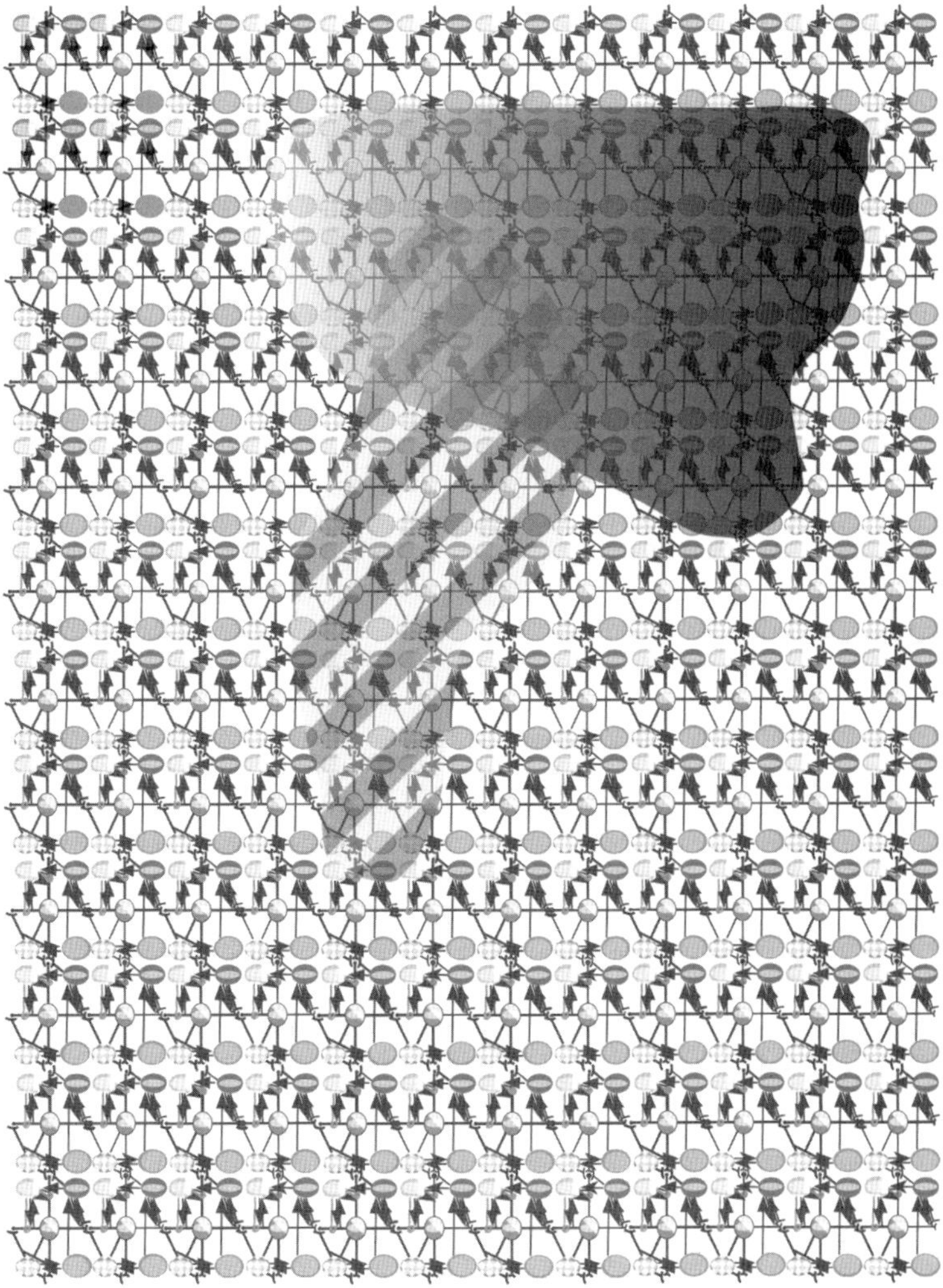

図11－5　加齢と使用に伴い，アルツハイマー病特有のニューロン活動パターン（グラデーション）と炎症性活動パターン（縞模様）が脳の《国》レベルのネットワークに焼きつけられ，残像として残される．

に描いたアルツハイマー病の脳のグラデーションや縞模様と同じではない。図11‐6は血管性認知症をモデル化したものであり、アルツハイマー病モデルのミクログリア／ニューロンの焼きつきパターンとは明らかに違っている。だから、生物学的に見て血管性認知症は確かに別個の疾患であり、そういう意味で先ほどの問いへの答えは「イエス」である。

しかし臨床の場ではすっきりと割り切れないケースもあるので、私たちのモデルがその臨床の現実を正確に予測できるのは喜ばしいことだ。認知症のほとんどの患者では、脳組織を顕微鏡で調べると複数の病理が混在している。アルツハイマー病と交じり合うケースが最も多いのはじつは血管性認知症である。アルツハイマー病の顕微鏡所見のある患者全体の八割あまりに、血管性認知症の顕微鏡所見も認められる。このことは地区モデルを使えば難なく説明できる。老化が脳内のすべての種類の細胞を衰えさせる一方で、局所的な損傷と長期的な焼きつきにより、認知症の種類に固有のパターンで特定領域にネットワークの機能不全が現れる。ただし、それらは臨床的にも生物学的にも重なり合うのが普通である。アルツハイマー病のフィードフォワードループを開始させる変化が生じたからといって、血管性認知症のフィードフォワードループを起動する別個の変化が妨げられるわけではない。ひとつのループのみが起こって、それ以外は発生しない状況のほうがよほど珍しいだろう。これまでに病理学者が目にしてきたものはまさしくそういう状況であり、それはアロイス・アルツハイマーその人にまでさかのぼる。

以上を総合すると、私たちはいまやアルツハイマー病の包括的なモデルを手にしたといえると思う。この新しい概念の最も重要な特徴は、近隣のニューロンからなる地区を正常な脳機能の「単位」（あるいは「ピクセル」）とし、そこに含まれる異なる種類の細胞間の絡まり合う相互作用にポイントを置いている点である。何らかの疾患によって正常な脳機能が失われたからといって、それをひとつの直線的な生化学的

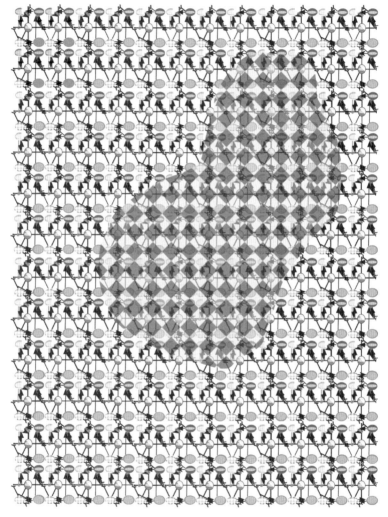

図11－6　度重なる過剰使用と加齢に伴い，血管活動の特定のパターンが《国》レベルのネットワークに焼きつけられ，残像として永久に残される．

経路（カスケード）が阻害された結果として見るのではない。細胞からなる小さな地区どうしの相互作用ネットワークにひずみが生じた結果としてとらえる。ひとつの相互作用の上には高次の相互作用があり、その上にはさらに高次の相互作用が存在する。そういう見方を提示することで、本物の脳の実際の複雑さをモデル化している。地区どうしが新しいやり方で相互作用することで細胞の《都市》が生まれ、《都市》どうしがさらに別のやり方で作用し合うことで細胞の《国》が誕生する。

中心的な仮説としてこのモデルを用いるなら、どの種類の細胞がアルツハイマー病を始動させるかを議論するのはたぶん不毛だとの見方ができる。この病気が標的とするのは一個の細胞とは限らず、ひとつの相互作用（図11-1中のどれかの矢印）かもしれない。たとえば、ミエリン鞘の喪失がアルツハイマー病の諸症状を引き起こすうえで重要な役割を果たしているという仮説を立て、それを検証したいとしよう。ミエリン鞘をつくるオリゴデンドロサイトの中でまず不具合が発生するのか、それともミエリン鞘を受け取る側のニューロンに問題があるのか。その気になればいくらでも時間をかけて考えることができるが、結局は曖昧な実験結果しか得られずに苛立ちを募らせるのが落ちである。新しいモデルに照らせば、そもそもの問いの立て方が間違っているとわかる。最も可能性が高いのは、この病気が最初にニューロンとオリゴデンドロサイトの相互作用を攻撃しているということである。最初の不具合はニューロンとオリゴデンドロサイトのどちらに生じてもおかしくはなく、どちらの場合もやはりそこから同じ疾患プロセスがスタートする。だとすれば、細胞内でどんな生物学的プロセスが起きたらニューロンとオリゴデンドロサイトの相互作用が妨げられるのか、それを突き止めなくてはいけない。一番効果的な治療法を見つけるためにどちらか一種の細胞を選ぶ必要はなく、両方を追いかければいい。

いまあるデータと合致しなければ、そして臨床症状への生物学的な道筋を検証可能なかたちで予測でき

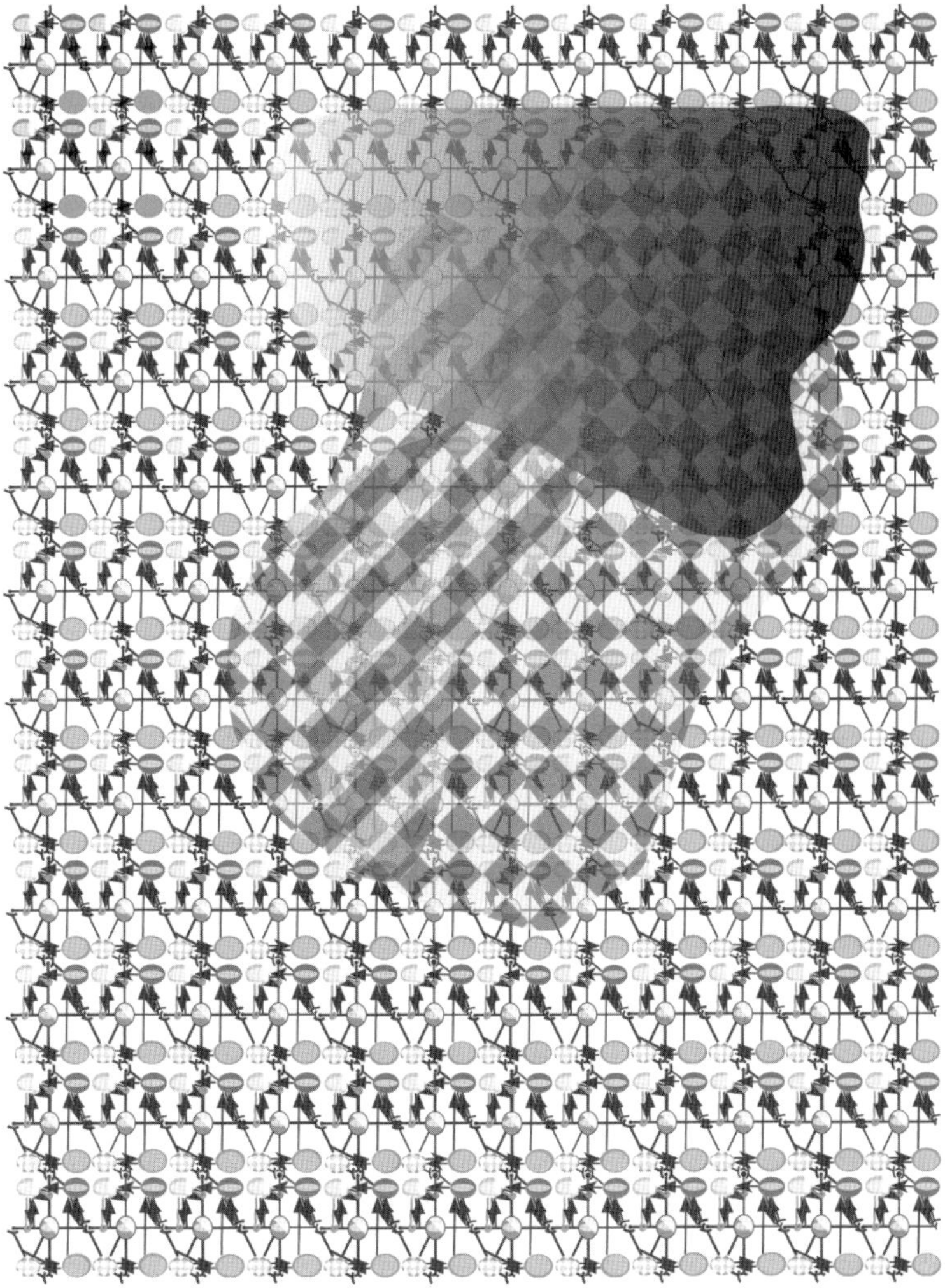

図11－7　アルツハイマー病と血管性認知症の両方のストレスが同じ脳内に生じている.

なければ、いくら優れた仮説でも使い物にはならない。アミロイドカスケード仮説に反論するなかで私はそう述べたし、そのことは私たちの地区モデルにも当てはまる。本章では、このモデルがいまあるデータセットと齟齬をきたさないことを示そうとしてきた。次のふたつの章では、より良い攻撃をアルツハイマー病に仕掛けていくために、このモデルを使ってどのように私たちの考え方を改め、また研究の取り組み方や各種機関の使命を見直せばいいかを提言していく。読み終えたときに読者が、「人間の疾患を研究するならこうでなくてはいけない」と思ってくれるのを願っている。

第12章　研究戦略の多様化を図る

私たちはアミロイドのみのルートを通ってアルツハイマー病の治療薬を追い求めてきたために、多くの時間を失った。たぶん一〇～一五年は無駄にしてきただろう。遅れを取り戻すためになすべきことは山のようにあり、思わずたじろぐほどの課題が行く手に待ち受ける。私たちは十分な時間をかけて一心に取り組み、ヒトの脳に関する最新の生物学的知見に合うように目標を修正しなくてはいけない。これは並大抵のことではないし、一朝一夕になし遂げられるものでもない。まずはアルツハイマー病に罹患するとはどういうことなのかについて、現行の定義や概念のもつ弱点と欠陥を認めることが第一歩となる。それから新しい定義への合意を形成するとともに、アミロイドカスケード仮説以外の疾患モデルも検討できるようにする。最後に、そうした新しい考え方に基づいて検証可能な仮説を組み立て、それを研究室へ、さらには臨床の場へと移して、うまく成り立つかどうかを見極める。研究活動のバランスを回復する作業はいろいろなかたちをとり得るが、探究すべきおおまかな領域はすでにはっきりと見えている。

老化の生物学の課題

アルツハイマー病研究の方向性を修正するうえで目を向けなくてはいけないのは、何といっても老化の生物学を研究することである。私たちの知識が最も浅いのがこの領域であり、新しい情報を得る必要性もここが一番大きい。第10章では老化研究の現状を駆け足で眺めた。その先へと向かっていくためには、十分な資金を投じて大規模な取り組みを進める必要がある。老化研究においては、新しい考え方や新しい才能をもち込むことがメリットをもたらす面が多々ある。だが、本書でも触れたように老化研究の「見てくれ」が悪いせいで、才能ある若い研究者がなかなかこの分野に集まってこない。老化研究には長い時間がかかるが、終身雇用を勝ち取るための貴重な任期が刻々と短くなっていく状況では、そこまでの時間をつぎ込む余裕がほとんどの若者にはない。この分野で金銭的に成功して、ロールモデルとなるような科学者もほとんどいないし、興味を同じくする者どうしが定期的に顔を合わせるような専門家協会も存在しない。助成団体にしても、これまでは新しい老化研究への資金提供にきわめて気乗り薄だった。研究者がどうにか助成金を獲得できたとしても、著名な科学雑誌は論文掲載に消極的なのが普通だった。こうした状況は変わらなくてはいけないし、変化の兆しは見え始めている。以下は、科学の面で私たちがどこから出発したらよさそうかを私なりに提案したものである。次章では、アルツハイマー病研究にかかわる諸機関に関してもさらなる提言を行う。

私は第10章で、DNAの損傷が未修復のまま蓄積することが老化プロセスを進行させるおもな要因だと述べた。大筋では説得力のある議論ではあるが、細かい部分で詰めなければならないところはいくつもある。ひとつには、体内のすべての細胞が同じ平均速度で老化するのかどうかを突き止めなくてはいけない。

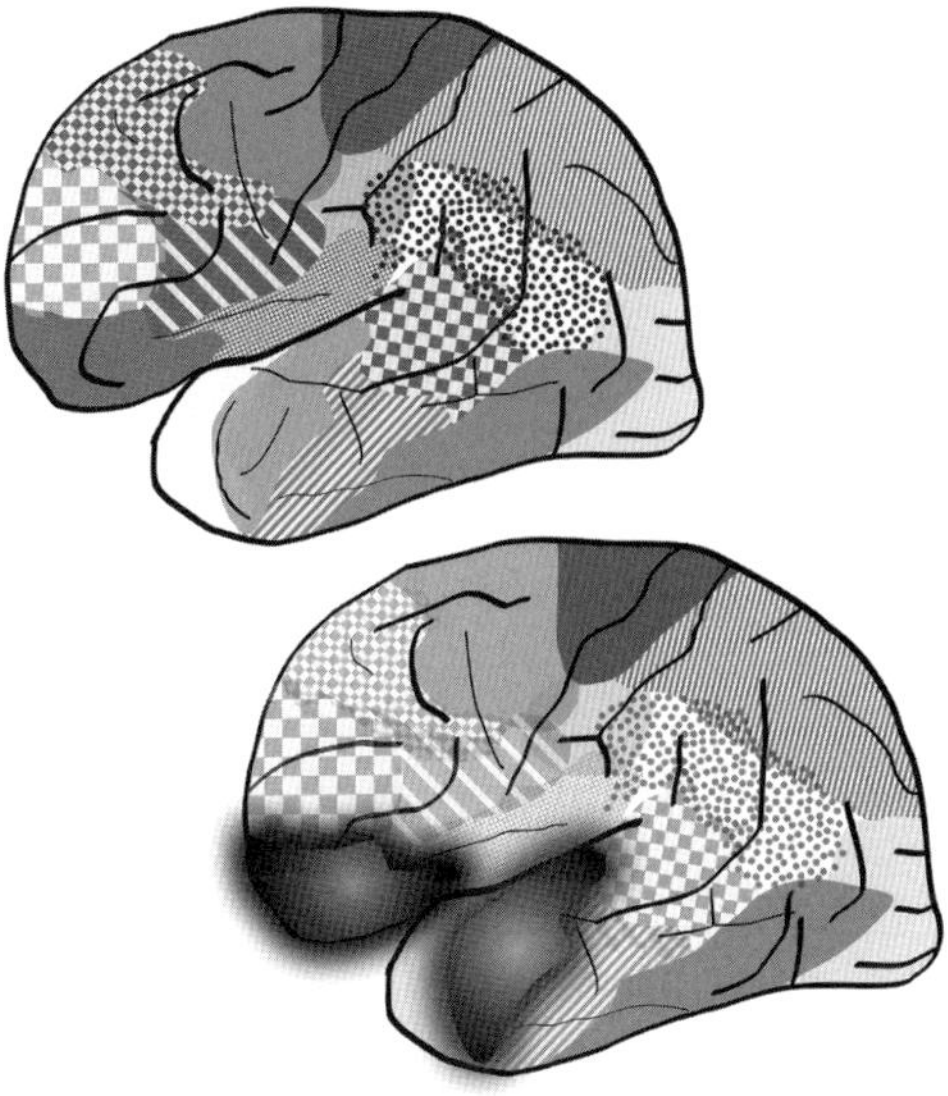

図12－1　初めは若く健康なパターンの色だった脳の《国》も，時とともに《世界》の中のほかの《国々》の影響を受けて焼きつきパターンを生じさせ，それがアルツハイマー病の諸症状につながる．

オリゴデンドロサイトは周辺の細胞より早くDNA損傷を受ける可能性がある。ひとつの地区内の細胞が異なる度合いで老化の影響をこうむるせいで、脳の《国》全体の色が変わることはLEDの比喩で説明したとおりだ（図12－1参照）。ヒトの脳内で、細胞が寿命を終えるまでのあいだにどれくらいの速さでDNA損傷を蓄積させるのかについては、これまでに綿密な研究がなされたことがない。まして細胞の種類ごとに老化の速度を比較するなど試みられたことはなかった。同じ種類の細胞（たとえばオリゴデンドロサイト）だけに着目した場合でも、DNAの損傷は時々刻々と一定のペースで蓄積していくのか、それともことによると病気や事故などの出来事に呼応してその度合いを急に変化させるのかはいまもって不明である。それに、DNA損傷の蓄積（およびそれによる老化）が個々の細胞レベルで起きているに違いないことも忘れないでほしい。つまり、同じ疑問は細胞ごとに解決しなければならず、劣化の平均速度では満足できないことになる。さらには、こうした問題のすべてをふたつの角度から考える必要もある。なぜ損傷が蓄積するのか、そして正常な修復システムがなぜ機能しなくなるのか、である。話が脇にそれているように感じるかもしれないが、そうではない。DNAの完全性の問題に取り組めば、老化についてだけでなくアルツハイマー病についても学ぶことができる。

《地区》の老化

地区の概念を用いたアルツハイマー病の新しいモデルでは、脳の地区や都市の中での細胞間の相互作用に重点を置いている。もうひとつ押さえておいてほしいのは、脳が孤立した「島」ではないという点である。私たちが体と呼ぶ《世界》の中ではいくつもの器官が《国》として共存しており、脳もそのひとつにすぎない。個々の《国》——膵臓、腸、心臓、白血球など——のシステムは時間がたつにつれて老化し、それがいずれは器官の機能不全（いわば《国》の崩壊）へとつながる。オリゴデンドロサイトの喪失によって脳の《国》全体に色がつくように、肝細胞が変化した場合も肝臓という《国》全体が何らかの色を帯びる。しかも体内の《国々》は互いにつながり合っているので、肝臓に問題があれば《世界》全体の色が影響を受ける。このように相互接続された状況において、老化のプロセスは地球規模の気候変動に似ていなくもない。地球の気候が変動すると、温暖化する国もあれば寒冷化する国もあり、雨が増える国もあれば減る国もある。世界のさまざまな国における局所的な事象が合わさって、世界規模の現象として変化が起きる。そして良きにつけ悪しきにつけ、変化がもたらす新しい環境の中ですべての《国》は生きていかねばならない。

人体に話を戻してさらに詳しく説明しよう。すでに本書で学んだように、血中のインスリン濃度が高くなりすぎればニューロンはインスリン抵抗性を獲得する。このようにして、膵臓（体内のインスリンのおもな供給源）内の細胞の老化が脳内の細胞の老化に影響している。だとすれば、いくらアルツハイマー病の研究を脳の老化の研究に限ろうとしても、脳だけでなく膵臓におけるDNA損傷の蓄積を研究することも同じくらい大切ということになる。おおまかにいって、老化の生物学は生物の種類によってそう大きくは違わない。したがって、ヒトにしかない老化の特徴が仮にあるにしても、基本原理を調べる重要な段階はマウスや線虫のような実験動物で代用できる。ただでさえ相互作用のネットワークは込み入っているのに、こういう新たな層をつけ加えたら全体が何倍にも複雑になるのは重々承知している。私だってできればもっと単純にしたいが、それは無理な相談だ。実りある新しい方法で人間の老化の生物学を探究したいと思うなら、この複雑さを理解する以外に道はない。

基礎研究者としての私は次から次へと具体例を繰り出して、新たな老化研究プロジェクトをどういう方面に振り分けたらいいかを説明したくてたまらない。だが本書を進めるうえでは、ミトコンドリアや栄養や、酸化や細胞老化などの事例はあげずにおこうと思う。大きな謎はどの分野でもだいたい同じなので、おおぐくりにしてとらえても支障はない。謎とはたとえば次のようなものだ。「時間という次元はどのようにして測定されているのか。老化に伴う変化は連続的に生じるのか、それともときどき思い出したように突発的に起きるのか。細胞の種類ごとの変化は互いにどのように関連し合っているのか」。誰であれさらなるアルツハイマー病研究をせよと求めるのであれば、これらを初めとする数々の疑問を重点課題に位置づけなくてはいけない。若い人がアルツハイマー病にかからないのはなぜかを生物学的な視点から詳しく解明できれば、いまは閉ざされた認知症治療法への扉がいくつも開かれるはずである。

新モデルを通して見るアルツハイマー病の生物学

認知症研究を前進させるうえで、老化を研究すること以上に見返りの大きい投資はない。それが生物学者としての私の見方である。しかしこれまで大勢の患者の家族やこの分野の医師たちと交流するなかで、彼らが強い口調でこう語るのを聞いてきた――基礎研究が何十年もかけて知識を底上げするのを黙って見ている余裕はない、と。この対立は本書の第1章にも記したとおりであり、たぶんこれからも消えることはない。行動せよと訴える背景には、たとえ現状の知識が不完全でも、目の前で苦しんでいる患者を追い返すわけにはいかない現実がある。目標に向けて最善を尽くさなくてはいけないし、それをいますぐにやらなくてはならない。この手の主張を耳にするたびに、私はかならず次のように指摘するようにしている。そういう「急いで何かしなければ」という姿勢に頼りすぎてきたからこそ、いまのような状況――治療薬がなく、手がかりもわずかしかない――に陥ったのではないか。そう返してはみるものの、家族や担当医の言い分は重要な点をついている。一刻も早くどうにかしたいというのは掛け値なしの思いであり、遅れたらその分が人間の苦痛となって重くのしかかる。一〇〇パーセントうまくいく確信がたとえもてなくても、すぐに手を打たなければと考えるのは理解できる。

このように、はっきりした方向性のないままに見切り発車するのは、問題への取り組み方として効率がいいとはいいがたい。ただ、より倫理にかなうやり方であるのは間違いないだろう。本書の前のほうでも指摘したように、確かさは贅沢品であって私たちが手にできるとは限らない。それでもやはり、「何かをすること」と「何でもいいからすること」が違うという点は譲れない。要するに、アミロイドカスケード仮説は古臭くて信頼性に欠けるモデルであり、そんなものをベースに高額な治験を果てしなく繰り返すのは少しも倫理的でないということである。だから基礎研究の土台が固まるのを待つあいだ、新しいアルツハイマー病モデルの座席に乗り込んでエンジンをかけ、バックで車庫から出して試乗してみようではないか。そのモデルを使って、臨床の場でも研究室でも「いますぐ」検証できるような予測が立てられるかどうかを確かめてみよう。

まずは単純な例から始めたい。健康な脳が正常に機能するうえでミエリン鞘が重要な役割を担っていることと、そこを出発点にするとアルツハイマー病の症状の多くに説明のつくことはすでに見てきたとおりである。すぐに実践できる新しい方法でアルツハイマー病と闘うべくこのミエリン鞘との関係を探ろうとする場合、地区モデルに基づくなら研究の主眼をどこに置けばいいだろうか。図12 - 2は、ひとつの地区内でオリゴデンドロサイトの機能が損なわれて死すべき運命となったときに、どのような影響が生じるかを示したものである。初めに、オリゴデンドロサイト自体の生化学的・生物学的機能が変化する。需要に見合った量のミエリンをもはや生成できず、自らの生き残りを図るか、もしくは自死に向けて活動を進めるかのどちらかに資源をつぎ込むようになると見られる。こうなると同じ地区のニューロンに対する栄養サポートは停止し、ニューロンの軸索を取り巻くミエリン鞘は劣化し始める（図では、ニューロンから左および上に伸びる軸索が灰色に変化してしまったことで表現している。図11 - 1の正常な地区モデルを比較参照のこと）。この最初の事象はニューロンにとって深刻な打撃となるだろう。ニューロン自体も自らの生化学的・細胞生物学的機能を変えなくてはならず、軸索の構造を維持することに現状以上のエネルギーと資源を振り向けるようになる。そうなれば、自らの複雑な細胞構造を無傷に保つことにはあまりエネルギーが割けなくなる。結果的にほかの地区のほかのニューロンとの接続が失われたり、接続の数が徐々に減ったりする見込みが大きい。

次に起きるのはミエリン鞘自体が失われることであり、その影響はさらに破壊的だと考えられる。最初に問題になるのが機能の喪失である。ミエリン鞘という絶縁体がないと、軸索が目的地に向けて信号を送る速度は落ち、軸索を維持するためのエネルギーは増える。これにより、同じ地区内のアストロサイト／血管の部分に負荷がかかる。ひとつ目の変化も合わさるので、この地区と関係のあるあらゆるニューロンネットワークは自らの計算作業を調整しなくてはならない。それは、この特定の中継点からやってくる情報にまず間違いなく欠陥があるからだ。仮に正確さに問題がないにしても、スピードは遅れる。いうまでもないが私たちの脳内ネットワークは柔軟性がきわめて高いので、ひとつの地区がなくなったとしても、それを含む《都市》にとっては多少困るという程度だろう。脳という《国》全体で見たら、一瞬の突発的な不具合にすらならないかもしれない。しかし、オリゴデンドロサイトの機能喪失が起きる地区の数がどんどん増加していったら、ネットワーク全体の機能が低下してもおかしくない。脳の《国》のもつ認知機能は鈍くなり、計算能力が下がる。これではまるで認知症のような状態ではないか。

さらに困ったことに、ミエリン鞘の喪失によってまったく違う方面にも不具合が及ぶ。オリゴデンドロサイトのような複雑な細胞は、死滅したからといってただ消えてなくなるわけではない。盛大に羽目を外した宴《うたげ》のあとのように破片や部品がゴミとなって残される（図12 - 2では×印として表されている）。脳はすぐさま掃除しようとするが、脳内で清掃係の役目を果たすのはおなじみのミクログリアだ。ミエリン鞘が崩れると、残骸はゴミとして処理されてミクログリアに食べられる。ところが、ミエリン鞘の残骸にはひとつ大きな特徴がある。ゴミとみなされるだけでなく、非常に強力な免疫反応の引き金となるのである

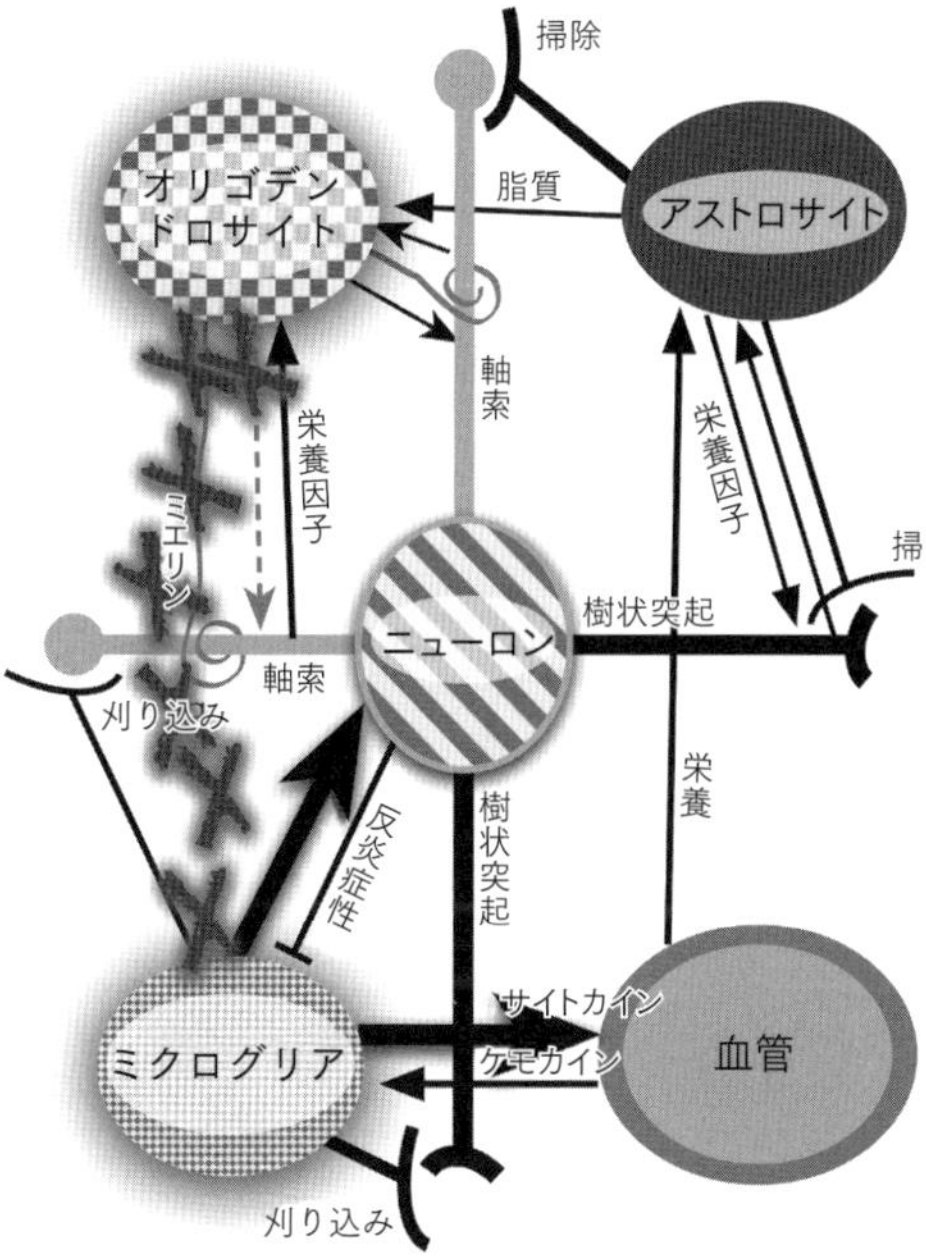

図12－2　ミエリンが生成されなくなったときに《地区》がこうむる影響（灰色の×印）.

（図ではミクログリアが黒ずむことと、そこから出るサイトカインの矢印が太くなることで表現されている）。これはアルツハイマー病の脳の慢性的な炎症環境を確実に悪化させるし、もしかするとその環境を始動させている可能性もある。炎症信号は血管の細胞を介して血液にも届く。この結果、ひとつの地区の炎症反応が全身に伝えられる。これだけの騒ぎを受けてアストロサイトがどう反応するかは定かではないものの、たぶん通常通りの仕事ができなくなると考えていいだろう。

　オリゴデンドロサイトの正常な機能がひとつの地区から失われたらどうなるかについては、ほかにも少し目立たない変化の生じることが私たちのモデルからはうかがえる。だがまずは基本から始めて、このミエリンベースのシナリオの悪影響を臨床の場でどう撃退すればいいか、モデルから予測してみよう。言葉を換えるなら、地区モデルを「いますぐ」使って、現状より優れた新しい治療法を設計できるか、である。モデルから最初に読み取れるのは、できる限りの手を打ってオリゴデンドロサイトの健康を守る必要があるということだ。そのためには死滅を防ぐか、幹細胞を刺激して補充を早めるかのどちらかが考えられる。あいにくこれまでは抗アミロイド薬を「いますぐ」試験しようと急いできたために、アルツハイマー病の戸棚にはオリゴデンドロサイトを元気にするような薬が置かれていない。幸い、ミエリン鞘の喪失をきたすほかの病気を研究している同僚がいるので、訊いてみればいい。なかでもよく知られているのが多発性硬化症（MS）という疾患であり、この研究分野には素晴らしい生物学的研究が集約されてきた。私たちはそのすべてを参考にできる。これまでに開発されたMS用の医薬品の中には、アルツハイマー病の状況にプラスの影響を与えられるものがあるかもしれない。私たちのモデルに従うなら明らかにそれを早急に調べるべきだし、そういう薬はあるはずだというのがモデルの予測である。確かめてみようではないか。こういう方向で一ダースの第Ⅰ相／第Ⅱ相の治験を実施するほうが、さらに新しい方法でアミロイドの役割を検証するより明らかに現実的である（たぶん費用も格段に少なくて済む）。

ふたつ目になすべきは、ミエリン鞘の残骸による炎症反応を防ぐことである。これに関してもMS研究の同僚たちが力を貸してくれるかもしれない。MSの原因に関する最新の考え方によれば、免疫系が脳のミエリン鞘を攻撃することでこの病気は始まる。どういう性質の炎症が起きるかは、私たちのアルツハイマー病モデルから予測されるものとMSの場合とでは異なる。アルツハイマー病に伴う炎症反応がミクログリアによって引き起こされると見られるのに対し、MSの場合には白血球の一種であるT細胞が原因と考えられている。この細かい部分が違うと薬の選択も変わってはくるが、ゼロからのスタートにはならない。「いますぐ」手を打つという課題に直面する私たちにとって、これはとてつもなく大きなメリットである。

地区モデルからは、基礎研究への投資がいま以上に求められる領域もいくつか見えてくる。それらの領域はモデルから予測される脳システムの弱点であり、したがって老化とアルツハイマー病の両方の影響を受けやすい。そうした領域についてできる限り学ぶことは間違いなく重要である。たとえば、ニューロンとオリゴデンドロサイトが具体的にどう助け合っているかもそうした領域のひとつだ。この二種類の細胞が互いに対して用いる生物学的サポートがもっと明確になれば、それは有益な情報となる。しかも、明らかになった事実はMS研究者たちの役にも立ち、親切に彼らの薬を試させてくれたことへの恩返しになる。正常なミエリン鞘がどのような動態で成長と収縮を行っているかや、オリゴデンドロサイトとニューロンが電気活動をどう連携させて正常なネットワーク活動を調節しているかについても、私たちは知識を深める必要がある。こういった切り口からの研究はいずれも知識の土台を豊かにしてくれるものである。たとえすぐには臨床応用につながらなくても価値は大きいし、そのことを理由に研究をやめたり後回しにしたりしないほうがいい。基礎研究プロジェクトに乗り出す際には、利益に比してリスクがはるかに大きいことや、患者を助けるうえですぐに使えるようなしっかりした手がかりは多くないことを十分に認識しなくてはならない。それでも、私が提言したような実践的なアプローチを始めながら、基礎研究で重要な新発見を続けることは可能である。問題のあらゆる側面を同時に研究してはいけない理由などない。

次の例に移る前に、もう一点だけ指摘しておきたい。ここまでの数ページには「アミロイド」という単語がほとんど出てこなかった。そのこと自体に良し悪しはない。ただ、私たちの新しいモデルを使えばアミロイドやアミロイドβペプチドの有無をもち出さなくても、治療に向けた検証可能で妥当な道筋を描けることがわかったはずである。ミエリン鞘経由で認知症に切り込むやり方からは「標的」となる領域がいくつも見つかり、それらについてはほとんどいますぐにでも臨床試験を始められる。たとえばMS薬ならただちに検証を開始できる。なんといっても、地区モデルに照らして効果が期待できるうえに、すでに安全性と効能が実証されているのだから。あいにく、この方面での前進を阻む構造上の大きな問題がひとつある。それは、ここまでの考え方のどれひとつとしてアミロイドカスケード仮説からは有用と予測されないことである。そのため、研究を取り巻くいまの風土のもとではこれらのアイデアが検証される見込みは薄い。アミロイドカスケードのみがアルツハイマー病へ至る道だと専門家がいい張る限り、ミエリン鞘研究への助成金がＮＩＨ（国立衛生研究所）で審査される際には不信の目を向けられるだろうし、そうなれば前臨床研究への予算は重量貨物並みに動かしがたいものとなる。ベンチャーキャピタルも二の足を踏むだろう。投資担当者はおなじみのアミロイドに望みをかけているので、ミエリン鞘がどういう位置づけになるのかがわからず、そんなハイリスクな投資には手を出せないと尻込みする。当然ながら、新分野でいち早く成果を上げて小さなベンチャー企業を立ち上げたいと研究者がいくら願っても、それはほとんど夢のまた夢ということになる。同じ理由から製薬産業がそっぽを向くこともほぼ確実だろう。本当にこれでいいのかを私たちは自らに問わなくてはいけない。

もっと広い視点からこの議論を眺めると、このように優れたアイデアがあっても頑なで後ろ向きな研究風土と衝突するのには、アルツハイマー病の定義がどんどん不合理なものになってきたことが影を落としていると思う。その不合理さは二〇一八年のガイドラインで頂点に達し、いまやこの研究分野の方針は例の外部諮問委員会とはっきり同じものになった――「アミロイドの研究でなければアルツハイマー病の研究じゃないんだよ」。二〇一八年のガイドラインのせいでどれだけおかしなことになったかを考えてみてほしい。いま述べてきたようなミエリン戦略によって認知症の臨床症状がうまく治療できたとしても、結果的に患者のアミロイド負荷が減少しなければ、その臨床試験は失敗の烙印を押されるのである。患者の認知機能の低下がストップしても、脳内にまだアミロイドが存在していたら、現状の定義ではその人はまだアルツハイマー病にかかっている。おばあちゃんとスクラブルを続けることができるのに、ミエリン療法のあともおばあちゃんの脳にプラークが残っていれば、機能低下が予想されると脅したうえで、「抗アミロイド薬の治験に参加してみませんか？　そうしたらあのべたつく堆積物がきれいになって、ついに病気が治るかもしれませんよ？」と勧めるのが標準的なやり方になるのだ。臨床症状ではなくバイオマーカーに基づいて疾患を定義したら、悲しいことだがそうなるのは目に見えている。

アルツハイマー病へのアプローチを考え直す手がかりは、ミエリン鞘以外にも山ほどあることが地区モデルからは予測できる。いままでいくつもの発想が抑え込まれてきたことは第5章で振り返ったとおりだが、このモデルはそれらをすべて取り込んでなおあまりあるだけの懐《ふところ》の広さがある。この大テント方式的な特徴を具体的に理解してもらうため、アルツハイマー病の進行においてアミロイドβがどんな役割を果たしているかを地区モデルで考えてみよう。アミロイドとアルツハイマー病の関係についてこれまで私はさんざん否定的見解を述べてきたので、いまになって前向きな研究にアミロイドを含めようとするなんて、と、読者は意外に思うかもしれない。もしそうなら、それは私の反論の主旨を読み誤っているせいである。私が反対しているのは第一にアミロイドカスケード仮説であって、そういう単純な直線状の疾患モデルは精査に耐えないといっているのだ。二番目のもっと強い反論は、臨床症状をないがしろにしてアミロイドでアルツハイマー病を定義していることに対してである。私はこのどちらにもノーを突きつけるが、アルツハイマー病患者の脳内にアミロイドが頻繁に見つかることはデータからも明らかだ。アミロイドの前駆体となるタンパク質（APP）が多すぎれば、ヒトに早発型アルツハイマー病を発症させる場合があることも私たちは知っている。マウスの脳内でAPPを増やしすぎると行動変容や記憶障害がもたらされ、過剰なアミロイドを取り除くとその症状が短期間で元に戻ることも判明している。これらは重要な手がかりであり、徹底的に追究するだけの価値がある。

私たちの地区モデルの言い方に換えるなら、APPやアミロイドはどういう位置づけになるだろうか。図12 - 3が示すように、アミロイドがどこから生じるかについては現在受け入れられている見方がふたつある（×印で表されている）。ひとつはニューロン、もうひとつは血管の細胞だ。覚えているかと思うが、グレナーとウォンがアミロイドのアミノ酸配列を突き止めたときには脳血管アミロイドを使用し、それが脳アミロイドと同一であることを見出した。この両方から来るアミロイドは地区にふたつの影響を及ぼすことが知られている。ひとつ目は、記憶と行動に一時的で可逆性の不具合を引き起こすこと（マウスのデータによる）。もうひとつはミクログリアを活性化させることである。ミエリン鞘の残骸ほど強力ではないものの、アミロイドもやはりミクログリアを刺激するので、ミクログリアはアミロイドの凝集体を食べて除去しようとする。アミロイドはミクログリアの炎症反応を促しもする。仮に私たちがいままでアミロイドの研究をしたことがないとしたら、新しい治療の道筋を探すうえでどこに目をつけたらいいとモデルは予測するだろうか。刺激原であるアミロイドを取り除くことは当然ながら注目すべき場所のひとつだろう。それが治療法として正しいかどうかを検証することが、確実な根拠に基づく提案に思えた時期もありはした。だが実際にそのやり方を試した結果は失敗だった。

そんな失敗にくじけなくてもいい。標的にできる場所が明らかにもうひとつ存在することを地区モデルは告げている。ミクログリアの炎症反応である。すでに見てきたように、この方面での研究が開始された

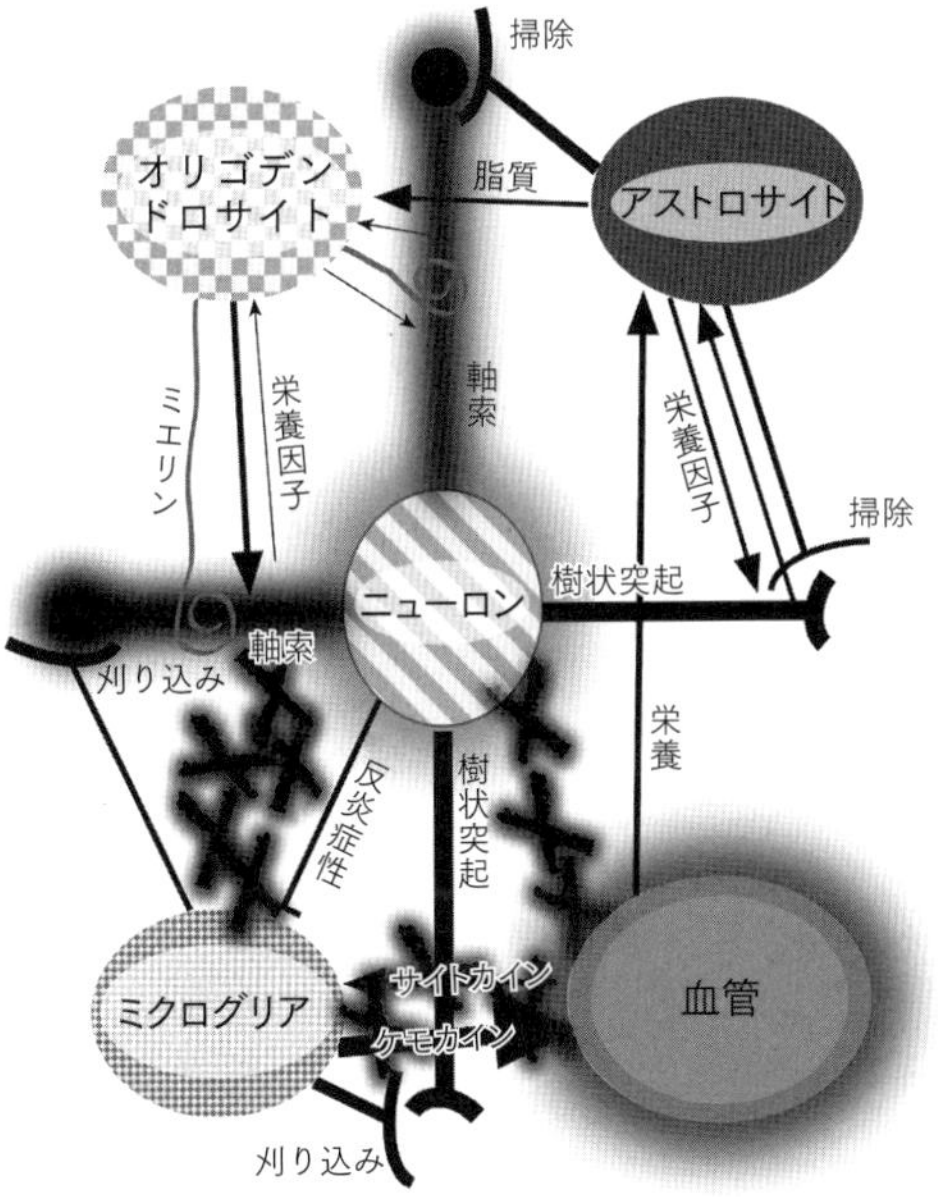

図12－3　典型的な脳の一《地区》にアミロイドβの過剰生成（灰色の×印）が及ぼす影響.

ことはあるものの、はっきりした結論は得られていない。これまで試験に用いられてきた薬剤は、薬効範囲の広いナプロキセンやセレコキシブである。この研究を先に進めるには、アミロイドの信号に対するミクログリアの反応のみを阻害する化学物質を探せばいい。また、ふたつの状況を分けようとするのではなく、血管の細胞を一緒に扱うべきであることもモデルからは浮き彫りになる。そちらもアミロイドの供給源であることに変わりはないからだ。新しい基礎研究を始めるなら、アミロイドが同じ地区内のアストロサイトやオリゴデンドロサイトにどう影響するかにも目を向けたほうがいい。これまではアミロイド中心・ニューロン中心の考え方で来たために、脳に対するアミロイドの影響を調べる研究のほとんどはニューロンの反応に特化してきた。

アミロイドβに対するミクログリアの反応については、それに比べてはるかに研究の数が少ない。アストロサイトの反応に取り組む研究室は輪をかけて少数であり、オリゴデンドロサイトの反応に注目した研究に至っては存在しないも同然である。だが、アルツハイマー病の症状を生むうえでこうした相互作用がどうかかわっているかを探究しないのは、新しい治療法を発見するせっかくの機会を無駄にしているのと変わらない。その点については、「アミロイド・イコール・アルツハイマー病」モデルをどれだけ固く信じている人でもうなずいてくれるだろう。このように、地区モデルはアミロイドにもひとつの役割を認めはするが、その役割を相互作用のネットワークの中に位置づけ、もっと広い視点から眺めることを私たちに促している。

アミロイドβにどんな役割があるかを探るうえでは、目を向けるべき領域がもうひとつあることが地区モデルからは予想される。アミロイドβの前駆体であるAPPタンパク質である。これは細胞表面と細胞小胞内に見られる大型のタンパク質であり、どちらに存在する場合についても機能はまったく明らかになっていない。その構造から察するに受容体ではないかとの声が多くあるものの、何の受容体かは定かではない。要するに、現時点では誰ひとりとして確かなことがいえないということである。とはいえ、地区モデルにうまく当てはまりそうな種類の受容体はひとつあり、それは細胞間の相互作用に関する信号を扱うものだ。APPの構造を見る限り、そういう機能をもっていてもまったくおかしくはない。ただ、いっさいのデータが存在しないため、私たちは闇の中に取り残されている。「アミロイドの研究でなければアルツハイマー病の研究じゃないんだよ」という姿勢に固執してきたせいで、これまで大きな失敗がいくつももたらされてきたが、APPに関する情報が欠落していることもそのひとつである。しかも脳内で重要なのはニューロンだけだと主流派が考えがちであるために、その失敗はなおのこと救いがたいものになっている。最新の総説論文を何報でもいいから調べてみれば、ＡＰＰ分子がニューロンの細胞膜――とくにシナプス――に収まっている図が示されている。地区モデルに登場する各種細胞もその周辺にびっしりと描かれているのに、それらの細胞膜にはＡＰＰが見当たらない。[1] だからこんなことをいったら読者は驚くかもしれないが、じつはＡＰＰの遺伝子は脳内のほぼすべての細胞で強力に発現している。[2] ニューロンと同程度の量のＡＰＰが血管の細胞にも発現しているし、オリゴデンドロサイトでの発現量はそのふたつのどちらよりもはるかに多い。もちろん、アミロイドβをつくるにはβ‐セクレターゼが必要だが、オリゴデンドロサイトはβ‐セクレターゼを多量に生成している。何を隠そう、ニューロンの三倍もの量を、だ。β‐セクレターゼ阻害薬を投与されたマウスの脳内でミエリン鞘がすり切れていたのも無理はない。

　ＡＰＰがこれだけ広く発現していることを思うと、まったく新しい系統の基礎研究への道が容易に見えてくる。まずは、アルツハイマー病のメカニズムにおいてはアミロイドβだけでなくＡＰＰも欠かせないと仮定しよう。ＡＰＰが変化すると、そのせいで細胞が損傷しやすくなったり、早期老化に向かいやすくなったりするとしたらどうだろうか。小さなアミロイドβに問題があるのではなく、ＡＰＰの遺伝子が調節できなくなるせいでタンパク質が多くつくられすぎてしまうのだとしたら？　そうなればおそらく脳内にアミロイドβが異常に増えるだろうが、ほかにはどんな影響が考えられるだろうか。私自身の研究室では、ＡＰＰがニューロンの興奮性を制御する因子かもしれないという仮説のもとに研究を進めている。アミロイドの影響に関して現時点で明らかになっている膨大なデータと、こうしたすべてがどう関係しているかは判然としない。

　地区モデルをベースにすれば、五種類の細胞とそれらの相互作用を土台にしてほかにもいろいろなアプローチが浮かび上がる。とはいえ、ミエリン鞘やアミロイドの例からもわかるように、新しいアプローチをひとつ検討するたびに、それがどのような生物学的・生化学的仕組みに基づいているかを掘り下げなくてはいけない。新しい手がかりと斬新な発見を求める研究者にとってはそれが重要なポイントになる。ただ、本書を進めるうえではそこまで手を広げずに、モデルが予測する数々のアプローチについてはまたの機会にとっておきたい。いまはほかにどんな角度から切り込んだら、アルツハイマー病の治療薬に向けてこれまでにない新しい道が開けるかを考えてみよう。

バイオマーカーを探す

アルツハイマー病の生物学的な基盤の全貌が十分に解明されていないことから、信頼できるバイオマーカーを見つけることの重要性がこれまで盛んに論じられてきた。バイオマーカーという概念については第9章で取り上げたとおりである。平たくいうと、バイオマーカーとは測定の容易なひとつの症状のことであり、それが病気のプロセス全体を代用として指し示すものとなる。たとえば高血糖値は糖尿病のバイオマーカーであり、高血中コレステロール値は冠動脈疾患のバイオマーカーである。糖尿病の場合、根底にある疾患メカニズムとブドウ糖は非常に密接な関係にあるので、バイオマーカーとして有用であって信頼性が高い。血中コレステロール値の上昇はそれに比べるとやや関係が薄いため、血清コレステロール値がどれくらいの範囲なら警戒すべきかは糖尿病の場合ほど的が絞れておらず、少なくとも礼儀正しい議論の対象となっている。アルツハイマー病の場合は、アミロイドとタウがほぼ唯一のバイオマーカーと位置づけられてきた。だが本書が提言しているように、それをどう使うかについてはやはり礼儀正しい議論の対象となっていい。

アルツハイマー病の地区モデルからは、バイオマーカーの問題をどう処理すればいいかが見えてくる。この新しいモデルが訴えているのは、アルツハイマー病が複雑な病態だということだ。この病気特有の焼きつきパターンが脳に現れるまでには、考えられる道筋がいくつも存在する点に大事な意味がある。だとすれば、ミエリン鞘の残骸、血清インスリン濃度、DNA損傷、酸化ストレス、炎症物質濃度の上昇はすべて検査するだけの価値をもつことになる。これらはアミロイド単独の場合よりも地区の全体的な状態を的確に反映でき、すべてを総合すれば地区がアルツハイマー病へ傾きかけていることをより明確に知らせることができる。その代わりに検査の手順が込み入ったものになるので、解釈も簡単明瞭とはいかない。しかし私たちの新しいモデルの文脈で考えるなら、定義からアミロイドを切り離してこういうやり方をするほうがずっと理にかなっている。プラークともつれの有無にのみ注目するより筋が通っているのはいうまでもない。そのうえ、このような包括的な検査法を用いれば、複数の認知障害が混在するケースを見つけやすくなるし、それを堂々と指摘できるようにもなる。こうした幅広いアプローチについてはその一部が試験的に実施されてきているものの、バイオマーカー（もしくはバイオマーカーの組み合わせ）の信頼性は臨床像ではなく病理像（つまりアミロイド）と比較して検証されるのが普通になっている。いまの私たちならもっとうまくやれる。

《国》の老化と、それがアルツハイマー病に果たす役割

たった一個のピクセル／地区が変化しただけでも、脳全体のネットワーク機能がしだいにアルツハイマー病的な様相に近づいていくおそれはあり、そのことは私たちの地区モデルからさまざまなかたちで予測

される。さらにこのモデルの優れているところは、地区を超えてさらに高次の組織に関しても重要な予測ができることである。そうした高次の領域には、アルツハイマー病の新しい予防法と治療法を見出すための豊かな情報が手つかずのまま眠っている。にもかかわらずそれらがこれまでほとんど顧みられてこなかったのは、アミロイドカスケード仮説がこのレベルの複雑さについていっさい何も語らないからである。地区モデルを用いれば高次の相互作用を探ることができ、価値ある臨床介入のあり方を予想することができる。

一例をあげると、脳という《国》のレベルでは、アルツハイマー病を止めることにつながりそうな方法がいくつか見えてくる。前章で私は「CRT画面に残像が焼きつけられる」という考え方を提示した。そうとらえれば、全体に作用して特異性のない老化プロセスから、アルツハイマー病のような特徴的な病態がどのようにして立ち現れるのかを考察しやすくなるからだ。病気の重篤さが領域によって異なるのはなぜかという問題は、年齢関連認知障害の研究者すべてを悩ませている。APPやプレセニリンの遺伝学についで考えるのであれ、アミロイドβの生化学についてであれ、領域限定の症状がどうしても現れなければならないような理由は見当たらない。遺伝子変異はすべての細胞内で起きているのであり、生化学的な反応も似ているはずだからである。

その謎を解こうとするのが「焼きつき」という発想だ。《都市》のふるまいと、脳の《国》の中での《都市》どうしの相互作用は、それ自体が特異性の原因になるというのがこの考え方の主旨である。ピクセル／地区を同じパターンで何度も何度も使用していると、結果的にCRTも、そしてことによると私たちの脳もひとつのパターンを焼きつけ、それがその地区の出力の色を永久に変えてしまう。だとすれば、私たちがどう暮らすかによってアルツハイマー病のリスクが変化する可能性があることになるので、いささか恐ろしい。もっとも、恐ろしくはあっても、ショックというほどではない。タバコを吸えば肺がんのリスクが高まることは誰でも知っている。甘い物を食べすぎれば糖尿病のリスクが上昇することもわかっている。このふたつの事例がよく知られるまでになったのは、行動から病気へ至る道筋が短く、しかもその経路が十分に解明されているという理由もある。タバコの煙に含まれる化合物は強力な刺激原であり、肺細胞の遺伝子変異を誘発する。そして、その間違った変異が細胞をがん化させる引き金となる。また、膵臓から分泌されるインスリンの量が甘い物によってしだいに増え、高インスリン値が維持されると細胞はインスリンに抵抗性を獲得し、糖尿病があとに続く。

アルツハイマー病はそのふたつとは違う。それはこの病気がありふれているうえに、どの行動を増やしたり避けたりすればいいのかがはっきりしていないからである。ありふれた病気であることを思うと、その原因となる悪しき活動は人間のごく普通のふるまいに違いない。そうでなければ、八〇代半ばまで生きた三人にひとり、ないしふたりにひとりがこの病気にかかるようなことにはならない。現時点ではわからないことが多すぎて、正しい生活習慣を選ぼうにも、その指針となる基礎生物学的な情報が十分にないのが実情である。しかしアミロイドカスケード仮説とは異なり、新しい地区モデルを出発点にすればその選択肢を知る助けになり、正しい選択肢を選べるようになる希望も芽生える。

私たちの体の化学的性質を大きく変化させると、さまざまなプラスの影響が現れることがこれまでに突き止められてきた。地区モデルからは、そのいくつかがなぜそうなるのかを理解する手がかりが得られる。たとえば、高齢者の血圧を大幅に下げるとアルツハイマー病への予防効果が得られるが、そのことからはモデル内の血管細胞の関与がうかがえる。大人になって発症するタイプの糖尿病によって認知症のリスクが上昇することは、脳という《国》と膵臓という《国》のあいだの相互作用を思い起こさせる。私たちの行動も、もしかしたら認知症も、マイクロバイオーム（腸内細菌叢《そう》）の影響を受けているかもしれないという話を聞いたことがあるなら、血管の細胞からアストロサイトを介して地区内に届けられる栄養の矢印を思い出してほしい。ＮＳＡＩＤｓ（非ステロイド性抗炎症薬）の予防効果を調べた疫学研究はミクログリアの関与と重なる。すでに明らかになっていることとモデルとのつながりはまだまだある。血圧を下げたり特定の運動法を指示したりするのはローテクな対処法に思えるものの、アルツハイマー病の治療計画を策定するならたぶんそれらを組み込んだほうがよく、そのことがこうした一連の予測からはうかがえる。このように全身を対象にしたアプローチ（栄養学的アプローチも含む）と、老化しつつある脳の細胞生物学や遺伝学に的を絞ったアプローチを組み合わせることが、アルツハイマー病の未来の治療法になる公算が非常に大きい。もちろん、こんなことをいいだしたら製薬産業はいい顔をしないだろう。なにしろブロッコリーの知的財産権を主張するわけにはいかないのだから。それでも、市場を開拓する余地は多分にあるし、マーケティングは製薬産業のお家芸である。

地区モデルを批判的に見る

高次の相互作用によって「焼きつき」が起きることを地区モデルで説明したときに、読者の頭の中で二〜三度警報ベルが鳴ったとしたらそれは無理もないことである。わざわざブロッコリーという概念を放り込んだのも、まさにそのベルを発動させたかったからだ。地区モデルに関しては、具体性に乏しすぎ、適用範囲が広すぎ、もしかしたら漠然としすぎているために、相違を区別する用をなさないのではないかという心配が生まれる。アルツハイマー病が正常な老化とも血管性認知症とも違うことを示せないのなら、そのモデルには予測する力がなきに等しい。これは批判としても懸念としてももっともなので、徹底的に検討しなくてはいけない。

私の考えでは、正常な老化とアルツハイマー病の違いならば地区モデルは苦もなく区別できる。このモデルにおいて、正常な老化の場合は脳の《国》の色がゆっくりと広範にわたって変化する。色が褪せることはあっても、焼きつきにはつながらない。私が「焼きつき」と呼ぶものの詳細がどうなっているのかや、焼きつきの生じた領域で具体的にどの色が失われるのかについて、これまではっきりとした説明をしてこなかった。差し当たっては、色のパターンやその柔軟性（領域の色を自在に変えられるかどうか）が正常な状態を永久に逸脱すると、焼きつきが起きると述べておけば十分だろう。正常な老化と病気を分けるものは焼きつきの有無である。しかしこれだけではまだ足りない。病気の種類によって何がどう違うのかを明らかにする必要がある。

私たちのモデルの適用範囲が広すぎるというおそれが最も大きくなるのはこの面においてである。前章で私は、血管性認知症とアルツハイマー病とでは焼きつきのパターンが異なるのではないかという話をした。これは十中八九正しいと思うが、理由の説明にはなっていない。老化しつつある脳がどのようにしてどちらかの焼きつきパターンに落ち着くのか、それを曖昧さのない明確な言葉で予測できていないと批判されるなら受けよう。指摘も懸念ももっともだ。ただ、そのことはモデルの致命的な欠陥だろうかと逆に問いたい。曖昧さはモデルの欠陥に思えるものの、じつは最大の強みのひとつでもある。モデルからは曖昧さが予想されるのであり、それは年齢関連認知障害の根本的な特徴を的確に表したものでもある。そういう視点で考えると、問題はモデルの予測能力というより現状の病気の定義にある。明らかなアルツハイマー病や、明らかな血管性認知症の焼きつきパターンはこうだと記述することはできる。しかし、すでに見てきたようにそういう明快な症例は珍しい。ほとんどの認知障害は明快さとは程遠く、むしろ別々とされている複数の認知障害に関連するバイオマーカーが混在している。前章でも触れたとおり、アルツハイマー病と血管性認知症の交じり合うケースはアルツハイマー病患者全体の八割にものぼるのだ。頻度はそれより低いものの、同じことはパーキンソン病や、レビー小体病や、前頭側頭型認知症などについてもいえる。地区モデルに基づけばそうなるはずなのである。ところが、病気に対するいまの定義が多様性を受けつけないせいで、それが不可解な変化球のように見えてしまっている。

第1章で、なぜ患者の代表例としてドロシーを登場させたのか、読者は不思議に思ったかもしれない。私がそのときも指摘したように、ドロシーの状態にはアルツハイマー病の症例としては珍しい面が多々あった。老年医であれば、症状の現れ方と進展の過程に典型的とはいえない面があると難癖をつけるだろうし、ドロシーの担当医ですら最終診断をどう下したらいいのかに確信をもっていないようだった。だが私があの事例をあえて選んだのは、最終的にドロシーの命を奪った病気を何と呼べばいいかに曖昧さが存在したからにほかならない。その曖昧さの生じることこそが、地区モデルの明確かつ強力な予測のひとつである。老化がドロシーの脳全体の色を変えた。ただ、ドロシーは丈夫だったので、八〇代の後半になるまで病気のプロセスは始動しなかった。加齢のせいで弱った一個の《地区》でその病気は始まり、不可逆的な変化のパターンを焼きつけ、それが《都市》から《都市》へ、《国》から《国》へと広がった。そのパターンにはアルツハイマー病に似た特徴がありはしたが、「純粋な」アルツハイマー病と呼ぶにはほかの症状が重なっていた。それでもドロシーが年齢関連認知障害を患っていたことに疑問の余地はないので、それをアルツハイマー病と呼んでいいと私は考えている。

臨床の場では、アルツハイマー病様の認知症として多種多様な臨床像と顕微鏡像が確認されていて、それらをいい表わす際に私たちの研究分野ではよく「スペクトラム」という言葉を使う。自閉スペクトラム症に似せているわけである。臨床の場で診断される自閉症には、重度のものから比較的軽度（アスペルガー症候群）なものまでいろいろある。高齢期認知症に取り組む細胞生物学者としては、アルツハイマー病スペクトラムとして幅広く定義しても何の不都合も感じない。自閉症の場合がそうであるように、「スペクトラム」としてとらえたからといってアルツハイマー病の遺伝子研究に差し障るわけでもない。そういう呼称では研究者として違和感があるなら、また症状の現れ方に応じてさまざまな治療戦略が誕生することを見越したほうがよければ、必要に応じてアルツハイマー病スペクトラムという分類名の前後に修飾語を置けば事足りる。しかしドロシーの臨床症状については、一般にアルツハイマー病とされるものだとしてもまったくおかしくなかったということで納得しておきたい。

世界中のアルツハイマー病研究者の行く手には膨大な作業が待ち受けている。この研究分野がたどってきた歴史のせいで、アルツハイマー病に関連する生物学においては広い領域がかなり手つかずのまま放置されている。少なくともその広い領域が研究や臨床と結びついてはこなかった。この状況は変わる必要がある。いまの私たちは強力な科学的ツールを意のままに利用することができる。アミロイドカスケード仮説が初めて提唱された時代よりもはるかに強力なツールを。私たちはそれを手に取って、使っていかなくてはいけない。アルツハイマー病研究はその方向へ向けて少しずつ動きだしてはいるものの、打てる手は何でも打ってそのプロセスをスピードアップさせるべきである。なぜなら、それこそが人間の疾患を研究するやり方だからだ。

第13章　関連機関のあり方を見直す

研究の方向性を変えることは重要だが、それだけで十分とはいえない。研究者が頼りにする機関もまた変わらなくてはいけない。第6章と第7章ではそうした機関のうちのふたつ――NIH（国立衛生研究所）と製薬産業――を取り上げ、それが私たちをいまの位置へとどう向かわせてきたかを振り返った。変化を迫られるもうひとつの機関が専門家協会である。専門家協会は患者支援団体を運営したり、会を主催して研究者を定期的に集めて意見やデータを交換させたりしている。アルツハイマー病研究を取り巻くさらに大きな生態系にも変化が必要だ。アルツハイマー病研究から成果が得られた場合、それに何らかの影響力をもたせたいなら専門の学術雑誌を通して世間に発表するしかない。だが、広く「メディア」と呼ばれるものもまた集団思考の醸成にひと役買い、これまで私たちの前進を阻む一因となってきた。世論はもちろんのこと、研究分野の自己認識をも方向づけるうえで、学術雑誌の出版社とニュースメディアの果たす役割についても私たちは考えたほうがいい。いまあげたどの領域についても変化が長いあいだ待ち望まれてきた。では実際にどのような変化を起こせばいいのか、それを提言することを本章は目指している。大胆すぎるように聞こえるものも多いはずである。私が提案するのは構造改革であり、いつの時代もそれをなし遂げるのは容易なことではない。たとえ困難でも、開かれた率直な対話の口火を切り、勇気を振り絞って居心地のいい場所から抜け出すことが求められている。そうしてこそ、アルツハイマー病研究全体を苦しめる問題と四つに組み合うことができる。

アルツハイマー病の定義と秘密結社

現在のアルツハイマー病研究を支配する集団思考は秘密結社のそれになぞらえられてきた(1)。きわめて非生産的な群集心理がこの分野を覆ってきたのは間違いない。この秘密結社に関する記事を書いたジャーナリストのシャロン・ベグリーなどと同様、私もこの物語に悪役はいないと思っている。誰もが懸命に頑張っている。ところが、いろいろな非科学的理由――金銭、権力、評判――により、この群集は自らの視点を売り込むだけでなく、他者の考えを積極的に抑圧してもいいと考えてきた。こうした「いやなら出ていけ」の姿勢がはびこっていても、過ちを犯したときにそれを認めることができていればどうにか対処もできただろう。あいにくそうはなっていない。

自説に固執するこうした姿勢のせいできわめて有害な影響がもたらされてきたが、その最たるものがアルツハイマー病の定義をゆがめたことである。二〇一八年のガイドライン(2)が作成されたのは、古い定義が新しい治験データと齟齬をきたしていたからにほかならない。だから定義のほうを修正する必要があった。アミロイドカスケード仮説を救うには、アルツハイマー病をアミロイドの病気と定義し直すしか道はなかったわけである。だが、こんな結論ありきの論法を通すわけにはいけない。したがってまずなすべきことは、アルツハイマー病協会やＮＩＨのような専門機関がこの疾患を公的にどう位置づけるかを改めることだ。二〇一一年の勧告と二〇一八年のガイドラインは改訂しなければならない。どちらも慎重に考え抜いた結果として誕生したものなので、良い部分は残せばいい。しかし、アルツハイマー病の定義は患者の脳内の堆積物ではなく、患者の症状に基づくものにすべきである。臨床ベースの診断法に立ち戻らない限り、治療法に向けて前進することは永遠に叶わないだろう。この変更はそんなに大変なものではない。現状では、神経科医（または精神科医）がアルツハイマー病の診断を下したとしても、脳組織を顕微鏡で調べてプラークともつれが足りないと病理学者が指摘したら、病理学者が議論に勝つようになっている。だから定義を修正するうえでは神経科医の診断が物をいうようにし、臨床症状を決定的基準《ゴールドスタンダード》にするだけでいい。実際、これは容易に実行できる。というのも、臨床症状があるのに顕微鏡所見の認められない患者は全体の一五パーセントにすぎないので、残り八五パーセントには影響が及ばないからである。

また、何の臨床症状もない人の脳にアミロイドの蓄積が認められた場合も、私たちは神経科医の言い分のほうを採る必要がある。前臨床にしろ何にしろ、その人がアルツハイマー病にかかっているという考え方は捨てなくてはいけない。臨床診断を下すのは神経科医であり、その診断が決定的基準になるわけだから、議論の軍配は神経科医に上がる。つまり、その人の認知機能は健全だということだ。脳スキャンのおかげで重要な事実が新たに加わり、認知症発症リスクの高いことが判明しはする。だが、その人は脳のアミロイドと一緒に家に帰ることができるし、アルツハイマー病には罹患していないと安心していい。このように定義を修正した際に影響を受ける人は先ほどの場合より多く、認知機能に何の問題もない高齢者の三割近くが対象となる。また、実行するのもこちらのほうが難しい。なぜなら、発症メカニズムを理解していると の思い込みを主流の研究者が手放さなくてはいけないからである。だが、たとえ楽には行かなくても変化を起こす時は来た。考えてみれば、アミロイドの蓄積が前臨床アルツハイマー病を意味するとの主張は二〇一八年に登場したものにすぎず、まだ臨床の現場で全面的に受け入れられているわけではない。だから、そうではないのだということを周知徹底すればいい。

具体的な文言をどうするにせよ、臨床と基礎研究の両方にとって使い勝手のいい定義に改めることが肝心だ。その双方が手を携えてアルツハイマー病と闘うためには、臨床向けの定義と研究向けの定義を分けるような曖昧なことは許されない。定義は同じひとつのものにする必要がある。だとすれば、定義の草案をつくる際には、基礎研究者にも臨床医と同等の席を確保することが望ましい。

アルツハイマー病研究に関する国の予算を見直す

これまで市民は連邦政府とＮＩＨを通して、アルツハイマー病研究を進めるための支援を惜しみなくひたむきに続けてきた。アルツハイマー病協会のような患者支援団体の旗振りで相当なロビー活動が行われた結果、二〇一二年から二〇二〇年にかけてはアルツハイマー病のみへの予算が五倍あまり――五億ドルから二八億ドル――に増加した。そのほぼすべてがＮＩＡ（国立老化研究所）に回されたわけだが、それは予算規模を大きくするためのバトラー‐カチャトゥリアン‐カッツマン‐テリーの戦略がまたも功を奏した事例である。そうした政治的駆け引きはさておき、これだけの金額が託されたのは特筆すべきことであり、アメリカの納税者にすれば賢い長期投資といっていい。

この先の長きにわたってその投資の配当金を支払っていくのはＮＩＨである。新たにこれだけの予算が入ってき始めたいま、そのＮＩＨの大規模な構造改革に手をつける機は熟した。まずは、アルツハイマー病にかかわる人員と研究室と予算を残らずＮＩＡから外し、すべてＮＩＮＤＳ（国立神経疾患・脳卒中研究所）に移すことを提案したい。客観的な基準に照らせば、そこが本来の居場所であることにほとんど疑問の余地はないはずである。この大改造に向けて、私は本書の第6章ですでに基礎工事を試みていた。アルツハイマー病は脳の疾患である。確かにこの病気にかかりやすくするのは老化であり、体内のさまざまなシステムとの相互作用もかかわってはくるが、この病気の症状自体はほぼ神経科学の言語のみで記述される。したがって、内部・外部の研究プログラムを両方とも一番適切に導けるのは、アルツハイマー病の脳だけでなく正常な脳を理解している人たちであり、論理的に考えればそれしかない。

環境がこのように新しくなれば、ほかの神経変性疾患の研究者との意見交流がおのずと起きるだろうし、その対象は現状よりも圧倒的に広範囲に及ぶ。新しい地区モデルの性質を考えると、この点はとくに重要である。というのも、地区モデルに照らせばアルツハイマー病とそれ以外の年齢関連神経疾患との境界は曖昧であり、もともと考えられていたほどの意味をもたない可能性があるからだ。健康科学においてアルツハイマー病の優先順位がきわめて高いのは当然だとしても、現時点では所属すべき研究機関が間違っている。その点を改めれば、尻尾がイヌを振ることはなくなる（また、イヌが移動してくれば、ＮＩＮＤＳの戸棚のどこかには高品質のノミ取り粉が収められているので、アミロイドというノミがイヌを支配する現状に終止符が打たれることも期待できる）。

ここまでは私の提案の半分にすぎない。ＮＩＨにおけるアルツハイマー病研究の組織改造を完成させるには、ＮＩＡから人員と研究室と予算を根こそぎ移したあとで、新たに同じだけの人員と研究室と予算をＮＩＡに再び配して老化の生物学に関する研究を強化することだ。この後半部分が前半に劣らず重要であることはどれだけ強調しても足りない。これをしなければ、アルツハイマー病研究をＮＩＡからＮＩＮＤＳに移動させたところで十分な成果は上げられないだろう。新しい研究室と新しい予算は、細胞老化、ミトコンドリア機能、ＤＮＡ損傷とその原因、酸化ダメージと人体本来の酸化防御機構といったテーマに関連する研究にあてがわれる。老化研究に焦点を絞った指導部のもと、アルツハイマー病という尻尾に振られるめまいから解放され、新生ＮＩＡはＮＩＨ全体の研究に途方もなく大きな貢献を果たせるはずである。

アルツハイマー病研究の同志たちにとって、この計画にはいいことしかない。老化の生物学研究から新しい情報が得られれば、アルツハイマー病に対する理解は深まる一方である。市民全体にとっても、老化の諸問題に関する研究に重点が置かれれば、アルツハイマー病だけに金が使われるより投資の利益はほぼ確実に大きくなるだろう。第10章でも説明したとおり、人体のあらゆるシステムとシステム間のすべての相互作用に老化は影響を及ぼしている。老化研究プログラムを精力的に実施したら、老化に伴うさまざまな神経疾患はもちろんのこと、がん、心臓、肺、血液、眼の病気、糖尿病、アレルギー、感染症など、ＮＩＨの研究活動すべてにメリットをもたらす。ＮＩＡが本来の仕事に立ち返ることで、こうした分野の研究プログラムはことごとく多大な恩恵を受ける。自然界に関する私たちの理解と科学が飛躍的に前進したのは一九七〇年代の半ば以降である。それはちょうど、誕生まもないＮＩＡが老化研究への予算を取りつける理由探しに必死になっていた頃だ。それから時代がどれだけ変わったかは、二〇一三年にグーグル社が立ち上げた新会社カリコを見てみればよくわかる。「カリコは研究開発企業であり、最新の科学技術を駆使して、寿命を制御する生物学的仕組みへの理解を深めることを使命とする」(3)。老化（寿命）を理解する必要があるとあのグーグルがいうのなら、もはや老化研究への出資を優先戦略にせよと連邦政府を説得するまでもなさそうである。

このようにＮＩＨの組織を大幅に改編するのと並行し、先を見据えた取り組みを精力的に進めることで、アミロイド以外に原因を求める新しい研究も促さなくてはいけない。斬新な発想は喉から手が出るほど欲しいが、アミロイドに代わるアプローチをただ奨励してもうまくいかないのは過去を振り返れば明らかである。問題を見越して先手を打つには、助成金の審査プロセスに特殊なやり方で臨めばいい。NIH助成金の審査サイクルは年に三回ある。その三回とも、スタディセクションと呼ばれる約二〇〇の審査委員会に研究者からの助成金申請書が振り分けられる。スタディセクションは研究テーマ別に分かれ、それぞれが二〇〜三〇人のメンバーで構成されている。各スタディセクションがターゲットとするテーマは非常に具体的で、それはセクションの名前を見るだけでもわかる。たとえば「視覚系の生物学」「臨床的・統合的な糖尿病と肥満」「老化と発生における細胞メカニズム」「臨床神経科学と神経変性」といった具合だ。各申請書は主レビュアーと副レビュアーに渡される。彼らはスタディセクションのメンバーであり、申請書を細部まで読み込んでそれぞれの長所と短所をまとめる責任を負う。これだけ専門化しているくらいだからどんな申請書を割り当てられても、深い思慮と豊富な知識にあふれるレビューを書けると読者は思うかもしれない。もちろん書けはするのだが、申請の成功率が一〇〜二〇パーセント程度という現状を見ると、個々の申請書を全体の中で的確に位置づけて優先度を判断する目をもつのは相当に難しいのがわかる。既存のスタディセクションのテーマにぴったり合わない研究や、二、三の分野にまたがる研究については、その難しさがなおのことあらわになる。その結果、博識ではあっても、申請されてきた特定のテーマについてはよく知らないレビュアーが担当するかもしれない。もっと厄介なのは、そのレビュアーが特定のテーマに興味をもっていなかったり、その申請書のテーマが主流から外れて未知の方向にそれていると受け取ったりした場合、あまり熱意をもてずにその申請に合格点をつけないおそれも出てくる。アルツハイマー病の原因がアミロイドかどうかという問題にすでに決着がついているとレビュアーが考えているとしたら、なおさらそうした状況に陥りやすい。そして実際、ほとんどのレビュアーはそういう考えなのである。

　だから、アミロイド以外の実験計画の数をただ増やせばいいというものではない。思うに、すべての研究機関は年に三度ある審査サイクルのどれかひとつについて、アミロイドやタウをベースにした申請を提出しないようにしたらどうだろうか。そこをいわばアミロイドとタウを排したフリーゾーンにするのである。ＡＰＯＥの研究なら申請は許されるものの、アミロイド輸送やアミロイド除去に重点を置いていないことが前提となる。ＡＰＰの生物学的な仕組みに関する研究なら問題はないが、それがペプチドへと分解される過程についてなら認められない。とくに今日の問題は、資源が限られているせいでスタディセクションがますます保守的になりつつあることだ。ふたつの申請書に優劣をつける作業は、リンゴとオレンジを比べるようなものになりやすい。しかもＮＩＨの予算をめぐる競争は熾烈なので、主レビュアーと副レビュアーのどちらかがほんの少しでも熱意に欠けるコメントを付けたら、その申請は助成金支給ラインに達しないおそれがある。革新的だがリスクの大きい非アミロイド研究の申請書と、アミロイドやタウで定評ある研究室からの無難な申請書が同じスタディセクションで吟味されたら、審査ではたいてい安全策がとられる。だからこれまでアルツハイマー病研究が単一文化から抜けられずにきた。いずれかの審査サイクルでアミロイドやタウの研究申請が禁じられれば、ついに本当の意味で研究プロジェクトの多様性が高まる。私たちには多様な発想がどうしても必要だ。それをなし遂げるには予算の一部を取りのけておいて、アミロイドやタウの研究申請と真っ向からぶつかり合わないようにするしかない。それに、いまはオーソドックスなアミロイドの研究室も、こういう制度になったら新たにアミロイド以外の研究に乗り出すかもしれないではないか。

製薬産業の役割を見直す

アルツハイマー病と闘うという私たちの使命において、パートナーである製薬産業が不可欠なのはいうまでもない。本書でもすでに述べたことを改めて繰り返すなら、この世にどれだけの基礎研究があっても応用に変えてもらえなければ何の価値もない。ところがここ数十年のあいだ、アルツハイマー病に対する国の出資が増えたおかげで製薬産業は多額の利益を上げ、その一方で基礎研究を支える責務をおろそかにしてきた。もちろん、製薬会社の貢献をないがしろにするわけではない。新薬を市場に送り出すには複雑で高額な治験が必要であり、その多くの部分を担ってきたのは製薬会社だ。新商品を大量生産し、世界中の病院や薬局に届けているのも彼らである。そうした貢献は認めるものの、製薬産業が高い利益を手にしてきたのは巧みなマーケティング戦略と、自由自在な価格設定のたまものである。しかも、とりわけよく売れている薬については、ＮＩＨの助成を受けた大学研究室におんぶに抱っこで基礎研究のほとんどをやってもらい、それで何百億ドルという研究開発費を浮かせている。

製薬会社が私たちの本当のパートナーであったなら、もっと基礎研究を支援してほしいと正攻法に切り込んで説得するのも難しくないだろう。だがそうではない。彼らは市場の力につき動かされ、利益幅の大きさに反応する。アルツハイマー病と闘ううえで価値ある貢献をしてくれはするが、それを一から十まで独力でやれとなったら尻尾を巻いて逃げるのであり、そのことを私たちももう認めよう。曇りのない目で眺めれば、製薬会社の幹部にとってアルツハイマー病の治療薬が見つかるかどうかと関係なく、金儲けができさえすればいいことがわかるはずである。言い方はきついかもしれないが、間違ってはいない。公正を期するために指摘しておくと、世界中の製薬会社の研究所には心ある研究者も大勢いて、価値ある研究をしようと懸命に取り組んでいるのを私は知っている。しかし、重大な戦略を選ぶのはこうした献身的な研究者ではない。特定分野の研究をまるごと閉じてしまうとか、医薬品候補を治験の次の段階に進めるとか、そういう決断は彼らとは無縁である。製薬会社にはデータがすべてそろっている。それを用いれば正しい決定を下すことも、アミロイドベースのアプローチを打ち切ることも、その気になればできたのは第7章で指摘したとおりだ。それは企業の動きとしてはまったく健全であるにもかかわらず、実際には短絡的な思考に駆られ、自分たちの科学の質より株価に重きを置いた。そうして、アルツハイマー病研究がいまの窮状に陥る結果にひと役買ったわけである。私たちは製薬産業と手を携えることを目指していかねばならないものの、彼らがどんな貢献を果たしているかについては冷静な目でとらえ、もっと全体を見渡したうえで私たち自身が基準を定めて貢献度を測らなくてはいけない。そのための手段として活用すべきは金銭である。それ以外の動機づけがうまくいくとは思えない。

私たちは製薬産業との協力関係を根本から検討し直したほうがいい。大学も政府も製薬産業との関係を子細に見つめ直し、少し距離をとる必要がある。これまではまず大学が、次いで国が、後期治験への資金提供に対して関与の度合いを深めてきた。私がじかに見聞きしているのは大学側の事情である。自校の工学部をモデルとし、ブロックバスター薬を開発できたら莫大な利益が転がり込むとの思惑につき動かされて、大学の多くは優先順位を定め直し、従来のような教育と研究ではなく収益を重視するようになっている。技術移転の専門家や知的財産権弁護士を多数抱える大手法律事務所に資金を投じ、「知識移転」や「橋渡し研究」といった言葉を引き合いに出しながらそれを正当化してきた。その動きを私は何年ものあいだ眺めてきた。そうした資源の転用が利益を上げるか、せめて五分五分になるかしている大学は、少なくとも生命科学の分野ではひと握りしかないと私はにらんでいる。

ブロックバスターの虫に取り憑かれたのはＮＩＨも同じだ。ただし動機は異なっている。こちらの場合は、長年にわたってＮＩＨのプログラムに多大な投資をしてくれている市民に対し、自分たちが一貫して公衆衛生に本物の利益をもたらしていることを是が非でも証明したいからである。この組織は国立衛生研究所であって国立基礎科学研究所ではなく、そのことを私たち基礎研究者は折に触れて思い知らされている。にもかかわらずやはりここでも、アルツハイマー病治療薬の開発支援に重要な役割を担ってその栄誉にあやかりたいという思惑から、ＮＩＨの計画立案者たちは何千万ドルもの予算を後期治験に振り向けてきた。これはもうやめなくてはいけない。現状では、製薬産業のそうした後期治験は深慮に欠けたものであり、しかも自社製品の研究開発費を全額自社でまかなわずに毎年何十億ドルもの経費を浮かせている。そこへさらにＮＩＨの支援というかたちで国から産業に資金が流れれば、これはほとんど企業優遇措置といっていいレベルである。アルツハイマー病にしろどんな病気にしろ、いくら治療薬を見つけたいからといって貴重な基礎研究費をこんなふうに使ってはならない。

それが私たちを板挟みの状態へと追い込む。第7章で説明したとおり、ないならつくらねばならないほど不可欠なのが製薬産業という存在である。だから私たちは製薬産業を必要としているが、同時に彼らの中心的使命が人助けではなく金儲けであることも忘れてはいけない。この板挟みの状況を和らげるには、彼らとの協力関係をどのように調整すればいいだろうか。医薬品開発の各段階に目を向けてみよう。前臨床研究の場、つまり疾患に関連してはいるが具体的な用途をもたない研究の段階では、この協力関係がうまくいく可能性があるし、実際にうまくいっている。これまで製薬産業はこの部分に資金援助するのを渋ってきた。彼らの立場からすれば「なぜそんなことをしなくてはいけない？」といいたくもなる。ロビー活動が功を奏して、ＮＩＨにおけるアルツハイマー病の研究予算が五倍になったわけだから、いま以上に基礎研究費を増やすだけの動機がない。しかし、この段階では争うべき知的財産権が存在しないので、何か発見があったらすべての人にとって利益になる。逆にいえば、誰もが基礎研究を金銭的に支える責務をもっている。具体的にどうするかはうまく落としどころを見つければいい。たとえば、大学側はもう少し薬理学寄りの研究プロジェクトを実施し、製薬産業側はコンソーシアムを組んで基礎研究にいまよりやや本格的な出資をする。製薬産業の利益幅は一四パーセントを超えるわけだから、それくらいの余裕はあるだろう。製薬会社の会計部門は聞く耳をもたないかもしれないが、この領域ではもっと貢献する倫理的な義務がある。

ひとたび知的財産権が確保されると、協力には慎重な対応が求められるようになる。大学と国の提携する相手が、コンソーシアムとではなくどこか一社とになるからだ。とはいえ過去を振り返れば、安全性を確かめる第Ⅰ相試験と、効能を検証する第Ⅱ相試験の初期段階では協力関係はうまくいってきた。この段階なら三者がコストを分け合うのは市民の目から見ても納得がいく。第7章で説明したとおり作業のかなりの部分が発見ベースであって、新薬がヒトにとって安全かどうかをさまざまな角度から検証するためのものだからである。医薬品開発のこの第一段階では産官学のすべてが利害関係者である。この領域では市民もまた利害関係者であり、自分たちにとって重要な疾患については新しい治療法の試験を強く要求する。

しかし第Ⅱ相試験が終わったら、官と学は医薬品開発のプロセス全体を産にゆだねる必要がある。平たくいえば、第Ⅲ相試験のすべてのコストを製薬産業のみに担わせればいい。私がこういう提言をするのは資金を節約するためではなく、むしろ金を利用することで医薬品開発プロセスに多少の正気をもたらすためである。株価の下落を恐れるあまり、絶対に慎重であるべき場面でいくつか愚かな選択をすることはやはりこの先もなくなりはしないだろう。しかし、企業が単独飛行をしているなら、金銭的なリスクを負うのはその決断を下す者たちだけであって、納税者ではない。第Ⅱ相で際立った結果が出ていないのに浅はかにも第Ⅲ相へ進んでしまったら、巨額の損失が見込まれる。それを思えば何を置いても慎重になるはずである。

理屈はいたって明快だ。新薬候補が初期の治験で十分な成果を上げ、ヒトにおける安全性と効能が証明されていれば、開発プロセスを進めるのにそれ以上の誘因はいらない。製薬会社の幹部も、社外の投資家も、各地の治験実施責任者も、ほぼ全員が諸手をあげて第Ⅲ相試験の開始にゴーサインを出す。それに対し、効果がわずかだったり限定的だったりして、その結果が統計学的に有意なのかどうかに疑問の余地が残る場合、私たちは一歩下がらなくてはいけない。これまでの一〇倍の費用をかけてまで次の段階へ向かうのか、それとも振出しに戻って前臨床研究をチェックし直すのか、私たちは自らに問うべきである。この決断を下すのは実際は非常に難しい。私は基礎科学者なので戻って再評価するのを好むが、前進という判断もあり得るのは承知している。アルツハイマー病の治療法がほぼ皆無という現状は、市民にとって腹立たしいことこの上ない。科学者と製薬会社が前進してくれるのをじつに辛抱強く期待してきたのだから。これだけ苛立ちが募っていたら、たとえ効果が小さくてもすぐ手に入る薬のあるほうが後退するよりはいいと思いたくもなる。治験に改良を加えて出直すとなったら、それが承認申請の段階に漕ぎつけるまでにまた何年も待たされる羽目になるからだ。だから一度や二度なら見込みの低い賭けに出てみるのも悪くはないにしても、三〇回は許容範囲を超えている。私たちはみな、そうしないだけの分別をもたなくてはいけない。

製薬産業の負う財務上および法的な責任が存在する限り、アルツハイマー病との闘いで製薬会社が本物のパートナーになることはこの先もない。製薬産業をつき動かしているものが本当は人類の健康ではなく利益なのだとしたら、私たちも冷徹な金銭の用語――製薬産業が理解できる用語――を用いることで彼らともっと対等に手を結んではどうか。それに向けた一歩として、教授陣がコンサルティング活動にどれくらい時間を割いているかを大学はもっときめ細かく把握するといい。教授の契約書には、自身の専門に関連する活動を職務時間の二割までなら学外で手掛けてもいいとたいてい明記されている。二割というのはまずまず妥当な気がするが（私自身が教授なのでバイアスがかかっているかもしれないが）、そこまで綿密に教授陣の活動を把握している大学は少ないのではないだろうか。なにも、産業に専門的な助言をする教授を煩わせたり、罰したりしたいがためにこんなことをいっているのではない。私が目指すのはもっと大胆な改革だ。企業が商業的な利益のために自校の教授の専門知識を利用した場合は、その教授が受け取る報酬のすべて（経費や謝礼金など全部）に対して間接経費を上乗せしろと大学が要求するのである。専門的な助言をしたり、諮問委員会に加わったりする場合にはすべてこの仕組みが適用される。間接経費の請求は、助成機関に対してならすでに常時行われている。適切な研究環境をつくり出して各種設備を供給・維持し、研究をしていなければ必要のないような規制条項を遵守するために、大学は経費をかけている。間接経費の支払いはそれを認めたことを意味する。たとえば、ひとりの研究者の研究プロジェクトのためにＮＩＨから一〇万ドルの助成金が支給されたとすると、ＮＩＨはそのほかに五万ドルないしそれ以上を間接経費として大学に支払うのが一般的だ。現時点でも製薬会社と教授が共同で大学の研究室を使用し、契約ベースの研究や研究指導を実施する際には、研究インフラ全般を支援する意味で製薬会社がある程度の間接経費を大学に払っている。コンサルティング活動もこれに準ずると考えれば納得せざるを得まい。教授がコンサルティング活動に携わる場合、大学は教授への給与の最大五分の一に相当する資源を企業に自由に使わせてやっているばかりか、委員会出席や管理事務などに充てられたはずの時間を失っている。そうした損失は、企業がその教授の時間を奪っていなければ発生せずに済んだ。間接経費として五割を追加請求するのは完全に理にかなっているように思える。そうすることは、コンサルティング業務に関して教授本人だけでなく大学の貢献に謝意を表し、製薬産業を本物のパートナーに近づける手段となる。

アドバイザーの役割を見直す

ここで重要になってくるのがもうひとつの領域であり、それについてもアルツハイマー病研究界隈は少し反省したほうがいい。製薬産業はアミロイドベースの治験が無益なことをとっくに悟っていなくてはいけなかったのに、なお実施し続けたのはどうしてだったのか。私が第7章で提示した答えは三つ。頑なさ、強欲さ、そして誤った助言である。この「誤った助言」に関しては別の種類の解決策が必要である。製薬会社の科学アドバイザー——コンサルタントや取締役——は、アミロイドベースのメカニズムをやみくもに追求することを誰に劣らず熱心に応援していた。初めのうちなら仕方がなかったかもしれないが、その割引券はとうの昔に有効期限が切れている。この手の誤った助言をどう防いでいくかがこれからの課題といえる。助言を求めたい相手を決めるとき、製薬会社は一流の学術機関から選ぶ。例外もなくはないものの、アルツハイマー病の分野で深い経験を有する医師に白羽の矢の立つことが多い。そういう人はたいていそれ以前に製薬産業と仕事をしたことがあるので、この産業のニーズも風土も知り尽くしているうえ、自分の助言に対して十分な報酬ももらっている。要は、不正な肩入れにつながる材料が全部そろっているわけである。もっとも、本当に深刻な職権乱用はめったになく、彼らの非を正したからといって（それをするのは重要だが）問題の解決にはならない。実際に彼らはまさしく製薬会社にアドバイスするにふさわしい人たちである。製薬産業の選択は間違っていないし、彼らが労を厭わずその任についてくれることを製薬産業も私たちも感謝すべきだろう。だが現状を見直せば、この誤った助言問題を回避する一助になるかもしれない。

製薬産業が科学アドバイザーを選定する際には、個人の知名度、所属大学の信望、製薬産業の仕事をした経験の程度、当該疾患（私たちの場合ならアルツハイマー病）の生物学的・医学的側面に関する知識の深さといった、理にかなった基準をもとにしている。そうやって選ばれた現職のメンバーをひとりも解任することなく、新たなメンバーを数名加えたらどうだろうか。新メンバーは脳や老化プロセスに関して十分な知識をもちながらも、それ以外の基準には当てはまらなくていい。新メンバーには、若い研究者とベテラン研究者、医師と基礎科学者、製薬産業に精通している者といない者を取り混ぜ、すべての諮問委員会に参加してもらう。これは私自身が経験したことなのだが、よその分野から優秀な人が入ってきたときにこの分野の考え方を手ほどきすると、彼らはたいてい同じ反応を示す。ほぼ全員が「でもそれじゃ筋が通らない」と口をそろえるのだ。医薬品候補の治験を先に進めるかどうかを決めるとき、製薬産業の会議室にはこういう姿勢がどうしても必要である。それをひとりの孤独な声としてではなく、朗々と響き渡る多種多様な声で訴えるのがいい。

それくらいの改革なら難なくできると思うかもしれないが、私の経験からいって、これを実行するのが一番骨が折れそうである。コンサルティング料に上乗せして間接経費を支払うことなら、中〜大規模の企業の予算にとってはささやかな変化であり、事業経費の費目がひとつ増えるだけなのでたいした問題にはならない。一方、反対意見に偏見なく耳を傾けるには、これまでの風土を大きく変容させる必要がある。私自身、その風土をわずかながら肌で感じたことがある。新薬の発表前ミーティングに招かれて、その科学的な裏づけに関して製薬会社に助言を求められたときのこと。その会社は書類の束を用意していて、土台となる科学や何ページものマーケティング計画がそこに記されていた。私は物を知らなかったので、これは読んでほしいということだと勘違いした。マーケティング資料の謳い文句に目を通し、それから科学の部分を眺め、議論の途中で手を上げた。そして、謳い文句のひとつに関しては科学的根拠がかなり弱いので、この主張はやめておいたほうがいいのではないかと意見を述べた。しばらく気まずい沈黙が流れ、それから会議は先に進んだ。いうまでもないが、その会社に呼ばれて助言を乞われることは二度となかった。私の提言は建設的で率直な批判だったが、明らかに台本には書かれていないものだった。

専門家協会を見直す

アルツハイマー病だけでなく、ほかのさまざまな高齢期神経変性疾患の専門家協会にも変わる余地はある。そのほとんどはもともと患者の支援や権利擁護を目的として発足した。しかし最近では、規模の大きいアメリカとイギリスの団体も含め、多大なエネルギーと資金集めの活動を研究支援に向けるようになっている。国際的な会議も運営していて、世界中から研究者が集まって最新の動向に関するプレゼンテーションを聞いたり、自身の仮説を発表したりする。アルツハイマー病協会などは『アルツハイマーズ・アンド・ディメンシア（「アルツハイマー病および認知症」の意）』という一流学術雑誌の刊行まで手掛けている。この種の協会が主催するイベントの科学的な内容には、やはり先ほども触れた集団思考の弊害がかなり見て取れる。それもまったく驚くにはあたらない。なにしろこうした協会のトップは、製薬産業やほかの団体が長年助言を仰いできたのと同じ専門家なのだから。今後は会議のプログラムにも学術雑誌の内容にも、この分野の多様な考え方を余すところなく反映できるような変化が求められる。会議では科学ばかりをテーマにしてはいけない。協会に寄付や支援を行っている人たちからすれば、引き続き患者中心の視点をしっかりもっていてほしいと訴えたくもなる。その一方で、こうした科学者以外のグループの理解を深めるために講演の時間を増やし、急速に発展しつつある老化の基礎科学について知識を得てもらうのが望ましい。老化の科学、免疫生物学、ＤＮＡ損傷、ミエリン鞘の生物学、ミトコンドリアの動態など、さまざまなジャンルの最新の知見を医学の文脈に位置づけて解説するのである。この種の情報をほかのプログラムと切り離すのはよくない。プログラム作成委員会の大半は深く考えることなしに、基礎科学のさまざまなテーマをひとくくりにして個別の討論会や短時間の講演会にしている。医師がそれらをまとめてスキップできるようにするためだ。私の考えはそれとは逆で、アルツハイマー病と関連はあるが分野の異なる世界的な専門家を招き、その講演をできるだけ多くの必須セッションに組み込んでほしいと思っている。肝心なのは交じり合うことだ。臨床診断の詳細な基準については分子生物学者も説明を聞く必要がある。それと同じで、基礎生物学研究の最新の情報に関しても、考え抜かれた議論がなされるのを医師は目の当たりにする必要がある。私たちが相手にしている病気はひとつなのだから、研究と臨床がますます専門化する状況にあってもできる限りゼネラリストであるように努め、アルツハイマー病のあらゆる側面について学ばなければならない。

専門家向けおよび一般向けメディアの役割を見直す

見直しの必要な、そして見直しの可能な最後のひとつは学術雑誌である。学術雑誌の役割は、研究内容をほかの科学者や一般向けメディアに伝えることにある。学術雑誌の見直しはわけなくできるはずである。

『セル』『ネイチャー』『サイエンス』のように影響力の大きい一流誌や、幅広いテーマを扱うオープンアクセスの学術雑誌『プロス・ワン』などには、アルツハイマー病研究がもっと高い水準を保てるような努力を始めてほしい。オープンアクセスの学術誌は排他的ではなく、「ニュース価値」の有無にかかわらず質の高い職人かたぎの研究を取り上げる目標を掲げている。それについてはいまのままの路線を続け、ほとんど変わってはいけない。しかし先ほどの三誌（『セル』『ネイチャー』『サイエンス』）のほか、『アメリカ医師会雑誌』や『ランセット』などの代表的な学術雑誌は、考え方を改める必要がある。通常、これらに掲載されるためには、論文は科学の面でいっさいの瑕疵がないだけでなく、テーマも魅力的でなければならない。だとしたら、こういう学術雑誌の編集者は椅子に座って姿勢を正し、査読を通ったアルツハイマー病の論文すべてに赤を入れるくらいでなければだめだ。ほかのテーマに関する論文の場合、いくら結果が報告されていても詳細な細胞生物学的・生化学的メカニズムが抜け落ちていたら、原稿は著者のもとに送り返され、「もっと分野に特化した学術雑誌」に送ったらどうかと丁寧な口調で提案が付されているのが普通である。アミロイドやタウの論文もそうでなくてはいけない。アルツハイマー病研究の論文がアミロイドとタウを扱っていて、それでどうして掲載許可が下りるのかが私にはさっぱりわからない。一度私はあるシンポジウムに参加したとき、二〇〇人あまりの聴衆に向けて次のように尋ねたことがある。「アミロイドが具体的にどうやってニューロンを死滅させるのか、この部屋にいるどなたか教えていただけませんか？」沈黙。「タウについてはどうでしょう？」沈黙。大勢の前で声を上げるのが恥ずかしかっただけかもしれないから、一対一でも同じ質問をぶつけたことがある。やはり答えはなく、憶測や仮説が返ってくるだけである。つまり、アミロイドが原因なのだと私たちはあれだけ聞かされてきたにもかかわらず、細胞レベルや分子レベルでどのような仕組みが働いているかについては誰ひとり皆目見当もついていないのである。一九九〇年代の論文ならそれでもよかったかもしれないが、いまはそうはいかない。実験の刺激原としてアミロイドかタウが用いられていたら、それがどういう分子メカニズムで影響を及ぼすのか、きちんと説明せよと学術雑誌の編集者は食い下がればいいのである。ほかのほとんどのテーマに対しては、そういう基準で判断されている。アルツハイマー病の分野にも同じ基準を適用してくれなくては困る。

一般の市民にしても、もっと批判眼のある記事を読ませてもらえていいはずだ。読者もきっとすでに理解しているように、アルツハイマー病は科学の面でも、臨床の面でも、政治の面でも複雑なテーマである。メディアはおおむねその複雑さをうまく説明している。だが説明するだけではなく、研究者がとうの昔に答えていなければいけなかった厳しい質問をそろそろぶつける番ではないか。いまのところ、どこかの一流大学に所属する数人の専門家のコメントをもとにほとんどの記事は書かれている。たいていはそれで問題はないものの、現状では新しい記者が話を聞きに行く相手は秘密結社の一員である確率が高い。百歩譲ってそうでないにせよ、その人物には秘められた思惑がある。科学記者はさまざまな話題を担当するのが普通なので、個々のテーマの複雑さを細部まで把握しきれないのはわかる。しかし、アルツハイマー病研究はとっくの昔に手厳しく問いただされていてしかるべきだった。「ＳＴＡＴ＋（スタット・プラス）」のようなニュースサイトではそういう作業が始まっている。それ以外のメディアは次の点を考えてみてほしい。アフガニスタンからニュースを伝えるなら、アフガニスタンの文化史についてかならず調べるはずである。アルツハイマー病の生物医学的側面について記事を書くときには、そこが紛争地帯だと思って足を踏み入れてほしい。そこには主流の仮説に代わるさまざまな視点が転がっている。それを探しに行くといい。

◪ まとめ

改革に向けた提案のリストはふくらみすぎたかもしれないが、それだけ広い分野で変化が待たれるということである。科学研究と医学研究の軌道修正をするのは重要だ。NIHや、アルツハイマー病協会のような大規模な民間財団は、この分野で大きすぎるリーダーシップを担ってきた。民間産業はうまくやってきてはいるものの、自らの誤りの責任をもっと取らなければならない。また、NIHの助成を受けた研究室と基礎研究者のおかげで利益を上げているのを認め、それに対して名ばかりの謝意以上のものを示すべきでもある。だが、研究方針を改めるだけでは十分とはいえない。市民の姿勢も変わる必要がある。それは、アルツハイマー病との闘いの渦中にあるすべての組織が進んで自らの役割を果たしてこそ実現することだ。市民の姿勢を変化させるには、マーケティングをどうするかにとどまらず、この研究分野が自らをどう見るかも大事になってくる。根拠のない説や通念や、「よく知られている」物事は、二一世紀のデータに合うよう修正しなくてはいけない。それができてようやく、この人間の疾患を適切に研究できる準備が本当の意味で整う。

第14章　終わりに

アルツハイマー病研究の歴史にはさまざまな要素が複雑に絡み合っている。そういう意味では、人類のどんな大掛かりな企てともたぶん何ら変わるところはない。気持ちの高揚するような要素もある。人類を苦しめる病の中でもとりわけ謎めいたこの疾患に立ち向かい、もつれた糸を解きほぐすべくキャリアを捧げてきた科学者や医師などが当然誇っていい要素もある。それから、あまり愉快でない部分もある。しかしいくら愉快でないからといって、記録から消し去っていいことにはならない。

私と同じ分野で仕事をしている人たちは賢く、創造性に富み、世界からアルツハイマー病を一掃することに情熱を傾けている。アルツハイマー病研究の歴史を振り返ったとき、本書で説明した科学のほとんどは刺激的で質の高い研究だと私は思うし、読者も同じように感じてくれたら嬉しい。第4章で取り上げた四つの発見――アミロイドβのアミノ酸配列の同定、家族性アルツハイマー病の原因遺伝子の特定、マウスモデルの作製、アミロイドワクチンの発見――は途方もない偉業であり、それぞれをなし遂げた研究チームの努力の証しである。もっと最近になってからは、アルツハイマー病に罹患したヒトの脳を画像化する技術と科学が飛躍的に進歩し、以前には想像だにしなかったことが調べられるようになった。ほかにも数々の新しいツールが登場しているので、発見のペースは当分衰えそうにない。だから同志たる研究者たちよ、立ち上がって拍手喝采に応えてほしい。それを受ける資格は十分にあるのだから。私の見解にはあなたがたの解釈と相容れない部分があるにせよ、私たちの手にしているデータが確固たるものであることは本書を通して強調してきたとおりだ。それは誉め称えていい。

そうはいっても、自分たちの犯した過ちについては、いくら楽しくないからといって目を背けてはいけない。それもまた成功と同じように私たちの物語の一部である。その過ちを認められるかどうか、自分たちの失敗から学べるかどうか、そして進路を修正して再出発できるかどうかで、私たちが本当の意味で素晴らしい科学者になれるかどうかが決まる。アルツハイマー病研究の歴史は、急いで治療薬を求めるあまりに袋小路に入り込み、道を見失った物語でもある。私たちはあまりにも長いあいだ——何を隠そう何十年も——学問より商売に重きを置いてきた。アミロイドに偏ったバランスを正し、この病気の本質に関する数々の注目すべき考え方を組み込むことは、少なくとも四〇年前になされていてもよかった。にもかかわらず、アミロイド以外の仮説は抑え込まれ続けてきた。どうしてもわからないのはその理由である。アミロイドカスケードというたったひとつの仮説になぜここまでの勢いがついて、当時議論にのぼっていたさまざまな代替モデルをロードローラーのようにことごとく押しつぶすまでになったのか。しかも、そうした代替案はアミロイドカスケード仮説の土台となる考え方の（全部ではないにせよ）ほとんどと共存できることを思うと、わけのわからなさは募るばかりである。いくつもの仮説をつなぎ合わせ、もっと詳細で、より広範囲をカバーできる包括的モデルをつくりあげる機会はいくらでもあったのに、私たちはその機会を逃してきた。私は本書でこの謎をあらゆる角度から示そうとしてきた。いくつかのピースはうまくはまり合ったものの、それでもなお得心のいく答えが出せたという気はしていない。

アルツハイマー病の治療薬が手に入る日を誰もが早く見たいと願っている。私たち市民にとってこれは本当に切実な問題だ。アルツハイマー病の基礎研究のほとんどは私たちの税金でまかなわれている。いまある治療法と、この先誕生する治療法の費用を支払うのも私たちの医療費である。研究室や臨床の場で起きていることは市民のすべてに関係している。アルツハイマー病研究の分野では論争が起きているが、そのこと自体は心配しなくていい。私自身も同僚と意見の合わないところが多々あり、激しい議論になることもよくある。それでも、私たち全員が同じチームであるのを疑ったことはない。私たちにはアルツハイマー病という共通の敵がいる。その敵に勝つにはどういう方法が一番いいのか、ひとりひとりが自分の見方に絶対の自信を置いている。その見方が大きく食い違っていても健全なことだと思うし、それは科学が本領を発揮している姿にほかならない。そうした激しい議論の炎で強い鋼《はがね》を鍛え、それで刀をつくってついにアルツハイマー病を打ち倒すのである。

けっして整然としたプロセスではない。だがこれこそが人間の疾患を研究するやり方である。

こうした考えをめぐらせると胸が踊り、希望が湧き上がる。だがこれからが大変でもある。いろいろな意味で新しい領土に足を踏み入れることになるからだ。そうするにつれて、ドロシーの物語とともに出発したときとはアルツハイマー病の景色が違って見えてくる。光もどこかおかしいし、そこらじゅうに奇妙な音が鳴り響いていて不気味でもある。変わることは恐ろしくもあるが、気持ちを強くもとう。私たちはこの旅をやり遂げねばならない。新しい領土に本当に沃野があってデータの種を植えられるのか、そして新たな治療や療法という実りを刈り取ることができるのか、それを見極めなくてはいけない。一緒に行こう。あなたの大切な人の写真と思い出を、あなたのドロシーを旅の供として。彼らのことも、その世話をした人たちのことも、私たちはけっして忘れてはならない。彼らをこの世に返すことはできないし、いま苦しんでいる人たちの状態を元に戻すこともできないけれど、そうした人たちの生涯と記憶に敬意を払うことはできる。そのためには十分な情報を得て、批判的な目をもつことである。科学者や臨床医や関係機関のパートナーたちに対して私たちはこう要求すればいい――変なエゴは捨ててさっさと仕事に取りかかり、待ちに待った私たちの治療法を見つけてくれ、と。

私は最後の数章で老化とアルツハイマー病の新しいモデルを提示した。研究や関係機関をどう変えたらいいかについてもいろいろな提言を行った。それらを叩き台として、新しい世界の地図をおおまかに描いていこう。長きにわたる失敗の連鎖を断ち切れる世界の地図を。最初の地図はたいていそうであるように、周辺を詳しく探検していくにつれてこの地図も洗練されたものになっていく。それができることを私は少しも疑っていない。だからといって、何もかもが薔薇色になるとも思ってはいない。新しい国に入っても、老化と、老化に付随する変化が人間について回るのは避けられず、それは古い国にいたときの状況とまったく同じである。その現象は止められないばかりか、遅らせられるかどうかすら定かではない。それでも、私たちに割り当てられた寿命の質を高め、老齢になっても健康を保つすべを学ぶことはできる。その点は自信をもって断言できる。そうなればこの新しい領土はアルツハイマー病の苦しみを和らげる場所となり、私たちはその八文字を口にしてももう不安を覚えなくてよくなる。

謝辞

本書を書くきっかけとなった議論やブレインストーミングでは大勢の方々にお世話になったが、全員にお礼を記そうとしたらそれだけで本が一冊できあがる。彼らとのやり取りのひとつひとつが新しいアイデアの種となり、また古い種の正しさを訴えるための私の主張を研ぎ澄ませてもくれた。さらにいうなら、ビールとチキンウィングを手に長々と語り合ったことはもちろん、辛辣な言い合いになったことも同じくらい大切な経験になったと思っている。寛大にも時間を割いてインタビューに応じてくれ、自身の体験や考え方を披瀝《ひれき》してくれた人たち（専門家と一般の方々の両方）には格別な感謝の言葉を贈りたい。私たちはチャタム・ハウス・ルール（会議で得た情報を自由に使っていいが、発言者が誰かは伏せておくというルール）で話をすると約束したので、情報源としてあなたがたの名前を明かすつもりはない。だから、私自身や私の考えとのつながりのせいで火あぶりにされる心配はこの先もいっさいいらない。

私のいとこであるジャネット・サミュエルズはゲラの校正を手伝ってくれ、研究アシスタントのキャンディス・ケントはいくつかの統計の調査を大いに助けてくれた。ふたりに謝意を表したい。また、マサチューセッツ工科大学出版局と編集長のロバート・V・プライアーは、リスクを顧みずに本書の出版に踏み切ってくれた。そのことに対してはとりわけ大きく感謝の言葉を叫びたい。それから私の家族と友人たちは、私が大声でまくしたてるのを最後まで聞き届け、科学者ではない人にも主張がわかりやすくなるように知恵を貸してくれ、本書の構想をえんえんと練るあいだも万事にわたって私の言動を大目に見てくれた。心から恩義を感じている。最後に、友人であり、長年の研究仲間でもあるゲイリー・ランドレスにお礼をいいたい。私がこの分野に飛び込む羽目になったのはほとんどこの男のせいだが、筋の通らないあれこれに頭を抱えながらも正気と安定を保っていられるのは多分に彼のおかげである。

索引

ア

カ

サ

タ

ナ

ハ

マ

ヤ

ラ

原 注

第1章　患者と家族，市民にとってのアルツハイマー病の歴史

1）Alzheimer's Association, "Alzheimer's Disease Facts and Figures," *Alzheimer's & Dementia* 15, no. 3 (2019): 321–387; https://www.bocsci.com/tag/alzheimer-s-disease-389.html

2）The US Dept. of Health and Human Services - National Vital Statistics Report, Vol. 68, No. 8，および，そこに挙げられている以下のウェブサイト．https://www.cdc.gov/nchs/products/index.htm

3）Alzheimer's Association, "Alzheimer's Disease Facts and Figures."

4）現在の CDC による見積もりは以下のウェブサイトを参照．https://blogs.cdc.gov/cancer/2021/10/26/the-cost-of-cancer/

5）Alzheimer's Association, "Alzheimer's Disease Facts and Figures."

6）WHO による World Health Statistics reports, https://www.who.int/data/gho/publications/world-health-statistics の Annex B/Part 1.

7）Yegambaram M. *et al.*, "Role of Environmental Contaminants in the Etiology of Alzheimer's Disease: A Review," *Current Alzheimer Research* 12 (2015): 116–146.

8）*Ibid.*

9）Snowdon, D.A., *Aging with Grace: What the Nun Study Teaches Us About Leading Longer, Healthier, and More Meaningful Lives* (Bantam Books, 2002).

10）Deary I.J., Gow A.J., Taylor M.D. *et al.*, "The Lothian Birth Cohort 1936: a study to examine influences on cognitive ageing from age 11 to age 70 and beyond," *BMC Geriatr.* 7 (2007): 28. https://doi.org/10.1186/1471-2318-7-28

11）Alzheimer's Association, "Alzheimer's Disease Facts and Figures."

12）Chow, H.M. *et al.* "Age-related hyperinsulinemia leads to insulin resistance in neurons and cell-cycle-induced senescence," *Nat Neurosci* 22 (2019): 1806–1819.

13）詳細は以下のウェブサイトに研究デザインから各研究プロジェクトの紹介，発表論文の書誌情報まで，詳しくまとめられている．https://thl.fi/en/web/thlfi-en/research-and-development/research-and-projects/finger-research-project

14）Littlejohns T.J., Collister J.A., Liu X., Clifton L., Tapela N.M., Hunter D.J., Hypertension, a dementia polygenic risk score, apoe genotype, and incident dementia," *Alzheimers Dement.* (2022). doi:10.1002/alz.12680

第 2 章　医師にとってのアルツハイマー病の歴史

1）これをはじめとする引用文は，Maurer K., Volk S., and Gerbaldo H., "Auguste D and Alzheimer's Disease," *Lancet* 349 (1997): 1546–1549 内の英訳から抜粋したもの．

2）アルツハイマーの生涯と研究成果についての詳細は，Hippius H. and Neundorfer G., "The Discovery of Alzheimer's Disease," *Dialogues in Clinical Neuroscience* 5 (2003): 101–108.

3）*Ibid.*

第 3 章　科学者にとってのアルツハイマー病の歴史

1）Pimenova A.A., Raj T., and Goate A.M., "Untangling Genetic Risk for Alzheimer's Disease," *Biol Psychiatry* 83 (2018): 300–310.

2）McGeer P.L. and McGeer E.G., "The Inflammatory Response System of Brain: Implications for Therapy of Alzheimer and Other Neurodegenerative Diseases," *Brain Research. Brain Research Reviews* 21 (1995): 195–218.

3）*Ibid.*

4）*Ibid.*

5）*Ibid.*

6）Vlad S.C. *et al.*, "Protective Effects of NSAIDs on the Development of Alzheimer Disease," *Neurology* 70 (2008): 1672–1677.

7）たとえば , Cole, G.M. and Frautschy S.A., "Mechanisms of action of non-steroidal anti-inflammatory drugs for the prevention of Alzheimer's disease," *CNS Neurol Disord Drug Targets* 9 (2010): 140–148.

8）このテーマは第 5 章 p. 114 以降に再訪する．

9）一連の研究の元は，Strittmatter W.J. *et al.*, "Apolipoprotein E: High-Avidity Binding to Beta-Amyloid and Increased Frequency of Type 4 Allele in Late-Onset Familial Alzheimer Disease," *Proceedings of the National Academy of Sciences of the United States of America* 90 (1993): 1977–1981. その後，より多数のサンプルによる研究が次々になされ，数値はより精密になっている．

10）AlzGene グループのデータアーカイヴを参照．http://www.alzgene.org/

11）Alzheimer's Association Calcium Hypothesis Workgroup, "Calcium Hypothesis of Alzheimer's disease and brain aging: A framework for integrating new evidence into a comprehensive theory of pathogenesis," *Alzheimers Dement.* 13(2) (2017): 178–182.e17. doi: 10.1016/j.jalz.2016.12.006

12）Bartzokis G., Cummings J.L., Sultzer D., Henderson V.W., Nuechterlein K.H., and Mintz J., "White Matter Structural Integrity in Healthy Aging Adults and Patients with Alzheimer Disease: A Magnetic Resonance Imaging Study," *Archives of Neurology* 60 (2003): 393–398.

13）Boelen E. *et al.*, "Detection of Amyloid Beta Aggregates in the Brain of BALB/c Mice after Chlamydia Pneumoniae Infection," *Acta Neuropathologica* 114 (2007): 255–261.

14）Kumar D.K. *et al.*, "Amyloid-β Peptide Protects against Microbial Infection in Mouse

and Worm Models of Alzheimer's Disease," *Science Translational Medicine* 8 (2016): 340ra372.

15) Yegambaram M. *et al.*, "Role of Environmental Contaminants in the Etiology of Alzheimer's Disease: A Review," *Current Alzheimer Research* 12 (2015): 116–146.

16) Drachman D.A. and Leavitt J., "Human Memory and the Cholinergic System: A Relationship to Aging?," *Archives of Neurology* 30 (1974): 113–121.

第４章　謎が解けた！　アルツハイマー病研究を変えた四つの発見

1) Glenner G.G. and Wong C.W., "Alzheimer's Disease: Initial Report of the Purification and Characterization of a Novel Cerebrovascular Amyloid Protein," *Biochemical Biophysical Research Communications* 120 (1984): 885–890.

2) Glenner G.G. and Wong C.W., "Alzheimer's Disease and Down's Syndrome: Sharing of a Unique Cerebrovascular Amyloid Fibril Protein," *Biochemical Biophysical Research Communications* 122 (1984): 1131–1135.

3) Kang J. *et al.*, "The Precursor of Alzheimer's Disease Amyloid A4 Protein Resembles a Cell-Surface Receptor," *Nature* 325 (1987): 733–736.

4) Sherrington R. *et al.*, "Cloning of a Gene Bearing Missense Mutations in Early Onset Familial Alzheimer's Disease," *Nature* 375 (1995): 754–760.

5) Levy-Lahad E. *et al.*, "Candidate Gene for the Chromosome 1 Familial Alzheimer's Disease Locus, *Science* 269 (1995): 973–977.

6) Wirak D.O. *et al.*, "Deposits of Amyloid Beta Protein in the Central Nervous System of Transgenic Mice," *Science* 253 (1991): 323–325.

7) Marx J., "Major Setback for Alzheimer's Models," *Science* 255 (1992): 1200–1202.

8) Wirak, D.O. *et al.* "Deposits of amyloid beta protein in the central nervous system of transgenic mice," *Science* 253 (1991): 323–325.

9) Schenk, D. *et al.*, "Immunization with amyloid-beta attenuates Alzheimer-disease-like pathology in the PDAPP mouse," *Nature* 400 (1999): 173–177.

第５章　アルツハイマー病病理モデル構築の試み

1) Hardy J.A. and Higgins G.A., "Alzheimer's Disease: The Amyloid Cascade Hypothesis," *Science* 256 (1992): 184–185.

2) Hardy J. and Selkoe D.J., "The Amyloid Hypothesis of Alzheimer's Disease: Progress and Problems on the Road to Therapeutics," *Science* 297 (2002): 353–356.

3) McGeer P.L. and McGeer E.G., "The Inflammatory Response System of Brain: Implications for Therapy of Alzheimer and Other Neurodegenerative Diseases," *Brain Research. Brain Research Reviews* 21 (1995): 195–218.

4) Yegambaram M. *et al.*, "Role of Environmental Contaminants in the Etiology of Alzheimer's Disease: A Review," *Current Alzheimer Research* 12 (2015): 116–146.

5) Maurer K., Volk S., and Gerbaldo H., "Auguste D and Alzheimer's Disease," *Lancet* 349

(1997): 1546–1549.

6) Strittmatter W. J. *et al.*, "Apolipoprotein E: High-Avidity Binding to Beta-Amyloid and Increased Frequency of Type 4 Allele in Late-Onset Familial Alzheimer Disease," *Proceedings of the National Academy of Sciences of the United States of America* 90 (1993): 1977–1981.

7) Wolozin B. *et al.*, "Decreased Prevalence of Alzheimer Disease Associated with 3-Hydroxy-3-Methyglutaryl Coenzyme A Reductase Inhibitors," *Archives of Neurology* 57 (2000): 1439–1443.

8) Cummings J. *et al.*, "Alzheimer's Disease Drug Development Pipeline: 2019," *Alzheimer's & Dementia* 5 (2019): 272–293.

9) Bartzokis, G., Cummings J. L., Sultzer D., Henderson V. W., Nuechterlein K.H., and Mintz J., "White Matter Structural Integrity in Healthy Aging Adults and Patients with Alzheimer Disease: A Magnetic Resonance Imaging Study," *Archives of Neurology* 60 (2003): 393–398.

10) Bartzokis G., "Alzheimer's Disease as Homeostatic Responses to Age-Related Myelin Breakdown," *Neurobiology of Aging* 32 (2011): 1341–1371.

11) Bartzokis G., "Age-Related Myelin Breakdown: A Developmental Model of Cognitive Decline and Alzheimer's Disease," *Neurobiology of Aging* 25 (2004): 5–18.

12) Begley S., "The Maddening Saga of How an Alzheimer's 'Cabal' Thwarted Progress toward a Cure for Decades," STAT, June 25, 2019, https://www.statnews.com/2019/06/25/alzheimers-cabal-thwarted-progress-toward-cure.

第 6 章　国による基礎生物医学への支援

1) Jack, C. R. Jr. *et al.*, "NIA-AA Research Framework: Toward a Biological Definition of Alzheimer's Disease," *Alzheimer's & Dementia* 14 (2018): 535–562.

第 7 章　製薬・バイオ産業

1) Mervis J., "Data Check: Federal Share of Basic Research Hits New Low," *Science* 355 (2017): 1005.

2) Drug Discovery & Development のウェブサイトを参照．https://www.drugdiscoverytrends.com/pharma-50-the-50-largest-pharmaceutical-companies-in-the-world/

3) Nass S.J., Madhavan G., and Augustine N.R. (eds.), "Making Medicines Affordable: A National Imperative," in *Making Medicines Affordable: A National Imperative* (A Consensus Study Report of National Academies of Sciences, Engineering, and Medicine, Washington, DC, 2017. Published from The National Academies Press, 2018. https://doi.org/10.17226/24946)

4) Fleming L. *et al.*, "Government-Funded Research Increasingly Fuels Innovation," *Science* 364 (2019): 1139–1141.

5) Saez C., "Study Shows Pharmaceutical Industry Investing in Basic Research, Some

Questions Remain Open," Drug and Diagnostics Development, 2018; https://www.healthpolicy-watch.org/study-shows-pharmaceutical-industry-investing-in-basic-research-some-questions-remain-open.
6) Jung E., Engelberg A., and Kesselheim A., "Do Large Pharma Companies Provide Drug Development Innovation? Our Analysis Says No," *First Opinion* (ed. STAT+) (2019).
7) たとえば以下のウェブサイトを参照. Alzheimer's Society, "Pfizer drops out of dementia drug race," https://www.alzheimers.org.uk/research/care-and-cure-research-magazine/pfizer-dementia-drug; Arpita D., "Alzheimer's takes Another Hit as Pfizer Ends Research in this Area," Jan. 8 2018, https://www.yahoo.com/entertainment/alzheimer-apos-takes-another-hit-125912635.html; ALS Treatment.com による記事, "Pfizer Announces Plans to Eliminate Alzheimer's and Parkinson's Research," Jan. 16 2018, https://alstreatment.com/pfizer-stops-alzheimers-parkinsons-research/; Mandal A., "Pfizer to stop Alzheimer's and Parkinson's disease research," Jan. 11 2018, https://www.news-medical.net/news/20180111/Pfizer-to-stop-Alzheimers-and-Parkinsons-disease-research.aspx
8) Jung, Engelberg, and Kesselheim, "Do Large Pharma Companies Provide Drug Development Innovation?"
9) Sullivan M.G., "Dr. Paul Aisen Q&A: Aducanumab for Alzheimer's, 2019," https://www.mdedge.com/neurology/article/211030/alzheimers-cognition/dr-paul-aisen-qa-aducanumab-alzheimers.

第8章　モデルの検証と，その無惨な結果

1) Ye B. S. *et al.*, "Longitudinal Outcomes of Amyloid Positive versus Negative Amnestic Mild Cognitive Impairments: A Three-Year Longitudinal Study," *Scientific Reports* 8 (2018): 5557.
2) Chen X. *et al.*, "Pittsburgh Compound B Retention and Progression of Cognitive Status—A Meta-Analysis," *European Journal of Neurology* 21 (2014): 1060–1067.
3) Box, G.E.P., Hunter W.G., and Hunter J.S., *Statistics for Experimenters: An Introduction to Design, Data Analysis, and Model Building* (New York: Wiley, 1978).
4) Villemagne V.L. *et al.*, "High Striatal Amyloid β-Peptide Deposition across Different Autosomal Alzheimer Disease Mutation Types," *Archives of Neurology* 66 (2009): 1537–1544.
5) Dodart J.C. *et al.*, "Immunization Reverses Memory Deficits without Reducing Brain Aβ Burden in Alzheimer's Disease Model," *Nature Neuroscience* 5 (2002): 452–457.
6) Volloch V. and Rits S., "Results of Beta Secretase-Inhibitor Clinical Trials Support Amyloid Precursor Protein-Independent Generation of Beta Amyloid in Sporadic Alzheimer's Disease," *Medical Sciences* 6 (2018).
7) Wong P.C. *et al.*, "Presenilin 1 is required for Notch1 and Dll1 expression in the paraxial mesoderm," *Nature* 387 (1997): 288–92; Shen, J. and Kelleher, R.J. 3rd, "The presenilin hypothesis of Alzheimer's disease: evidence for a loss-of-function pathogenic

mechanism," *Proc Natl Acad Sci USA* 104 (2007): 403–409.
8) Saura, C.A. *et al.*, "Loss of presenilin function causes impairments of memory and synaptic plasticity followed by age-dependent neurodegeneration," *Neuron* 42 (2004): 23–36.
9) K. Herrup, "The Case for Rejecting the Amyloid Cascade Hypothesis," *Nature Neuroscience* 18 (2015): 794–799.

第9章 アルツハイマー病とは何だろうか？

1) Katzman R., "Editorial: The Prevalence and Malignancy of Alzheimer Disease: A Major Killer," *Archives of Neurology* 33 (1976): 217–218.
2) Tomlinson B.E., Blessed G., and Roth M., "Observations on the Brains of Demented Old People," *Journal of the Neurological Sciences* 11 (1970): 205–242.
3) Tomlinson B.E., Blessed G., and Roth M., "Observations on the Brains of Nondemented Old People," *Journal of the Neurological Sciences* 7 (1968): 331–356.
4) Braak, H. *et al.*, "Stages of the pathologic process in Alzheimer disease: age categories from 1 to 100 years," *J Neuropathol Exp Neurol* 70 (2011): 960–969.
5) Khachaturian Z.S., "Diagnosis of Alzheimer's Disease," *Archives of Neurology* 42 (1985): 1097–1105.
6) McKhann G. *et al.*, "Clinical Diagnosis of Alzheimer's Disease: Report of the NINCDS-ADRDA Work Group under the Auspices of Department of Health and Human Services Task Force on Alzheimer's Disease," *Neurology* 34 (1984): 939–944.
7) Khachaturian, "Diagnosis of Alzheimer's Disease."
8) Gomez A. and Ferrer I., "Involvement of the Cerebral Cortex in Parkinson Disease Linked with G2019S LRRK2 Mutation without Cognitive Impairment," *Acta Neuropathologica* 120 (2010): 155–167.
9) Hyman B.T. and Trojanowski J.Q., "Consensus Recommendations for the Postmortem Diagnosis of Alzheimer Disease from the National Institute on Aging and the Reagan Institute Working Group on Diagnostic Criteria for the Neuropathological Assessment of Alzheimer Disease," *Journal of Neuropathology and Experimental Neurology* 56 (1997): 1095–1097.
10) Vellas B. *et al.*, "Long-term Follow-up of Patients Immunized with AN1792: Reduced Functional Decline in Antibody Responders," *Current Alzheimer Research* 6 (2009): 144–151.
11) Jack, C.R. Jr. *et al.*, "Introduction to the Recommendations from the National Institute on Aging-Alzheimer's Association Workgroups on Diagnostic Guidelines for Alzheimer's Disease," *Alzheimer's & Dementia* 7 (2011): 257–262.
12) Herrup K., "Commentary on 'Recommendations from the National Institute on Aging-Alzheimer's Association Workgroups on Diagnostic Guidelines for Alzheimer's Disease.' Addressing the Challenge of Alzheimer's Disease in the 21st Century," *Alzheimer's & Dementia* 7 (2011): 335–337.
13) Jack *et al.*, "Introduction to the Recommendations."

14) Hyman B.T. *et al.*, "National Institute on Aging-Alzheimer's Association Guidelines for the Neuropathologic Assessment of Alzheimer's Disease," *Alzheimer's & Dementia* 8 (2012): 1–13.
15) McKhann, G.M. *et al.*, "The diagnosis of dementia due to Alzheimer's disease: Recommendations from the National Institute on Aging-Alzheimer's Association workgroups on diagnostic guidelines for Alzheimer's disease," *Alzheimer's & Dementia* 7 (2011): 263–269.
16) Albert, M.S. *et al.*, "The Diagnosis of Mild Cognitive Impairment due to Alzheimer's Disease: Recommendations from the National Institute on Aging-Alzheimer's Association Workgroups on Diagnostic Guidelines for Alzheimer's Disease," *Alzheimer's & Dementia* 7 (2011): 270–279.
17) Sperling R.A. *et al.*, "Toward Defining the Preclinical Stages of Alzheimer's Disease: Recommendations from the National Institute on Aging-Alzheimer's Association Workgroups on Diagnostic Guidelines for Alzheimer's disease," *Alzheimer's & Dementia* 7 (2011): 280–292.
18) Jack, C.R. Jr. *et al.*, "NIA-AA Research Framework: Toward a Biological Definition of Alzheimer's Disease," *Alzheimer's & Dementia* 14 (2018): 535–562.
19) Morris G.P., Clark I.A., and Vissel B., "Questions Concerning the Role of Amyloid-β in the Definition, Aetiology and Diagnosis of Alzheimer's Disease," *Acta Neuropathologica* 136 (2018): 663–689.
20) Garrett M.D., "A Critique of the 2018 National Institute on Aging's Research Framework: Toward a Biological Definition of Alzheimer's Disease," *Journal of Current Neurobiology* 9 (2018): 49–58.

第 10 章　老化の生物学から始めよう

1) Friedman, D.B. and Johnson, T.E., "A Mutation in the *age-1* Gene in *Caenorhabditis elegans* Lengthens Life and Reduces Hermaphrodite Fertility," *Genetics* 118 (1988): 75–86.
2) Song, X., Ma, F., and Herrup, K., "Accumulation of Cytoplasmic DNA Due to ATM Deficiency Activates the Microglial Viral Response System with Neurotoxic Consequences," *Journal of Neuroscience* 39 (2019): 6378–6394.
3) Hayflick, L. and Moorhead, P.S., "The Serial Cultivation of Human Diploid Cell Strains," *Experimental Cell Research* 25 (1961): 585–621.
4) Sousa-Victor, P. *et al.*, "Geriatric Muscle Stem Cells Switch Reversible Quiescence into Senescence," *Nature* 506 (2014): 316–321.
5) Chow, H.M. *et al.*, "Age-Related Hyperinsulinemia Leads to Insulin Resistance in Neurons and Cell-Cycle-Induced Senescence," *Nature Neuroscience* 22 (2019): 1806–1819.
6) 未発表の予備的なデータによる.

第 11 章　アルツハイマー病の新しいモデルをつくる

1) Garrett, M.D., "A Critique of the 2018 National Institute on Aging's Research Framework: Toward a Biological Definition of Alzheimer's Disease," *Journal of Current Neurobiology* 9 (2018): 49–58.
2) McKhann, G.M. *et al.*, "The Diagnosis of Dementia due to Alzheimer's Disease: Recommendations from the National Institute on Aging-Alzheimer's Association Workgroups on Diagnostic Guidelines for Alzheimer's Disease," *Alzheimer's & Dementia* 7 (2011): 263–269.
3) Katzman, R., "Editorial: The Prevalence and Malignancy of Alzheimer Disease: A Major Killer," *Archives of Neurology* 33 (1976): 217–218.
4) McKhann *et al.*, "The Diagnosis of Dementia due to Alzheimer's Disease."

第 12 章　研究戦略の多様化を図る

1) Querfurth, H.W. and LaFerla, F.M., "Alzheimer's Disease," *The New England Journal of Medicine* 362 (2010): 329–344.
2) Zhang, Y. *et al.*, "An RNA-Sequencing Transcriptome and Splicing Database of Glia, Neurons, and Vascular Cells of the Cerebral Cortex," *The Journal of Neuroscience* 34 (2014): 11929–11947.

第 13 章　関連機関のあり方を見直す

1) Begley, S., "The Maddening Saga of How an Alzheimer's 'Cabal' Thwarted Progress toward a Cure for Decades," STAT, June 25, 2019, https://www.statnews.com/2019/06/25/alzheimers-cabal-thwarted-progress-toward-cure.
2) Jack, C.R. Jr. *et al.*, "NIA-AA Research Framework: Toward a Biological Definition of Alzheimer's Disease," *Alzheimer's & Dementia* 14 (2018): 535–562.
3) CalicoLabs, "We're Tackling Aging, One of Life's Greatest Mysteries," 2020, https://www.calicolabs.com.

著者が専門誌に発表した，本書に関連の深い総説等［いずれも peer reviewed］

https://www.msz.co.jp/book/detail/09629/ に掲載のリストを参照されたい.

著者略歴

(Karl Herrup)

ピッツバーグ大学医学校神経生物学教授．香港科技大学生命科学教授（兼任）．1974年，スタンフォード大学にてPh.D.（神経科学）を取得．ハーバード・メディカルスクールとバーゼル分子生物医学研究所神経薬理部門で博士研究員を務めたのち，イエール大学ヒト遺伝学部門助教（1978-1984年），同准教授（1984-88年），ハーバード・メディカルスクール神経生物学部門准教授（1988-92年）などを経て，1992年にケース・ウェスタン・リザーブ大学メディカルスクール神経科学・神経学部門（および，同大学病院，在クリーヴランド）の教授となり，1999-2005年には同大学アルツハイマー病研究センターのディレクターを務めた．2006-2012年，ラトガース大学教授となり細胞生物学・神経科学部門長を務める．2012-2019年，香港科技大学生命科学部門長．2019年から現職．ISTAART（The Alzheimer's Association International Society to Advance Alzheimer's Research and Treatment）会員（1998年-現在）および執行委員（2012-2016年）．Coins for Alzheimer's Research Trust 科学評価委員（2005年-現在）．北米神経科学学会員．ピッツバーグ在住．

主要な査読付き学術誌に200本以上の論文を発表している．なかでも本書に関連の深い近年発表の総説等については，www.msz.co.jp/book/detail/09629/ に掲載のリストを参照されたい．

訳者略歴

梶山あゆみ〈かじやま・あゆみ〉東京都立大学人文学部英文科卒．訳書に，イーグルマン『脳の地図を書き換える——神経科学の冒険』（早川書房，2022），アクティピス『がんは裏切る細胞である』（みすず書房，2021），ノア・ハラリ／ヴァンデルムーレン他『漫画　サピエンス全史　文明の正体編』（河出書房新社，2021），シンクレアほか『LIFESPAN——老いなき世界』（東洋経済新報社，2020），ジョンソン他『10億分の1を乗りこえた少年と科学者たち——世界初のパーソナルゲノム医療はこうして実現した』（紀伊國屋書店），ウィンチェスター『精密への果てしなき道——シリンダーからナノメートルEUVチップへ』（早川書房，2019），ブラウン『冥王星を殺したのは私です』（飛鳥新社，2012），ほか多数．

カール・ヘラップ

アルツハイマー病研究、失敗の構造

梶山あゆみ訳

2023年 8 月 10 日　第 1 刷発行
2023年 11 月 20 日　第 3 刷発行

発行所 株式会社 みすず書房
〒113-0033 東京都文京区本郷 2 丁目 20-7
電話 03-3814-0131(営業) 03-3815-9181(編集)
www.msz.co.jp

本文組版 キャップス
本文印刷所 精文堂印刷
扉・表紙・カバー印刷所 リヒトプランニング
製本所 東京美術紙工
装丁 細野綾子

校閲協力 岡本卓（愛し野内科クリニック）

ISBN 978-4-622-09629-0
［アルツハイマーびょうけんきゅうしっぱいのこうぞう］
落丁・乱丁本はお取替えいたします